黄帝内经

养生精华

蔡向红◎编著

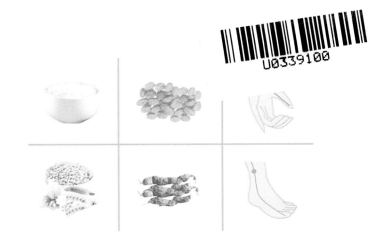

陕西出版传媒集团
陕西科学技术出版社

图书在版编目（CIP）数据

黄帝内经养生精华/蔡向红编著．—西安：陕西科学
技术出版社，2014.6

ISBN 978 – 7 – 5369 – 6083 – 1

Ⅰ．①黄⋯　Ⅱ．①蔡⋯　Ⅲ．①《内经》—养生
（中医）　　Ⅳ.①R221

中国版本图书馆 CIP 数据核字（2014）第 112408 号

出 版 者	陕西出版传媒集团　陕西科学技术出版社
	西安北大街 131 号　邮编　710003
	电话（029）87211894　传真（029）87218236
	http：//www.snstp.com
发 行 者	陕西出版传媒集团　陕西科学技术出版社
	电话（029）87212206　87260001
印　　刷	北京建泰印刷有限公司
规　　格	710×1000 毫米　　16 开本
印　　张	26.25
字　　数	410 千字
版　　次	2014 年 10 月第 1 版
	2014 年 10 月第 1 次印刷
书　　号	ISBN 978 – 7 – 5369 – 6083 – 1
定　　价	35.00 元

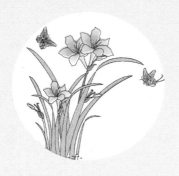

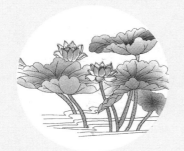

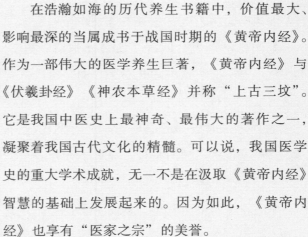

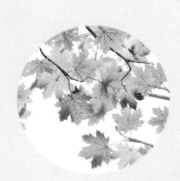

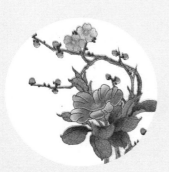

前 言

在浩瀚如海的历代养生书籍中，价值最大、影响最深的当属成书于战国时期的《黄帝内经》。作为一部伟大的医学养生巨著，《黄帝内经》与《伏羲卦经》《神农本草经》并称"上古三坟"。它是我国中医史上最神奇、最伟大的著作之一，凝聚着我国古代文化的精髓。可以说，我国医学史的重大学术成就，无一不是在汲取《黄帝内经》智慧的基础上发展起来的。因为如此，《黄帝内经》也享有"医家之宗"的美誉。

与一般医书不同的是，《黄帝内经》并不主张人们有病了再去求医问药，而是教导人们在日常生活中注重养生，通过各种调摄保养，增强自身的体质，提高正气，从而增强对外界环境的适应能力和抗病能力，减少或避免疾病的发生；或通过调摄保养，使自身体内阴阳平衡，身心处于一个最佳状态，从而延缓衰老的过程，达到延年益寿的目的。

为了引导读者建立起一套健康有序的生活方式，在日常起居中轻松获得健康长寿之道，本书深入挖掘《黄帝内经》中的养生精髓，并结合现代人的生活特点，力求从饮食养生、经络养生、脏腑养生、体质养生、房事养生、四季养生、情志养生等生活中的方方面面，为读者提供全方位的养生指导。

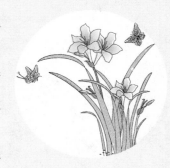

许多人总习惯于将各种现代病的出现归咎于环境的恶化，却忘了从自身找原因。事实上，各种不健康的生活方式正是导致各种疾病的最大元凶！我们衷心希望，读者在读过本书后能够明白，养生绝不是一时兴起的偶然行为，而是每个人都应该遵循的一种健康生活方式。养生路上没有一劳永逸，更不可能一蹴而就。养生是生活的点点滴滴，更是日日不懈的坚持。养生是相伴一生的生活习惯，是一种理性的生活态度。

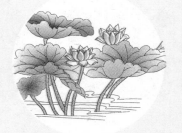

本书在编写的过程中，参阅了大量古代注疏本和今人的释译本，更吸取了诸多同行专家的意见，力图用最浅显直白的语言全方位地为读者展示《黄帝内经》中的养生道理和养生方式，再次一并表示感谢。由于编者水平有限，书中难免存在疏漏和不足之处，望广大读者批评指正。

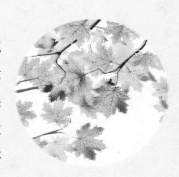

编 者

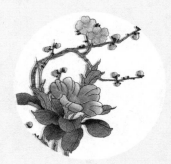

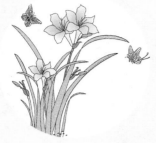

第一章
《黄帝内经》的养生之道

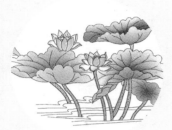

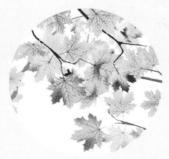

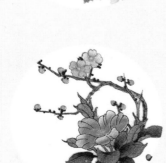

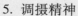

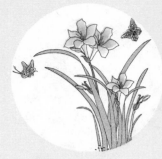

第二章

顺时养生，春夏秋冬各不同

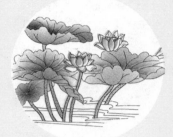

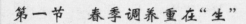

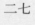

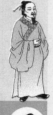

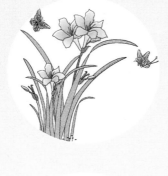
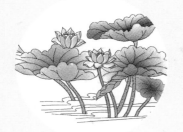
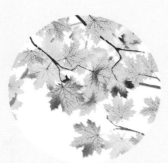
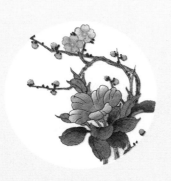

黄帝内经养生精华

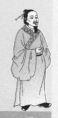

目录

四

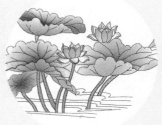

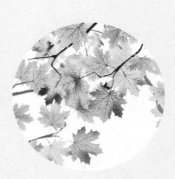

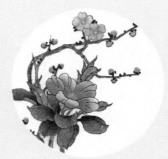

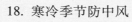

第三章

因天之序，十二时辰养生法

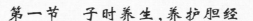

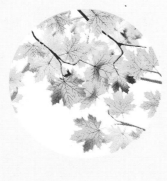

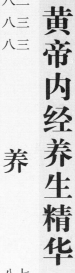

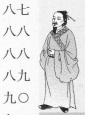

目录

五

黄帝内经养生精华

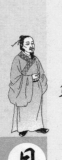

目录

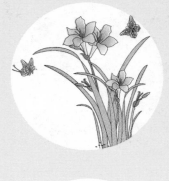

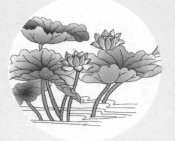

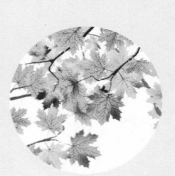

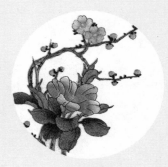

六

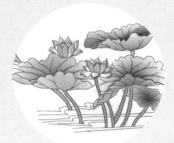
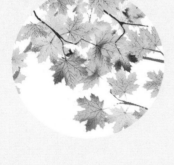

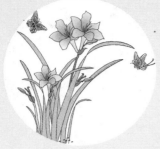
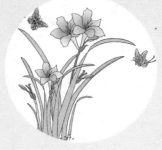

黄帝内经养生精华

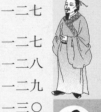

目录

七

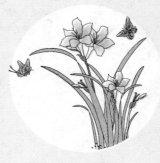

第四章

五脏安，则身体健

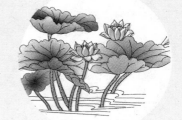

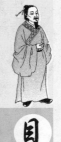

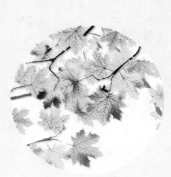

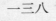
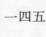
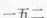

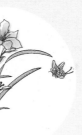

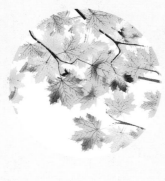
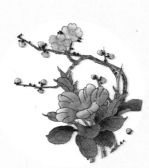

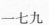
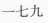

黄帝内经养生精华

目录

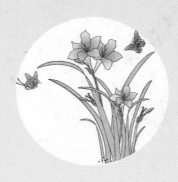

第五章

情志养心，精神内守病自安

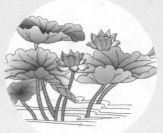

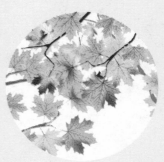

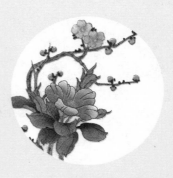

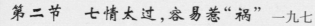

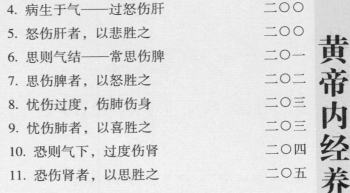

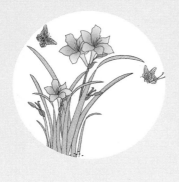

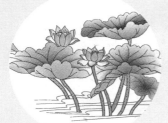

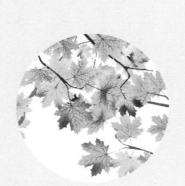

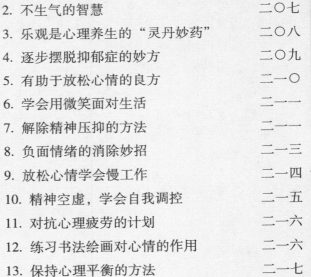

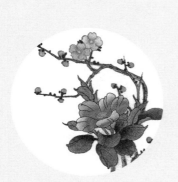

一一

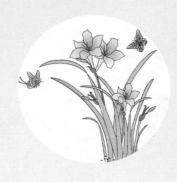

第六章

经络腧穴，所谓通则不痛

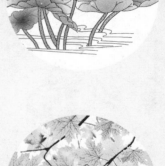

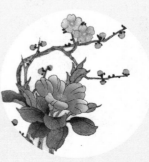

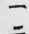

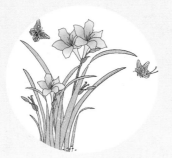
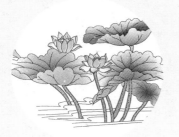
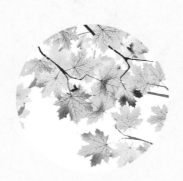
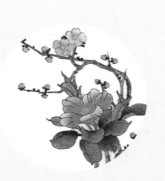

黄帝内经养生精华

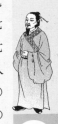

目录

一三

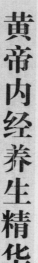

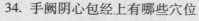

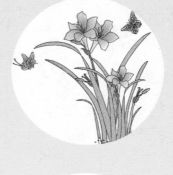

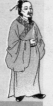

第七章

食养之道，药食同源治百病

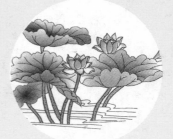

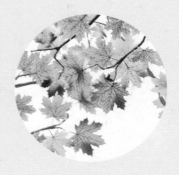

第一节 《黄帝内经》中的

饮食养生

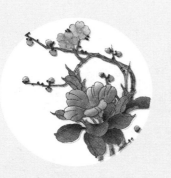

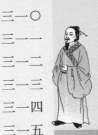

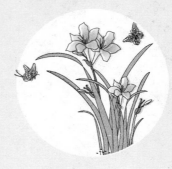

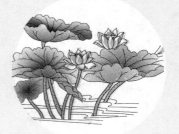

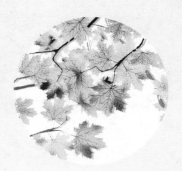

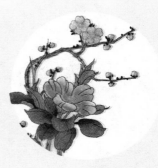

第八章

起居有常，方能形与神俱

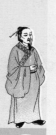

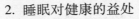

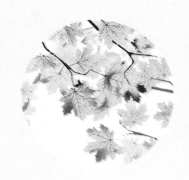

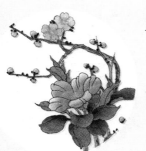

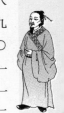

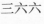

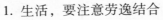

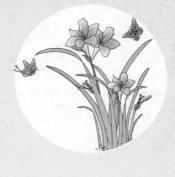

第三节 房事养生，注意七损八益 三八二

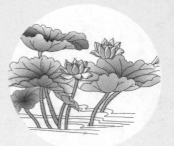
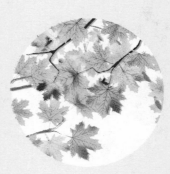

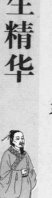

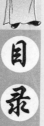

第一章

《黄帝内经》的养生之道

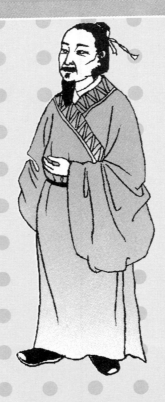

第一节
《黄帝内经》的由来

节首语

将欲敛时五福，以敷锡厥庶民，乃与岐伯上穷天纪，下极地理，远取诸物，近取诸身，更相问难，垂法以福万世。于是雷公之伦，授业传之，而《内经》作矣。

——《黄帝内经·序二》

【1.】何为《黄帝内经》

《黄帝内经》作为书名，始见于刘歆所著《七略》，后来载于东汉班固的《汉书·艺文志·方技略》一书。之所以冠以"黄帝"之名，是因为受汉代托古学风的影响，不外乎申明其道也正、其源也远而已。

正如上文所描述"为了完全享有上天所赐予的'五福'，并将其广泛地赐予宇内的全体民众，黄帝就与岐伯等人向上穷尽地探讨了天文气象的规律，向下透彻地论述了山川地貌的特点，既取象于旷远的万事万物的形质，又取法于自身的生理病理的特征，从而总结出根本的法则并将其流传于后世，造福百姓。于是，雷公等一批贤人就接受了这一学说，将其传播下来，《黄帝内经》也就由此问世了。"

《黄帝内经》一书里，黄帝不是作者，只是书中的主角，另一个主角则是岐伯，一般对中医有所了解的人想必都会知道一个词——"岐黄之术"。岐黄之术就是"中医"的代名词，中医也叫"岐黄之术"。这个"岐黄"指的就是岐伯、黄帝。

[2.]《黄帝内经》主要讲述了哪些内容

《黄帝内经》简称《内经》，原为 18 卷，其中 9 卷名为《素问》，另外 9 卷无书名，汉晋时被称为《九卷》或《针经》，唐以后被称为《灵枢》。

该书非一人一时之作，是集众人智慧而编写的，主要部分形成于战国时期，《黄帝内经》是一部极其罕见的医学养生学巨著，与《伏羲卦经》、《神农本草经》并列为"上古三坟"，中国医学史上的重大学术成就的取得以及众多杰出医家的出现，无不与《黄帝内经》的影响有着紧密的联系，这也使其被历代医家称为"医家之宗"。它从饮食、起居、劳逸、寒温、七情、四时气候、昼夜明晦、日月星辰、地理环境、水土风雨等各个方面，确立了疾病的诊治之法，并详细地谈论了病因、病机、精气、藏象及全身经络的运行情况，是一部统领中国古代医药学和养生学的大成之作。

该书注重整体和谐的观念，既强调人体本身是一个整体，又强调人与自然之间的密切关系，并运用阴阳五行学说解释生理、病理现象，指导诊断与治疗。书中强调了人体在正常情况下的阴阳平衡，强调精神与社会因素对人体和疾病的影响和预防方法，反对迷信鬼神。

[3.]《素问》的释名含义

《内经》中的《素问》之名，最开始见于东汉张机（仲景）的《伤寒杂病论·序》，其中记载道："感往昔之沦丧，伤横夭之莫救，乃勤求古训，博采众方，撰用《素问》、《九卷》、《八十一难》、《阴阳大论》、《胎胪药录》，并平脉辨证，为《伤寒杂病论》合十六卷。"后来，西晋皇甫谧在《针灸甲乙经·序》中对此也有提及，"今有《针经》九卷，《素问》九卷，二九十八卷，即《内经》也。"

关于《素问》，梁代的全元起解释为："素者，本也。问者，黄帝问岐伯也。方陈情之源，五行之本，故曰'素问'。"到了北宋和明代时期，多数医家认为全氏之解"义未甚明"，他们认为，《素问》就是黄帝与岐伯等对医学"平日讲求"、"平素问答"、"平素讲问"的记录。

【4.】《灵枢经》的释名含义

《灵枢经》在《内经》中称作《针经》，皇甫谧曾以此为名，王冰也曾用之。由于《灵枢经》是九卷本，所以传仲景、王叔和将其称为《九卷》，认为《九卷》就是《黄帝内经》自称的《针经》。

《隋书·经籍志》将《针经》冠以"黄帝"之名而称之为《黄帝针经》，《旧唐书·经籍志》又改称为《九灵经》，简称《九灵》。后来，王冰把《针经》易名为《灵枢经》以后，《灵枢经》逐步代替了《针经》、《九灵》。

明代马莳解释《灵枢》曰："谓《灵枢》者，正以'枢'为门户，阖辟所系，而'灵'乃至神至玄之称。"张介宾解释谓："神灵之枢要，是谓《灵枢》"等。

《黄帝内经研究大成》认为：王冰之所以把《针经》易名为《灵枢经》，与他所处的以道教为国教的隋唐文化背景是分不开的。因为在隋唐时期，以"灵"、"宝"、"神"、"枢"命名的书籍很多，王冰本人既是名医，又是道教信徒，故受道教思想影响而将《针经》更名为《灵枢经》是可信的。

【5.】《黄帝内经》成书时期

《黄帝内经》一书最早载于《汉书·艺文志》，虽然未记明作者和成书时间，但还是留下了想象和求证的空间。总结起来，后世对《黄帝内经》的成书时间，有以下三种看法。

第一种看法认为，《黄帝内经》成书于黄帝时代。是黄帝和岐伯等人的问答。持这种看法的代表人物有：东汉末年的张仲景、晋朝的皇甫谧、梁朝的全元起、唐朝的王冰、北宋的林亿、南宋的史崧、明朝的张介宾等人。他们对《黄帝内经》就是黄帝和岐伯等人的问答深信不疑。

第二种看法认为，《黄帝内经》成书于战国时期。最早怀疑《黄帝内经》并非黄帝时期作品的是北宋的司马光。他说："然谓《素问》为黄帝之书，则恐未见。黄帝亦治天下，岂可终日坐明堂，但与岐伯论医药针灸耶？此周汉者依托以取重耳。"认同这种意见的人也不在少数。

第三种看法认为，《黄帝内经》成书于西汉。近代和近年，有不少学者认为《黄帝内经》成书于公元前26年以前。例如，余嘉锡、龙伯坚等就有更为准确的见解。钱超尘、王洪图等，根据《黄帝内经》中的用字特点和天文历法等内容，把《黄帝内经》成书的上限定为《史记》成书后的公元前99年，下限定为公元前26年，这是根据对《黄帝内经》充分的考证确定的，比凭空臆测要严谨，但怀疑这种说法的人仍有很多，看来此书的推断仍在继续。

通过大量的文献记载可知，《黄帝内经》最早出现在东汉，与之并存的有可能还有其他医学典籍，这些典籍中的一部分很可能是春秋战国时期遗留下来的。根据《黄帝内经》中的语法、语言风格等方面推断，《黄帝内经》成书年代主要在汉代。

第二节 《黄帝内经》的健康智慧

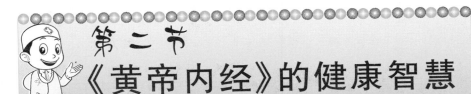

节首语

"昔在黄帝，生而神灵，弱而能言，幼而徇齐，长而敦敏，成而登天。乃问于天师曰：余闻上古之人，春秋皆度百岁，而动作不衰；今时之人，年半百而动作皆衰者，时世异耶？人将失之耶？岐伯对曰：上古之人，其知道者，法于阴阳，和于术数，食饮有节，起居有常，不妄作劳，故能形与神俱，而尽终其天年，度百岁乃去。"

——《素问·上古天真论》

1. 阴阳学说

《素问·生气通天论》中说道：阳气者若天与日，失其所，则折寿而不彰。故天运当以日光明。凡阴阳之要，阳密乃固，两者不和，若春无秋，若冬无夏，因而和之，是谓圣度。故阳强不能密，阴气乃绝；阴平阳秘，精神乃治；阴阳离决，精气乃绝。翻译过来就是：人体的阳气，好像天上的太阳，天的运行不息，依靠太阳的光明，如果人体的阳气逐渐减少，会使体力衰弱甚至减短寿命。阴阳的重要环节，在于外面阳气不耗散，才使内部阴气得以坚固。阴和阳的不相调和，正如有春天没有秋天，有冬天没有夏天，怎样来使它平和，这是圣人的法度。所以阳气太强，容易发泄体内的阴精，间接使阴气受到扰乱而缺乏，只有阴气充满，阳气固密，精神自然焕发，人才能健康长寿。倘若阴阳不能平衡，人就会生病；到了阴和阳不能相互维系时，也就是生命的终结了。

阴阳是对事物或其现象、属性的概括，可以用于一种事物之上，也可以用于对立的双方。它是我国古代哲学的重要范畴，在古代，阴阳学说是对立统一理论，可以用来认识世界和解释世界，是一种世界观和方法论。

它认为阴阳是处处存在的，凡属明亮的、兴奋的、强壮的、热的、运动的、上面的、外面的事物，都是"阳"；而凡属阴暗的、沮丧的、衰弱的、冷的、静的、下面的、里面的事物则都是"阴"。

推衍到人情伦理，如：君为阳，臣为阴；夫为阳，妻为阴；尊贵为阳，卑微为阴；刚毅为阳，怯懦为阴；仁慈为阳，刻薄为阴；光明磊落为阳，阴险狡诈为阴等等。甚至具体到同一种事物，其本身就有许多阴阳对立的层面，如以人体而论，从人体性别角度分，则男为阳，女为阴；从人体向背角度分，则背部向外为阳，腹部向里为阴；从人体内外角度分，在外部的四肢皮肤毛发为阳，在内部的五脏六腑为阴；从人体部位角度分，以肚脐为中心，肚脐以上的胸腹、上肢、头部属阳，肚脐以下的肚腹、臀部、下肢属阴；从脏腑角度分，六腑主传化为阳，五脏藏精气为阴；从人体的五脏角度分，则心肺处于人体的上部属阳，而肝、脾、肾处于人体下部属阴；从人体气血角度分，气无形为阳，血有质为阴；从人体活动角度分，动为阳，静为阴；从人体经络角度分，则有手三阳经、足三阳经和手三阴经、足三阴经。

（1）阴阳对应

阴阳相互制约的性质是对立的，例如：前与后、白天与黑夜、冷与暖等等。阴阳互含互藏不单单指阴阳互相依存、互相作用、互相消长、互相转化的内在基础和根据，更主要的是由于阴阳互相交错，阳中有阴，阴中有阳。

如《素问·六元正纪大论》中说："天气不足，地气随之；地气不足，天气随之。"天气为阳，地气为阴，天气在上，地气在下，两者之间构成相对立的关系，而运动中的天地之气，天气不断上升，地气不断下降，而当天气不足时，在下的地气则会改变下降的趋势而上升；同样，地气不足之时，在上的天气也会改变上升的趋势而下降，也就是说，处于对立状态的天地阴阳之气的上下升降运动是相互牵制的。

（2）阴阳互根

阴阳二气虽然是对立的，但又是相互依存、相伴而生的，阴不能脱离阳而存在，阳也无法摆脱阴而独活，这就是所谓的"孤阳不生，独阴不长"。

自古以来，人与自然界的密切结合是生命的根本，阴阳是生命的根本。以自然界来说，外为阳，内为阴；上为阳，下为阴；昼为阳，夜为阴；以人体生理来说，机能活动属阳，营养物质属阴。"孤阳不生，独阴不长"，说明二者是相互依傍、存亡与共的。营养物质是机能活动的物质基础，但同时又需要机能活动来进行汲取。

（3）阴阳消长

阴阳还有一层相互消长的关系，这就是指事物中所含阴阳的量和阴阳之间的比例关系是会有所变化的，这种消长关系可以分为此长彼消、此消彼长、此长彼长、此消彼消四种关系。

一年四季及一天的昼夜都在消长变化，同样道理，人体的气与血都在不断地消长变化，只有消长变化，才能达到动态的相对平衡。

（4）阴阳转化

事物的阴阳属性并不是绝对的，而是相对的。时过境迁，阴阳属性会发生相互转化，阴可能化为阳，阳也可以化为阴。

《素问》所谓"重阴必阳，重阳必阴"、"寒极生热，热极生寒"，说到底就是物极必反的意思。寒"极"时，便有可能向热转化；热"极"时，便有可能向寒转化。

中医学认为，疾病可以由寒转热、由热转寒，由表入里、由里出表，由实转虚、由虚至实，都是阴阳转化。

【2.】五行学说

西周末年，出现了一种朴素的哲学观点——"五材说"。《左传》中有记载："天生五材，民并用之，废一不可"。这里虽然没有用上"五行"两字，但显然是指金、木、水、火、土五种材料而言，并且说明它们都是生活中不可缺少的基本物质，非常朴素，一点也没有神秘的色彩。到了战国晚期，人们便开始把五行属性抽象出来，推演到其他事物，形成一个固定的组合形式。这就构成了"五行学"的最基本理论基础，同时还进一步说明了大自然中的一切都由五种要素所构成，即金、木、水、火、土，随着这五个要素的盛衰，而使得大自然产生变化，不但影响到人的命运，同时也使宇宙万物循环不已。随后又产生了五行相生相克的理论，并把相生相克的次序固定下来，形成了事物之间相互关联的模式。就在这个时期，"五行学"成为了中国古代最早的原始物质观和哲学观。

五行学说利用金、木、水、火、土五种元素及它们之间存在的生克制化关系，说明了客观世界内部错综复杂的联系。《黄帝内经》以五行归类五脏、五体、五官、五志、五液等，建立了以五脏为中心的五个生理系统，这五个生理系统之间的生克制化关系，维持着人体的生命活动。《黄帝内经》认为，自然界的五行系统与人体的五行系统息息相关，相互沟通和感应，形成统一的整体。

（1）五行相生

相生是相互资生、促进、扶助的意思。如木燃烧生火，火炭化成土，土凝结成金（金石等性质硬度较大的事物），金熔化成水，水滋生树木。推演开来，应用于人体，则肝木生心火，肝脏藏血以济心；心火生脾土，心火可以温养脾土；脾土生肺金，脾脏运化水谷精微可以充养肺脏；肺金生肾水，肺气肃降下行扶助肾水；肾水生肝木，肾脏藏精可以滋养肝血。

（2）五行相克

所谓的相克就是相互制约、相互克制，也有人将相克称为"相胜"，意即互相竞胜，其顺序是：金克木、木克土、土克水、水克火、火克金。为什么五行可以相克呢？针对这个问题，《素问·宝命全形论》中有一段生动的描述："木得金而伐，火得水而灭，土得木而达，金得火而缺，水得土而绝。万物尽然，不可胜竭。"

（3）五行相乘

相乘，就是以强凌弱的关系，如某一行太强旺，则被克制的对象受克太过，就会虚弱不堪。如肝木太强旺，就是过分地克制脾土，从而造成脾土的不足、虚弱。这种情况在《黄帝内经》中称之为"木乘土"。或者脾土本身虚弱，则肝木即便不算强旺，但对手更弱，因此也会克制脾土，使之更加虚弱。《黄帝内经》中称之为"土虚木乘"。

（4）五行相侮

相侮，也叫反克。如果某一行太强旺，那么原来可以克制这一行的反而受"侮"。如肝木受肺金克制，但是如果肝木太强旺，那么不仅不怕肺金来克制，也不受肺金的克制，反而要对肺金进行反侮，这叫做"木侮金"。或者由于肺金本身过于虚弱，则不仅不能克制肝木，反而要受到肝木的反侮，这叫做"金虚木侮"。

（5）五行胜复

这是指五行在异常情况下相胜相制、克制复救、先胜后复的关系。五行关系之所以存在，是因为它们之间的平衡；五行中如果一方太弱或太强，那么平衡就有可能被打破，另外一方就会出来克制它或补救它，使其重新达到平衡状态。例如，水气太过，水对火就会过分克制，火气必然受损，甚至有熄灭的可能；此时火之子土气就会出来制止水气，使水气恢复正常。

从中医养生的角度来说，人体内阴阳二气要平衡，人体内的五行之气同样要平衡。养生之道，贵得中和。因此，并不是五行中的某一行、五脏中的某一脏，或人体的某一部分越强旺就越好，因为某一部分的太过于强旺，往往就意味着会克制、反侮其他部分，反而带来疾病。

[3.] 藏象学说

所谓藏象，古人的解释是："象，形象也。藏居于内，形见于外，故曰藏象。"这和《孟子·告子上》中所说的"有诸内必形诸外"是一个道理：人体内部有什么问题，通过外表，有经验的医生完全可以看出来。

从大的方面来讲，《黄帝内经》的养生理念是"天人合一"；如果把视野缩小到一个具体的人，那就成了内外兼修、首尾相顾。在五脏六腑这个"内"和气色、津液、脉搏这个"外"之间，有着千丝万缕的联系，"藏象理论"说的就是这个道理。这也是《黄帝内经》养生理论的核心之一。

（1）藏

是指藏于体内的内脏。藏象学说，是以脏腑为基础。脏腑，是内脏的总称。按照脏腑的生理特点、功能特点，可分为脏、腑和奇恒之腑三类：脏，即心、肺、脾、肝、肾，合称为"五脏"；腑，即胆、胃、小肠、大肠、膀胱、三焦，合称为"六腑"；奇恒之腑，即脑、髓、骨、脉、胆和女子胞（子宫）。

（2）象

是指表现于外的生理、病理现象。举一个简单的例子，肺是人体的内脏，呼吸就是其生理功能，咳嗽、气喘就是其病理现象。由此可见，呼吸、咳嗽和气喘就是肺所表现出的外在生理功能和病理现象，也就是文中所说的肺的"象"。藏象学说，就是通过这种对"象"的观察，然后推断"脏器"是否患有疾病。

通过外表的这些蛛丝马迹，提前发现五脏存在的问题，大有裨益。内脏不像人的外在器官，人对它们的感知存在滞后性，倘若能够及时发现征兆，提前应对，就可防患于未然。

【4.】精气神

《内经》中说："神者，水谷之精气也。"是说精和气是神的活动的物质基础。神是指人的精神意识、思维活动等状态，从神态可以知机体正气的盛衰和疾病的轻重，所以在《内经》中又有"得神者昌，失神者亡"的说法。

在《素问·阴阳应象大论》中，岐伯说："年四十而阴气自半也，起居衰矣；年五十体重，耳目不聪明矣；年六十阴痿，气大衰，九窍不利，下虚上实，涕泣俱出矣。"故曰："知之则强，不知则老。故同出而异名耳。智者察同，愚者察异；愚者不足，智者有余。有余则耳目聪明，身体轻强，老者复壮，壮者益治。是以圣人为无为之事，乐恬淡之能，从欲快志于虚无之守，故寿命无穷，与天地终。"

翻译过来，上面那段话说的就是人体到达一定年龄，精气神就会自然衰退。聪明的人不但能保持体力充沛，并且能使老年如同少年，只有愚笨的人才会经常忧虑体力的不足。所以说，古代圣人主张清静愉快，用适应自然的方法来增长他的寿命。

在"内三宝"之精、气、神这三者之中，气是精、神的基础。在气的活动基础上，才有精的化生及神的活动。气是精、神的根蒂，气足则精足，气虚则精虚，精气旺盛，精神才充沛。

祖国医学强调对精、气、神三者的调摄，把"调阴与阳，精气乃充，合神与气，使神内藏"（《灵枢·根结篇》）作为养生要旨。因此应注意调神与养形相结合，逐渐形成调身、保精、服气等修身养神法与食养、药补、导引、推拿等健体养形法。这些综合疗法实为延缓衰老的、理想的长寿之道。

【5.】经络调养

经络是经脉和络脉的统称，经，是路径的意思，络有联络的意思，经脉与络脉是人体全身气血运行的交通道路。经脉和络脉纵横交错，交织成一个

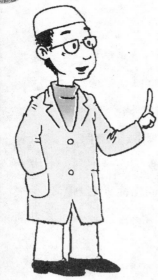

遍布全身、通达上下、渗贯表里、无所不至的交通网络，把人体所有的组织器官连接成一个统一的整体。

经络分为正经和奇经两大类，正经十二条，奇经八条。经脉自顶至足，纵贯上下。

"夫十二经脉者，人之所以生，病之所以成，人之所以治，病之所以起，学之所始，工之所止也。粗之所易，上之所难也。"

——《灵枢·经别》

经络是人体内经脉和络脉的总称。其中，经脉包括十二正经、奇经八脉、十二经筋、十二经别、十二皮部以及络脉，而通常所说的十二经脉又由手三阴经、手三阳经、足三阴经、足三阳经组成；手三阴经包括：手太阴肺经、手厥阴心包经、手少阴心经；手三阳经包括：手阳明大肠经、手少阳三焦经、手太阳小肠经；足三阴经包括：足太阴脾经、足厥阴肝经、足少阴肾经；足三阳经包括：足阳明胃经、足少阳胆经、足太阳膀胱经；奇经八脉包括：任脉、督脉、冲脉、带脉、阴维脉、阳维脉、阴跷脉、阳跷脉；络脉由十五络脉、孙络、浮络组成。

经脉联系着人体的五脏六腑，而经脉之间又由络脉沟通，这种沟通传递着脏腑的信息并维持着脏腑的平衡（特别是表里经所对应的脏腑之间的平衡）。由于经络不通，脏腑之间的这种信息传递就会出现障碍，脏腑之间的功能活动失去协调，久而久之，就会导致脏腑的功能性疾病，进而变成器质性病变，而脏腑的失调首先表现在经络的失衡上。因此，调节经络，恢复其传递脏腑信息的功能，可让失调的脏腑得以平衡，使人体的机能协调，正气充沛。这就是经络"处百病"（即治疗百种疾病）的道理。由此可见，经络不仅是病邪传入、阴阳失衡的原因，同时也是治愈百病、调节阴阳平衡的关键因素。

【6.】 病因学说

病因学说是研究致病因素的性质、致病特点、伤人致病规律的理论。《黄帝内经》批判了鬼神致病的迷信思想，认识到自然气候的异常和人体自身的情志失调、饮食不节、劳逸失当、房事不节等等，都可成为致病的因素，其中将之统称为"邪气"，简称为"邪"。为了便于人们认识有关理论，《黄帝内经》对病因进行了归类分析，方法有二：其一为《素问·调经论》的阴阳分类法。原文说："夫邪之生也，或生于阴，或生于阳。其生于阳者，得之风雨寒暑；其生于阴者，得之饮食居处，阴阳喜怒。"是将与气候变化有关的致病邪气称为"阳"邪，而把来自饮食起居、房事不节、情志变化等方面的致病邪气归之"阴"邪。这种以阴阳别内外的分类法，提纲挈领，便于掌握。其二是三部分类法。《灵枢·百病始生》篇以"三部之气，所伤异类"和"气有定舍，因处为名"的思维方法与病邪伤人部位不同的致病特点为依据，将致病邪气划分为三种类型，即"风雨则伤上，清湿则伤下……喜怒不节则伤脏，脏伤则病起于阴也"，"上下中外，分为三员"的三部分类框架，为后来宋代陈无择提出的病因三因学说奠定了基础。

【7.】 病证学

病证是在致病因素作用下，机体健康状况遭到破坏而又不能在短期内得以恢复的一种病理过程。《内经》中有关病证的内容相当丰富，除有专章论述的专病外，还有散见于诸篇之中的大量病证。据不完全统汁，《内经》所论述的病证多达380余种，涵盖了内、外、妇、儿、伤、五官诸科；至于病证的认识方法，已经初步形成了脏腑辨证、六经辨证、经络辨证、病因辨证、气血津液辨证、阴阳辨证、虚实辨证、寒热辨证等思路，为后世病证学的发展完善指明了方向、开辟了大道。

【8.】养生学

　　养生学是研究如何增强体质、预防疾病、延缓衰老，从而使人获得健康长寿效应的理论和方法。中医养生学起源虽早，但《内经》才是其真正的渊源。其中确定的养生原则是：内外结合，以内养为主；动静结合，因时制宜；形神兼养，养神为重等。养生的具体方法有：顺应自然，外避邪气；春夏养阳，秋冬养阴；五味和调，不可偏嗜；"五谷为养，五果为助，五畜为益，五菜为充"（《素问·脏气法时论》）；劳逸结合，不妄作劳；节制房事，维护先天；全面养生，不可偏废等。这些内容，集中体现于《素问》的《上古天真论》、《四气调神大论》、《生气通天论》等篇之中，此外《素问·刺法论》中还介绍了吐纳法和服小金丹法的养生防病措施。

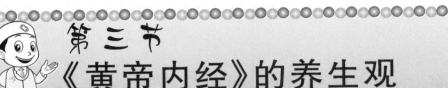

第三节 《黄帝内经》的养生观

节首语

　　上古之人，其知道者，法于阴阳，和于术数，食饮有节，起居有常，不妄作劳，故能形与神俱，而尽终其天年，度百岁乃去。今时之人不然也，以酒为浆，以妄为常，醉以入房，以欲竭其精，以耗散其真，不知持满，不时御神，务快其心，逆于生乐，起居无节，故半百而衰也。

——《素问·上古天真论》

【1.】养生，益寿保健到天年

　　《内经》中把人类的自然寿命概括地称为"天年"。《素问·上古天真论》中说，远古时代的人们懂得养生之术，而且在饮食、起居、运动诸方面摄养有道，都能活百岁。唐代王冰在注释《内经》中"百岁"时说："度百岁，谓至一百二十岁也。"

　　那么如何才能颐养天年？如何让自己健康长寿？唯一能当此大任的就是养生了。

　　《素问·上古天真论》中说得明白："其知道者，法于阴阳，和于术数，食饮有节，起居有常，不妄作劳，故能形与神俱，而尽终其天年，度百岁乃去。"所谓的"知道"就是懂得养生之道，明白养生的道理和养生的方法。只要效法天地阴阳的变化规律，按照五行术数的要则来行事，做到食饮有节制，起居有规律，劳逸结合，就能"终其天年"。

【2.】协调阴阳，天人合一

岐伯在《黄帝内经》中告诉我们，只要能够按照"法于阴阳，和于术数"的总原则去做，我们就能够健康长寿，能活到百岁。

岐伯说要法于阴阳，天人合一，是因为外在的阴阳，也就是宇宙自然的阴阳，内在的阴阳也就是人体内的阴阳，这两者是相互感应、相互影响的。如果想要养生，就要使人体内的阴阳效法自然中的阴阳，也就是我们在日常生活要按照宇宙自然的阴阳规律来做，这就是所谓的天人合一。

阴阳平衡就是健康，而阴阳失衡就是导致疾病发生的根本原因。

《黄帝内经》中将阴阳平衡和谐的人称为"平人"，即健康无病的人，这种体质的人，气血协调通畅，脏腑经络运行正常，不仅机体内部的阴阳协调，而且与外部的环境、气候的变化也能适应和谐。养生之道就是补偏救弊，调和阴阳，使自身机体达到阴阳和谐这一目标。可以说，阴阳平衡和谐，就是中医养生的最高法则。

因此，我们在日常生活中要注意去维护体内的阴阳协调，使身体内部的阴阳和谐、匀平；也要调整自身以适应天地大环境、大气候，还要使人体阴阳之气与天地阴阳之气相协调，也就是做到"天人合一"。

【3.】顺应自然

《灵枢·本神篇》中讲道：故智者之养生也，必顺四时而适寒暑，和喜怒而安居处，节阴阳而调刚柔，如是则僻邪不至，长生久视。也就是说：凡是掌握养生之道的人，都懂得顺应四时节律变化，适应气候的寒热交替，调节喜怒的情绪，注意正常的饮食起居，节制阴阳的偏颇，调剂刚柔的活动，这样四时不正的邪气就难以侵袭人体，因而能获得长寿。

人的生命活动是遵循自然界的客观规律进行的，人体自身具有与自然界变化相适应的能力，如果可以顺应四季的变化而调理身体，就能防病健体。

《素问·四气调神大论篇》中提到："所以圣人春夏养阳，秋冬养阴，以从其根。"这种"顺应"可以使人体生理活动与自然界变化的周期同步，保持机体内外环境的协调统一。《黄帝内经》中认为，人的寿命之本在于春生、夏长、秋收、冬藏，人的活动顺应了时序的变化，也就达到了天人合一的境界，生命也就可以顺利延续。

【4.】饮食有节

我们这里所说的饮食有节，是指饮食要有节制，不能随心所欲，要讲究吃的科学与方法。具体地说，就是要注意饮食的量和进食时间。

注意饮食的量就是不宜饮食过饱。如果饮食过饱，就会导致消化功能紊乱。《黄帝内经》中所说："饮食自语，肠胃乃伤。"就是说饮食如果超过了自己的需求量，就会伤害肠胃。

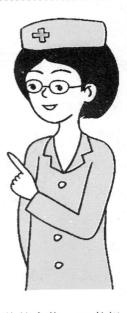

饮食中营养过剩，导致体内蛋白质、脂肪摄入过多，是一种变相的多食。这些营养物质不能被人体充分代谢与利用，就会变为痰、湿等病邪损伤脏腑，从而引起疾病。《黄帝内经》也说："膏粱之变，足生大疔，受如持虚。""膏"是指油腻的食物，"粱"是指精美的食物，二者相合表示过食肥美油腻的食物，不仅可以使人变生疔疮类疾病，而且这种体质容易招致任何疾病，罹患疾病就像拿着空罐子装东西一样容易。过多肥甘食物，容易引起的另外一种损伤就是会产生大量代谢产物及粪便。这些废物产生的浊气、毒素，会损害人体脏腑、经络、气血，加速人体脏器的衰老、面容的损伤。

吃得过饱不利于健康，但食之太少也有损于健康。有些人由于身体得不到足够的营养，反而虚弱不堪、四肢无力、精神恍惚。正确的方法是量腹所受，即根据自己平时的饭量来决定每餐该吃多少。"凡食之道，无饥无饱，是之谓五脏之葆。"这里的"无饥无饱"，就是进食适量的原则。只有这样，才不致因饥饱而伤及五脏。

饮食有节，另一方面的意思就是饮食要定时。不到该吃饭的时间，就不吃东西，这种饮食习惯才是正确的。"一日三餐，食之有时"，脾胃适应了这种进食规律，到吃饭时便会做好消化食物的准备。

对饮食宜定时这一点，《尚书》中早就指出了"食哉惟时"的观点，意思是说，人们每餐进食都应有较为固定的时间，这样才能保证脾胃消化、吸收正常地进行，脾胃活动时能够协调配合、有张有弛。中医学认为，一日之中，机体阴阳有盛衰之变，白天阳旺，活动量大，所以白天的食量可稍多一些；而夜暮阳衰阴盛，即将入处，以少食为宜。因此古人有早餐吃好、午餐吃饱、晚餐吃少的名训。

《黄帝内经》中也说道："饮食有节……故能形与神俱，而尽终其天年，度百岁乃去。"说的就是，如果饮食上注意节制，便能长命百岁。因此，建议人们饮食时一定要注意有节，做到先饥而食，食不过饱，未饱先止；先渴而饮，饮不过多，并慎戒夜饮；饮食品种宜恰当合理，进食不宜过饱，每餐所进肉食不宜过多等。

【5.】 调摄精神

《灵枢·本藏》里讲："志意者，所以御精神，收魂魄，适寒温，和喜怒者也。""御"、"收"、"适"、"和"，都有其主动的意义。因此，充分发挥人的意志能力，充分重视精神的调养，便是养生防病、预防早衰的重要原则，也是内因为主的学术思想在摄生学说中的体现。精神意志调摄的方法，其具体内容，一是养意志，二是调情志。

七情偏胜，无病则可能因此而得病，病后则可能因此而病情加剧。

《灵枢·目病始生》中说："喜怒不节，则伤脏，脏伤则病起于阴也。"喜怒不节，也就是通常我们说的喜怒无常，"喜怒"是总括七情来说的，不只是"喜"与"怒"这两种情志。"阴"指的是人体内部。喜怒无常，情志失调，会造成对人体内部机能的伤害，这就是中医所说的"七情内伤"。

实际上，凡是情绪乐观、举止稳重、温柔敦厚的人大都身体健康，而大凡心理抑郁、怨天尤人、疑神疑鬼，或忧心忡忡、烦躁不安、患得患失、多愁善感的人，大都容易气滞血瘀、形体消瘦、体弱多病。

七情不节、五志不常，情绪波动激烈，往往使正气受损，外邪就容易侵入；正气受损，无力祛除外邪，也容易让病情加重。

同样的环境、同样的刺激因素或致病因素，对不同精神状态下的人体，产生的结果是不尽相同的。乐观向上的人，不容易得病，也得以享受长寿。因而《内经》认为："内无思想之患，以恬愉为务，以自得为功……亦可以百数。"进一步表明，人要乐观向上，才可以长寿。调情志是养生的首要条件。

6. 起居有常

起居，主要是指作息，也包括平常对各种生活细节的安排。《内经》认为，人长寿的原因之一，就是"起居有常，不妄劳作"。

始终坚持正常有规律的起居生活是保证身体健康的根本，人与自然规律要协调一致，不仅要适应四季的变化，每日的作息时间也很有讲究。医学家孙思邈曾提出："善摄生者，卧起有四时之早晚，兴居有至和之常制。"主张应根据"天人相应"的思想，在起居作息和日常生活的各个方面形成一定的规律，使其符合自然界的人体生理规律。这是强健身体、延年益寿的重要原则。长时间坚持有规律的生活，有助于人体生物钟的形成，是健康长寿的必要条件。培养有规律的生活习惯，就要建立科学的作息时间，如按时睡眠、起床、用餐、学习、工作、锻炼身体等等。

[7.] 房事养生

《素问·上古天真论》认为，"男子八岁肾气始盛，至四八而极，此为男子的四益；女子七岁肾气始盛，至四七而极，此为女子的四益，合为八益。男子肾气五八始衰，至八八而竭，此为男子的四损；女子五七始衰，至七七而竭，这是女子的三损，合为七损。"这就是《素问·阴阳应象大论》中的"七损八益"。

所谓"七损八益"，是指性生活中有损人体健康长寿的七种表现和有益于人体保持精气，使身心康寿的八种做法。七损，即"一曰闭，二曰泄，三曰竭，四曰勿，五曰烦，六曰绝，七曰费"。拿今天的话来说，房事七损即为："闭"是指行房事的时候阴茎疼痛，精道不畅，没有精子可射，此为一损；"泄"是指男女在行房事时虚汗淋漓，精气外泄，此为二损；"竭"是指房事没有节制，放纵肆行而气血耗竭，此为三损；"勿"是指虽然有强烈的性欲冲动，却因阳痿不举而不能交合，此为四损；"烦"是指交合时呼吸梗阻，神昏意乱，此为五损；"绝"是指双方在性欲的有无或者在性欲的节律上步调不一致，从而使一方无性欲或者还没有进入状态的时候而强行交合，这对双方特别是对女方的身心健康非常不利，甚至还会伤及胎孕，从而影响到下一代，所以，将这种几乎陷入绝境之损定为"绝"，此为六损；"费"是指交合时过于急速，性之欲来去匆匆，因为其间还滥施泄泻耗费了精气，故而称为"费"，其为七损。

"八益"，是指："一曰治气，二曰致沫，三曰知时，四曰蓄气，五曰和沫，六曰积气，七曰待赢，八曰定倾。"一益，调治精气。即在行房之前先要练气导引，使周身气血通达；二益，致其津液。即不时吞服舌下津液，可致其阴液；三益，交接时机。即在房事交合的时候要掌握好时机；四益，蓄养精气。即做到强忍精液而不外泄；五益，调和阴液。即上吞唾液，下含阴液，双方在交合中的协调；六益，聚积精气。即交合时要有所节制，以积蓄精气；七益，保持盈满。即交合之时不可精疲力竭，要留有一定的余地，保持精气充盈，做到不伤元气；八益，防止阳痿。即两性在交往的时候，不要贪恋享乐，以防止倾倒。

综上所述，在性生活过程中我们也要善于利用"七损八益"的方法来调摄，才能保持精气，使身心康寿。

[8.] 防已病，治未病

《素问·四气调神论》中说："是故圣人不治已病治未病，不治已乱治未乱，此之谓也。夫病已成而后药之，乱已成而后治之，譬犹渴而穿井，斗而铸锥，不亦晚乎！"翻译过来的意思是：古代的圣人不主张已病后才治病，而主张未病先防。治病如治国一样，若等到疾病已经发生了才去用药，就如同国家已经乱了才去治理，口渴了才去打井，战争打起来了才想到铸造兵器一个道理，这不是太晚了吗？

从养生的角度说，"防已病，治未病"是未雨绸缪，未病先防。疾病的产生是正不压邪的结果，正气虚，则病邪之气就有机会乘虚而入，此时就可能"欲病"。而邪气一旦侵入人体，进入脏腑，这时就是"已病"。只有做到正气旺盛，才有可能抵御病邪之气对人体的侵害，这才是治"未病"。

元代名医朱震亨在《丹溪心法·不治已病治未病》中说："与其救疗于有疾之后，不若摄养于无疾之先……是故已病而不治，所以为医家之法；未病而先治，所以明摄生之理。夫如是，则思患而预防之者，何患之有哉？"因此，所谓"治未病"之"治"，就不是通常所说的打针、吃药、动手术这类"治疗"，而是处理好自己的日常生活，在生活中从方方面面去培元固本、扶持正气、预防疾病。

《黄帝内经》中指出，"治未病"的精神实质是无病先防，既病防变，善后防变。其根本目的是通过研究治未病揭示生命奥秘，以此寻找到一条通往健康长寿的途径。随着时代的进步和医学技术的发展，"治未病"这一思想对中国医学的临床实践和理论研究中正发挥着越来越重要的积极意义。

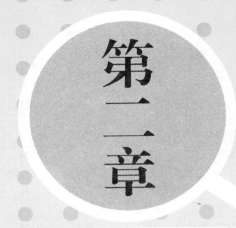

第二章

顺时养生，
春夏秋冬各不同

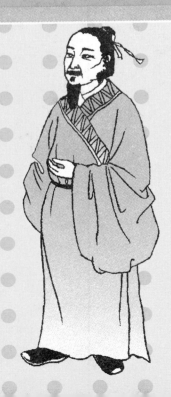

第一节
春季调养重在"生"

节首语

"春三月，此谓发陈。天地俱生，万物以荣。夜卧早起，广步于庭，被（披）发缓形，以使志生。生而勿杀，予而勿夺，赏而勿罚。此春气之应，养生之道也。逆之则伤肝，夏为寒变，奉长者少。"

——《素问·四气调神大论》

【1.】 生活规律应四时而变

人与自然界是统一的整体，自然界的一切生物受四时春温、夏热、秋凉、冬寒气候变化的影响，于是形成了春生、夏长、秋收、冬藏的自然规律。一年四季的变化同样随时影响人体。人体的五脏六腑、四肢七窍、皮肉筋骨脉等组织的功能活动与季节变化息息相关。

现代科学研究认为，人体生理和病理的活动与自然界的时间过程的周期变动是同步的、统一的。顺应这种四时阴阳消长节律进行养生，就能保持体内外阴阳的协调，使人体生理功能正常而有序。

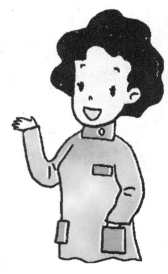

四时气候变化直接影响人体的生长发育、健康长寿、衰老，甚至死亡。

因此，要根据四时气候变化，做好气象护理。如春季宜晚卧早起，外出散步，无拘无束，以应生发之气；夏季宜晚睡早起，多动少怒，以应长养之气；秋季应早睡早起，神志安静，以应收敛之气；冬季宜早卧晚起，避寒就温，以应潜藏之气。这样的作息时间才有利于健康和养息。

人只有顺其自然、适应四时，才能在千变万化的自然环境中养护自我。

〔2.〕 春季的养生原则

春天的三个月，可以称之为承上启下、吐故纳新的时节，此时天地自然的生发之气都已经萌生，万物可谓一片生机勃勃的景象。这个时候就应该天黑入夜则睡，日出而早起。不仅如此，还要解开紧束的头发，宽衣松带以便让自己的身体得到舒展，精神也顺应春天的生发之气而得到滋养，此时，应顺着春日阳气的生发而让自己胸怀舒畅，切忌不可杀生；相反，要多施予少敛夺，多行赏而少责罚，从而达到一种内外和顺的状况，这就是顺应春季时令进行养生的道理。不顺反逆的话，则会使肝脏受到损伤，而且还会因为不能供给夏长之气的不足而在夏季引发身体的寒性病变。

春季身体的调养重在一个"生"字，具体该怎么样"生"呢？《黄帝内经》说得很清楚："生而勿杀，予而勿夺，赏而勿罚"而"以使志生"。这里的"以使志生"，就是说人们在春天要顺应阳气升发，万物始生的特点，顺应大自然的生机勃发之机，让自己的意志、情趣得到生发，让自己的心胸更加开阔，心情更加豁达乐观。

〔3.〕 "春捂" 要适度

"春捂"能够使人体逐渐适应气候变化，维护自身健康。但是，"捂"要捂得适宜才行，每个人都应该根据自己的具体情况实际操作。过于"春捂"

对身体是有害的。

春末，气候已经温暖，若仍然穿得很厚，捂得过度，动不动就汗流浃背，不但不能使人免受疾病的侵袭，反而会使人体内的体温调节系统紊乱，招致一些疾病。因此，在交替季节里，不要过于迷信"春捂"，而应该结合实际情况做好疾病的预防工作。

要使身体能够适应气候的变化、减少疾病，更重要的是要注意锻炼身体，在加强锻炼的同时，穿衣服也要随气候的变化适当增减，以感觉秋不过于寒、春不过于热为宜。

"春捂"也要捂对时间。捂的最佳时机应该在气象台预报的冷空气到来之前的 24～48 小时。当气温持续在 15℃ 以上且相对稳定时，就可以不捂了。一些体弱多病者不仅气温回冷需要加衣御寒，即使此后气温回升了，也得再捂 7 天左右才能适应周围的气候环境。

【4.】早春应注意防止春寒

春寒虽不像寒冬腊月的"三九"、"四九"那么酷冷难耐，但若过早地减下棉衣，很可能使人体防御功能受到侵袭，导致流感、肺炎、哮喘等呼吸道疾病的发生，或使原有的疾病加重。而且，忽冷忽热的天气，易使人体的血管不断收缩扩张，很不稳定，这对患有高血压、心脏病的人危害更大，它会使患高血压的病人发生"脑中风"，诱发心绞痛或心肌梗死。另外，忽冷忽热的干寒气候更易使体弱的儿童受"倒春寒"之苦，感染白喉、百日咳、猩红热、感冒等疾病。据医学史料记载，早春患胃肠溃疡的人比平时多，病情也易加重。

因为春天主生发，万物皆蠢蠢欲动，细菌、病毒等微生物也随之活跃起来，所以稍不留心就会生病。这个时候除了重点保温穿得暖之外，尤其应该重点保护好"两头"，即重点照顾好头颈与双脚。老年人，尤其是头发稀少者，更是不宜过早地摘下帽子、围巾等保护性服饰。若在早春不注意调理和保护，颈椎病、肩周炎等疾病就会乘虚而入。

早春还容易使人忽视双脚的保暖和保干。不少人由于过早地穿上单鞋，因而受到早春的寒气与地湿之气的侵袭，不知不觉间便会感到酸胀不适，走路酸痛，下肢沉重、乏力，关节僵直等。所以清代养生家曹庭栋在《老老恒言》中说："春冻半泮，下体宁过于暖，上体无妨略减，所以养阳之生气。"意思就是要注重对双脚的养护。

【5.】 春睡要趁早

春天是最好的睡眠时节，因此人们常说"春眠不觉晓"，又有"春困"之说。一般来说，人们在春天的睡眠质量比较高，也正适合进行调养。但是，还是有些人会因种种睡眠障碍而不得眠。那么，春季到底该如何睡眠呢？

一方面，应该"夜卧早起"。一日之计在于晨，早在《黄帝内经》中就有精辟论断，"夜卧早起，广步于庭，披发缓行，以使志生"。就是说，人要适应自然界的变化，适当地晚睡早起，到户外散步，悠然自得地舒展肢体，使精神活动寄望于大自然中。饭后、睡前闲庭漫步，不仅可消食化气，还可无思无虑，使心身得以休养，神清气爽。所以，春季睡眠宜"按时入睡，过时不候；午睡一刻钟，能夜补一小时"。

另一方面，应注意春木当令，性情亢奋的人易旧病复发。但这种情况可通过适当增加睡眠、静心修养、辨证治疗，可防治或缓解病情发展。春暖花开的季节也是花粉过敏高发时期，适当远离花粉地带，能起到预防作用。同时，也应注意到，春季的睡眠与养生要和运动调养相结合。所谓"闻鸡起舞"，顺应生物节律习性，经过一夜睡眠，伸展疲倦的身躯，在空气清洁的室外，选择适合自己的锻炼项目，感受大自然的活力，调养精神，炼气保精，增强抗病能力，使自己充满春天般的朝气。

【6.】 睡眠过长，有害健康

春季是人们容易犯困的季节，适当的睡眠可以消除疲劳，对人体健康有益。但如果睡眠时间过长，不仅消除不了疲劳，还会像暴饮暴食一样给人体带来许多害处。

有研究发现，每天睡眠 10 个小时的人因心脏病死亡的比例，比只睡 7 小时的人要高一倍，因中风死亡的比例要高 3.5 倍之多。这是因为睡眠时血流缓慢，增加了心脏和脑血管形成血栓的可能性。

经过一夜的休息，人体的肌肉和关节会变得松弛，如按时起床立即活动可增加肌肉张力，从而使骨骼、肌肉组织处于修复状态。而睡眠时间过长，则会使肌肉组织错过活动良机，导致肌肉组织松弛，久而久之，人就会软弱无力。

睡眠时间过长，还会破坏心脏休息和运动的规律，使心脏的搏动变弱，稍一活动便心跳不一、心慌乏力、疲惫不堪，只好因此再躺下，最后形成恶性循环，导致身体虚弱。

此外，居室中早晨的空气最为污浊，往往含有大量细菌、病毒、二氧化碳和尘埃，会对呼吸道的抗病能力产生影响。因此，那些长时间睡眠的人经常会出现感冒、咳嗽、嗓子疼等病证。

因此，春季的睡眠时间不宜过长，一般情况下，成年人一天睡 7 ~ 8 小时也就足够了。

【7.】 如何有效防止春困

春天到来了，很多人经常感到困乏无力，提不起精神，即使晚上有充足的睡眠，白天仍然精神不振，这就是我们经常说的"春困"。

为什么会春困呢？这是因为，在寒冷的冬天，人体皮肤比较冷，所以四肢和体表的血管呈收缩状态，血流量也会减少。在全身血流量为定量的情况下，流经大脑的血液自然就会相应增加。但到了春天，天气暖和了，人体皮肤温度开始升高了，体表和四肢的血管扩张，内脏的血液随之分流到体表毛细血管，脑组织内的血流当然相应减少。这样，大脑就容易产生供血不足，脑组织的供氧也会显得相对不足，大脑的兴奋受到影响，春困也就随之出现了。

知道了春困形成的原因后，我们就要想办法来对付春困。除了要保证睡眠的时间和质量外，平时不妨多进行户外运动，通过体育锻炼改善生理机能，使机体呼吸代谢功能增强，体内循环加速，大脑的供氧量提高，这样就会缓解春困。

整天坐着不动的上班族最好每工作 1 个小时就起来走走，活动一下四肢。有条件的话还可以到室外呼吸新鲜的空气，及时为脑部供氧。

平时还应注意居室新鲜空气的流通，二氧化碳等有害气体的增多，也会助长春困发生。

如果想要下午工作时不犯困，中午最好不要吃得太饱。如果吃得太饱，血液就会全部流到胃里，这样也容易造成大脑缺氧。另外，犯困时适当地做些头部按摩也可有效缓解症状。

【8.】春季宜养肝

春属木，其气温，通于肝，风邪当令，为四季之首。春天万物复苏、万象更新，人体生理功能的新陈代谢在这个时期也是最为活跃。这个时期由于风邪当令，所以人体易为风邪所伤，抗病能力也比较低。不少人还会因为维生素、膳食纤维等摄入不足而出现口舌生疮、牙龈肿痛、大便秘结等内热上火的症状。

根据春温阳气生发、肠胃积滞较重、肝阳易亢以及春季瘟疫易于流行的特点，应逐步调整食物结构，减少高脂肪膳食，增加植物性食物，注意摄入水果和蔬菜。以辛温、甘甜、清淡为主的饮食，可使人体抗拒风寒、风湿之邪的侵袭，健脾益气，减少患病。

　　春季养生，尤其要注重肝脏的保养。我们都知道春季是肝炎的高发季节，由此可见春季养肝的重要性。春季时，不要吃温热、辛辣的食物，以免助热动火，触发肝阳上亢。

9. 养肝食疗如何选

　　在食疗方面，切记"肝主青色"，青色的食物可以起到养肝的作用。在春季食用一些天然原味的绿色蔬菜，如菠菜、芹菜等，都可以起到滋阴润燥、疏肝养血的功效。烟花三月，许多市民都喜欢外出踏青，不妨趁机多品尝些新鲜的野菜，它们都是益肝佳品。

　　"肝性喜酸"，根据酸味入肝的原理，我们在日常饮食中也可多食用米醋，米醋除了益肝还可以预防感冒。还可以选择一些酸味食物，如山楂、山茱萸、枸杞子等，也具有保肝、敛肝之效。

　　此外，肝属木，脾属土，木旺则乘土，此时若适时保养脾胃消化功能，常食有益气健脾功效的中药或食物，如党参、山药、茯苓、白术、薏苡仁、扁豆等，对肝病的辅助治疗也大有裨益；如果肝经湿热，可以取夏枯草、鸡骨草、田基黄任一款水煎代茶饮；此外，春寒料峭，如果能少量饮酒，取其"行气走窜"之效，也有助于肝中阳气的升发。

10. 三春饮食科学选择

　　人们可根据气候的变化将春季划分为三个时段，从而合理地选择食品。

　　早春时，人们刚从冬天走来，阴寒渐退，阳气开始升发，此时适当吃些葱、姜、蒜、韭菜、芥末，不仅能驱散阴寒，助春阳升发，还能杀菌防病。

此时宜少吃寒性食品，以防其阻遏阳气的发越。

仲春时节，肝气随万物升发而偏于亢盛。此时应适当进食大枣、蜂蜜、锅巴之类滋补脾胃的食物，少吃过酸或油腻等不易消化的食物。可多吃些野菜，如荠菜、马齿苋、鱼腥草、蕨菜、竹笋、香椿等。

晚春，随着气温逐渐升高，应以清淡饮食为主。除适当进食优质蛋白类食物及蔬果之外，可饮用绿豆汤、赤豆汤、酸梅汤以及绿茶，以防止体内积热。不宜进食羊肉、狗肉、麻辣火锅以及辣椒、花椒、胡椒等大辛大热之品，以防邪热化火，变发疮痈疖肿等疾病。

11. 春三月如何调养情志

春季精神方面的调养，要特别注意做到开阔心胸、怡情畅志，让肝胆之气顺畅、气血调畅。春日养神，也应顺应大自然的蓬勃生机，让自己融入到大自然之中，陶冶性情、舒畅情志、保持精神的愉悦。春气应于肝经，肝喜舒发条畅，不喜压抑，因而不宜思虑过度、精神抑郁、忧愁郁闷，尤其切忌暴怒，因为怒伤肝气，春季养生切记戒怒。

春季养生要顺应春季清阳生发的特点，充分培养体内阳气，让其不断地、充沛地壮大。要"生而勿杀，予而勿夺，赏而勿罚"，不去抑制、扼杀、剥夺体内那一股上升的阳气。天地有好生之德，不能扼杀了春天生生不息的活力。

12. 踏青，踏出快乐心情

春季是万物复苏的开始，到处都呈现出一片欣欣向荣的勃勃生机。"嫩如金色软如丝"的垂柳芽苞，泥土中跃跃欲试的小草，都等待着"春风吹又生"，这些都形象地反映出了立春时节的自然特色。

这时，到野外游赏，是极富情趣和养生意义的雅事。郊野的空气新鲜，四处都是人们称之为"空气维生素"的负离子。负离子通过人的呼吸进入体内，作用于人体末梢感受器，可以对大脑神经起到良好的调节作用，从而改善大脑皮层的功能，使人感到心胸舒畅、头脑清醒、精神振奋。

春天是生长的季节，顺应这一自然规律，投身于踏青的运动之中，必将助阳气生发，改善机体的新陈代谢和血液循环，增强心肺功能，调节中枢神经系统，提高人的思维能力。常去春游，还可改善睡眠，消耗掉体内多余的热量，使肥胖者达到减肥的目的，可谓一举多得。

13. 遇事须戒怒

春天我们在精神调养方面，应做到心胸开阔、精神愉快。而要精神愉快，必须遇事戒怒。

"怒"是历代养生家最忌讳的一种情绪，它是情志致病的罪魁祸首。清代曹廷栋在《老老恒言·戒怒》中这样说："人借气以充身，故平日在乎善养。所忌最是怒，怒气一发，则气逆而不顺，窒而不舒，伤我气，即足以伤我身。"怒不仅伤肝脏，还伤心、伤胃、伤脑等，会导致各种疾病的发生。所以，一定要把戒怒放在首位。

怎样才能戒怒呢？一是意识控制法，即当你怒从心头起，将要和人吵架的时候，就要赶快提醒自己，吵架只会给双方带来更多的烦恼，不能解决任何问题。这样，就可以用理智的力量控制自己的怒气；二是运用疏泄法，即把积聚、抑郁在心中的不良情绪，通过适当的方式、正当的途径和渠道宣泄出去，以尽快恢复心理平衡；三是采用转移法，即通过一定的方法和措施改变人的思想焦点，或改变其周围环境，使其与不良刺激因素脱离接触，从而从情感纠葛中解脱出来，或转移到另外的事物上去。

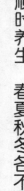
14. 春天应注意防风

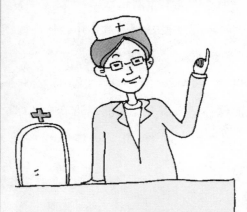

民间谚语说："春天的天气像孩儿脸，一天能够变三变。"意思就是，春天气候多变，寒暖无常。有时早晨旭日东升，春风送暖，中午阳光暴晒，气温骤升，但傍晚可能寒流突至，冷气逼人使人容易受寒。

明代医学家汪绮石说："春防风，又防寒。"所以早春宜保暖，衣服宜渐减，不可顿减，防天气突变受寒。感受风寒，寒则伤肺，易发生上呼吸道感染，并诱发伤风、流感、急性气管炎、肺炎等疾病；春天风寒入骨还容易诱发关节炎、手脚关节酸痛。

唐代医学家孙思邈说："春天不可薄衣，令人伤寒、霍乱，食不消，头痛。"所以，我们必须要随着天气变化增减衣物，以预防疾病的发生。

15. 春日要谨防旧病复发

春天是一个气候交替的过渡季节，有些人冬季保健不当，过食辛热，真阴内耗，阴虚火旺；或过食肥甘油腻，痰热内蕴，至春被时令之邪所引，向外发散，所谓冬郁而春发，常出现头晕脑胀、胸满气闷、精神倦怠、四肢沉重等脏腑功能失调之证。再加之气候时有反常，乍寒乍暖，一些年老体弱或患有宿疾者，就常常发病或旧病复发。如偏头痛、胃痛、慢性咽炎、过敏性哮喘、高血压、冠心病、心肌梗死、精神病等最为常见。所谓"百草回芽，百病发作"，即指此意。

因此，我们在发病前要从精神、起居、饮食、运动各方面保健锻炼，做好预防工作；在发病之后应采取积极的治疗措施。

此外，古代养生家认为春季人们还应服用一些中药，以调整机体功能，预防旧病复发。

[16.] 春天养身旨在动

动，即运动，如果说运动很专业，涉及到的范围很狭小的话，那么，理解为活动或许更有实用性，因为尽管我们不可能花太多的时间在专门的场所进行专业的运动，但活动却是可以随时随地进行的，而且活动是必需的，所谓的"人挪活"说的也就是这个意思。

春季宜多做户外活动，如可以散步、练气功、打太极拳、钓鱼、赏花、郊游等，还可以闻闻花香，听听鸟叫，看看野鸭嬉水等。

当然，这并非是说春季里你的锻炼就可以无所顾忌，比如春季雾多，风沙也大，所以锻炼时肢体的裸露部分不宜过大，以防受潮寒诱发关节疼痛；在锻炼中或锻炼后，不要在草地上随处躺卧，否则容易引起风湿性腰痛或关节炎；也不要起得太早运动，或者在尘土随风飘飞的地方锻炼，太早外出锻炼易受"风邪"的侵害，尘沙过重则容易呛风。《黄帝内经》里说"风者，百病之长也"，又说"风者，百病之始也"。意思是说，许多疾病的发生常常与风邪有关。受"风邪"侵害较轻者易患伤风、感冒，重者可引发关节疼痛、胃痛，甚至能使人冻歪嘴，患面神经麻痹、心绞痛等病。所以，一般来说，适宜选择在太阳将出来时起床锻炼较好，地点最好是一些较为开阔的树林和草地等处，有流水尤佳。

[17.] 养成伸懒腰的习惯

俗话说："春困秋乏"，特别是在春日的下午，人们工作学习时间长了，常感到特别疲乏。这时候伸个懒腰，就会马上觉得全身舒展，精神爽快。即使在不疲劳的时候，有意识地伸几个懒腰，也会令人觉得舒适。

伸懒腰可使人胸腔内的心、肺等器官得到充分运动，将更多的氧气输送到各个组织器官，同时，也能将血液中的氧气供给大脑。因此会使人感到清醒舒适。人脑的重量虽然只占全身体重的2%，但是脑的耗氧量却占到全身耗氧量的25%。人类由于直立行走等原因，身体上部和大脑较易缺乏充分的血液和氧气供应，久坐不动，更易引起大脑缺血、缺氧症状，使人昏昏欲睡、腿麻腰酸，导致工作和生活效率降低。所以经常伸伸懒腰、活动活动四肢对消除疲劳绝对是有好处的。

伸懒腰可以说是春季最简单、最有效的养生功法。每天早晨睡醒后在床上伸个懒腰，会使人感到浑身轻松，睡意顿消；工作疲劳时伸个懒腰，会使人立刻恢复精力，可谓动作简单、功效显著，所以，大家要养成没事就伸懒腰的好习惯。

【18.】中老年人春季养生"四不"原则

（1）不"酸"

春天饮食应"省酸增甘"，因春天本就肝阳上亢，若再吃酸性食物，易导致肝气过于旺盛，而肝旺容易损伤脾胃，所以，春季饮食忌"酸"。酸性食物有羊肉、狗肉、鹌鹑、炒花生、炒瓜子、海鱼、虾、螃蟹等。宜食用甘温补脾之品，可多吃山药、春笋、菠菜、大枣、韭菜等。

（2）不"静"

春天，自然界中的阳气开始升发，人体应该借助这一自然特点，重点养阳。养阳的关键在"动"，切忌"静"。老年人应该积极到室外锻炼，春季空气中负氧离子较多，能增强大脑皮层的工作效率和心肺功能，防止动脉硬化。但是老年人晨练不要起得太早，防止因早晨气温低、雾气重而患伤风感冒或哮喘病、慢性支气管炎，应在太阳升起后外出锻炼。另外，春练不能空腹，老年人早晨血流相对缓慢，体温偏低，在锻炼前应喝些热汤饮。同时，运动要舒缓，老年人晨起后肌肉松弛、关节韧带僵硬，锻炼前应先轻柔地活动躯体关节，防止因骤然锻炼而诱发意外。

（3）不"怒"

春季是肝阳亢盛之时，情绪易急躁，要做到心胸开阔，身心和谐。心情舒畅有助于养肝，而心情抑郁则会导致肝气郁滞，影响肝的疏泄功能，也使功能紊乱，免疫力下降，容易引发精神病、肝病、心脑血管疾病等。

（4）不"妄"

老年人本来就阳气相对不足，春天是养阳的大好时机，如情欲妄动而房事较频，会耗气伤精，进一步损伤阳气，因此老年人在春天应适当节欲。

第二节
夏季调养重在"长"

节首语

夏三月，此谓蕃秀。天地气交。万物华实。夜卧早起，无厌于日；使志无怒，使华英成秀，使气得泄，若所爱在外。此夏气之应，养长之道也。逆之则伤心，秋为痎疟，奉收者少，冬至重病。

——《素问·四气调神大论》

1. 夏季的养生原则

夏季的3个月，即农历的四、五、六月，可以称得上是"蕃秀"，即万物繁荣秀丽的时候，因为此时天之气沉降，而地之气升腾，自然天地之气交相融汇，所以在这个时候，万物采纳自然之精华而开花结果，长势旺盛。从养生学的角度来看，夏季时就应该晚点睡而早点起，并且不要对夏天的热与昼长夜短等产生厌恶的情绪；相反，应该保持愉快的心情以适应夏天的"华实"，让内敛的气机得到疏泄，自我的情趣得到抒发。这就是适应夏季气候变化，颐养天寿的养生之法。从反面来讲，如果违背了这样的夏长之气，就会损伤心脏，为秋天的身体疾患埋下祸根，自然，秋收之气不足，冬天也就容易出现危害健康的疾患。

《内经》认为，夏季养生重在"养阳"。夏季温热，人体阳气活动旺盛，但阳气易随阴津、汗液外泄。人们往往只注意养护阴津，忽视了养护阳气，这是不正确的。因此，夏季注重精神调摄，保持愉快而稳定的情绪，可达到养阳的目的；运动宜在清晨或晚饭后进行，如在室外散步或慢跑，呼吸新鲜空气，舒展人体阳气。避暑又不能贪凉，如长时间对着电扇吹或久居空调室内，反会感到头晕脑胀，四肢疲乏，精神困倦，更容易导致受凉感冒等病证。同时，应注意饮食调节，慎食瓜果冷饮，以免损伤脾胃阳气。

[2.] 夏初要防潮湿

夏季，天地之气相交，酷暑当空，湿气上蒸。由于气温变化较快，天晴时暴热，下雨时阴凉，因此有"长夏多湿"之说，特别是在梅雨季节，太阳的照射不断使水分由水面、潮湿的土壤和植物覆盖面蒸发于大气中。气温越高，空气中水蒸气越多，暑热越重，空气越潮湿，水分就更不易蒸发，这就是常说的"暑必夹湿"。夏季暑湿当令，易侵袭人体而致病，如可导致脾胃运化受制，表现为精神不振、食欲减少、汗腺关闭和低热等。

夏季防湿应做到以下三点：

（1）要改善居住环境，避免潮湿

在夏季的阴雨季节或雾天要少开窗户，而当室外艳阳高照时，则要适当开窗通风；夏季使用空调时，要经常利用其抽湿功能。

（2）饮食宜清淡

要多食用消热利湿的食物，如绿豆粥、荷叶粥、红小豆粥等，使体内的湿热之邪从小便排出。

（3）要避免外感湿邪

阴雨天要及时避雨，若不小心涉水淋雨，回家后最好饮服姜糖水，如有头重、身热等症状，可服用藿香正气丸等药物。衣服汗潮后，要及时洗澡更衣。梅雨过后，一定要晾晒衣被，以驱潮消霉。

【3.】预防阴暑伤人

在夏季，人们对中暑的预防较为重视，但对阴暑证往往认识不足，正如清代雷丰在《时病论》中所说："暑热逼人者，畏而可避，可避者犯之者少。阴寒袭人者，快而莫知，莫知则犯之者多。故病暑者，阴暑居其八九。"

大暑时节，天气异常炎热，酷暑难当。人们常常喜欢晚上到屋外纳凉休息，或当劳动、运动出汗后立刻用凉水洗澡，有的人大量喝冷饮，更有甚者干脆在室外铺上凉席睡觉。一觉醒来后，却出现恶寒头痛或伴沉重感、鼻塞流涕、喉痛咽干、四肢酸痛、肌肤发热而无汗等病证，有时也伴有消化道症状，如呕吐、腹泻等等。这就是伤暑证，中医学称之为阴暑。

现代医学认为，发生阴暑的原因是在炎热的气候条件下，人体内新陈代谢旺盛，体力消耗大，抵抗力减弱，因此当遇到气候突然转凉或突然受到寒冷刺激后，病菌就会乘虚而入，引发上呼吸道感染或呕吐、腹泻，甚至造成口眼歪斜，诱发中风及半身瘫痪等病证。

在暑天要预防阴暑的发病，切不能过于贪凉，露宿在外或长时间地使用电扇、空调，还要节制生冷饮食和大汗之后冷水淋浴。

【4.】凉水冲脚危害大

夏日炎炎之时，穿着轻便凉鞋、拖鞋的人，总喜欢用凉水冲洗双脚。这确实比较舒服，但夏天经常用凉水冲脚，会有损健康。

"寒从脚下起"。人的双脚有许多穴位，占全身穴位的10%。而脚部是血管分支的最末梢部位，脂肪层较薄，保温性差，脚底还是全身皮肤温度最低的部位。夏天，如果常用凉水冲脚，会使脚部进一步受凉遇寒，再通过血管传导引发全身一系列复杂的病理反应，最终导致疾病的发生。并且，脚底的汗腺较为发达，突然用凉水洗，会使毛孔骤然关闭，久而久之还会引起排汗功能迟钝。

此外，脚部的感觉神经受到凉水刺激后，正常运转的血管组织剧烈收缩，可能导致血管舒张功能失调，诱发肢端动脉痉挛，引起相关的一系列疾病，如红斑性肢痛、关节炎和风湿病等。还要注意，光脚在凉爽的空调房内长时间逗留，跟用凉水洗脚没什么两样，也会使毛孔骤然关闭。

【5.】夏季睡眠应注意的一些禁忌

（1）夏天睡觉不要袒胸露腹

尽管夏日天气炎热，在晚上睡觉时仍应穿着背心或薄衬衫，在腹部、胸口处盖条被单，以避免受寒、着凉而引起腹痛、腹泻。老年人、小孩更应盖好被子。

（2）不宜在室外露宿

即使在夏季气温很高的夜晚，也不能因贪图凉快，在廊檐、室外露宿，以防蚊叮虫咬或因露水沾身而造成皮肤感染或引发头晕脑胀、四肢乏力。

（3）不要睡地板

有些人为图一时凉爽，喜欢在水泥地或潮湿的地面上铺席而卧。这样很容易因湿气、邪寒袭身，而导致风湿性关节炎、腰酸腿痛或眼睑浮肿等病证。

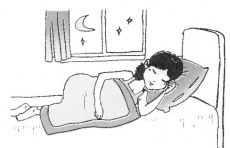

（4）千万别吹"穿堂风"

夏季，通道口、廊前虽然风凉，但是"坐卧当风"。在这样的地方睡觉，虽然凉爽，但很容易受凉、腹痛、感冒。

（5）要远离塑料凉席

夏季的夜晚，有的人图凉快，睡在塑料凉席上。这是很不科学的。塑料制品的透气性差，不能吸汗，会使人体水分滞留，不易蒸发，所以不但影响睡眠，还会危害健康。

〖6.〗 夏季别忘午间小憩片刻

由于夏令天气炎热，昼长夜短，晚间睡眠不足，加上经过一个上午的工作或学习，人的脑细胞也处于疲劳状态，故有昏昏欲睡感。所以，我们需要通过午睡来进行调节，以补偿夜间睡眠不足，使人的大脑和身体各个系统都得到放松和休息，便于下午、晚上的工作或学习。

午睡对保障身体健康、减少某些疾病的发生起着关键的作用。午睡可以使机体新陈代谢减慢，体温下降，呼吸趋慢，脉搏减速，心肌耗氧量减少，心脏消耗和动脉压力减小，还可使与心脏有关的激素分泌更趋于平衡，有利心脏的健康，降低心肌梗死等心脏疾病的发病率。

午睡虽是促进健康的一种良好手段，但也要讲究方法，否则效果将会适得其反。睡的时间不要过长，一般来说，睡 1 个小时左右比较合适，最长不要超过一个半小时；不宜趴在桌面上睡，这样会使眼球受压，眼压增高，易诱发眼疾；为保证午睡质量，午餐时不宜饮酒、喝咖啡、喝浓茶，以免因兴奋而难以入睡，并且不宜餐后倒头便睡，应活动 10 分钟后再睡。

〖7.〗 夏季重在养心

夏属火，其气热，通于心，暑邪当令。这一时期，天气炎热，耗气伤津，体弱者易为暑邪所伤而致中暑；人体的脾胃功能此时也趋于减弱，食欲普遍降低，若饮食不节、贪凉饮冷，易致脾阳损伤，出现腹痛、腹泻、食物中毒等脾胃及肠道疾病；另外夏季湿邪当令，最易侵犯脾胃，令人患上暑湿病证；夏季人体代谢旺盛，营养消耗过多，伴随汗液排泄人体还会丢失大量的水分、无机盐、水溶性维生素等。

因此，夏季养生宜选清暑利湿、益气生津、清淡平和的食物；避免难以消化的食物，勿过饱过饥；不宜过多食用生冷及冰镇的饮料及食物，以免损伤脾阳；不宜多食热性食物，以免助热生火；同时更应注意饮食卫生。

古人认为心在四季中和夏季的关系最为密切。夏季 3 个月（阴历四、五、六月，阳历五、六、七月），是万物繁荣秀丽的季节，天气下降，地气上腾，天地之气上下交合，植物开花结果。人们要晚睡早起，多去户外活动，使体内的阳气能够向外宣通开发，这就是适应夏季保护长养之气的道理，反之就会损伤心气，到了秋天，就要得疟疾，这就是夏季提供给秋季收敛的物质基础不足的结果。

【8.】养心宜注意哪些饮食

在饮食上应以低脂、低盐、多维生素、清淡为主，清晨可吃少许洋葱，晚饭后饮少量红酒，以保持气血通畅；多食用维生素含量高、具有清热利湿作用的蔬菜水果，如赤小豆、薏苡仁、绿豆、冬瓜、丝瓜、水芹、黑木耳、藕、胡萝卜、西红柿、西瓜、山药等；忌食肥甘厚味、辛辣助热之品，如动物脂肪、鱼类、葱、生蒜、辣椒、韭菜、海虾、牛羊狗肉等。

要注意避免患胃肠疾病，如肠炎等。如果本就胃肠功能不佳，要注意少吃生冷食物。尽量早睡早起，保证良好的睡眠质量。由于进入此时节，天气炎热，容易出汗，易导致血液黏稠，因此应多喝水，多吃些含水量高的瓜果蔬菜，以保持体内津液的平衡。

【9.】夏季喝姜汤保肠胃

民间素有"冬吃萝卜，夏吃姜，不找医生开药方"的谚语。夏天以老姜汤代茶，可以温阳散寒、保护肠胃。

现代医学研究证实，常食生姜有利于人体各个组织器官的健康，使人益寿延年；生姜的辣味成分具有一定的挥发性，能增强和加速血液循环，刺激胃液分泌，帮助消化，有健胃的功能；生姜还可以抑制老年斑的形成，延缓衰老体征的出现，其美容作用大大超过维生素 E；生姜可治晕车、晕船，具体方法为：取生姜一片贴于肚脐，外贴一张伤湿止痛膏，有明显的缓解作用；生姜也是传统的治疗恶心、呕吐的中药，有"呕家圣药"之誉。

老姜汤的制作很简单，也很有效。把老生姜切成薄片，取 3~10 克，喝汤代茶即可。

[10.] 夏季补水要科学

夏季应当科学补水，防止因血液浓缩给身体带来各种疾患。

水在人体内起着至关重要的作用。多喝水可以促进肠胃的蠕动，预防便秘，使肠胃消化后的废物顺利排出，对于预防肠胃的新陈代谢很有帮助；多喝水可以促进排毒与新陈代谢，体内水分充足血液流通才能顺畅。身上的每个器官都需要大量的水分才能顺利运作，并且水分还能将体内代谢的老旧废物与毒素一并排出体外；多喝水可以调节体温，人体的体温之所以可以维持恒定，不受外界的气温所影响，靠的就是大脑下视丘的体温调节中枢，因大脑中水分的比例占75%之多，当水分不足时，体温就会上升，尤其是当身体出现发热或是中暑时更要多喝水来维持体温的恒定；此外，多喝水可以安定精神，当体内水分充足时，人体内的毒素可以随着水分一同排出，以保证体内各机能正常运作，所以人会觉得精神舒爽。

因此大家在盛夏要科学补水。那么每天该喝多少呢？一般来说，每天最好能饮用 8 大杯的水（大约 2000 毫升）。几乎所有的食物都含有水分，会在消化时被身体所吸收。水果和蔬菜是水分的良好来源。当然，要补充水分，最好饮用白开水或矿泉水，很多人借助饮料补水，这是不健康的。

此外，豆浆、淡茶水也是盛夏补水的佳饮。

[11.] 夏季宜多食苦味食品

苦味食品中所含有的生物碱具有消暑清热、促进血液循环、舒张血管等药理作用。热天适当吃些苦味食品，不仅能清心除烦、醒脑提神，还能增进食欲、健脾利胃。

苦瓜中含有蛋白质、脂肪、糖类、粗纤维、维生素C、苦瓜甙、奎宁，以及钙、磷、铁等成分，具有清热消暑、养血益气、补肾健脾、滋肝明目之功效，对治疗痢疾、疮肿、烦渴、中暑、发热、痱子、眼结膜炎、小便短赤等病证有一定的作用。

苦瓜中含有类似胰岛素的物质，其降低血糖的作用很明显，是糖尿病患者理想的康复佳蔬。苦瓜中还含有脂蛋白成分，可提高机体免疫功能，使免疫细胞杀灭癌细胞；苦瓜种子中提炼出的胰蛋白酶抑制剂，可以抑制癌细胞所分泌出来的蛋白酶，阻止恶性肿瘤的生长，因而苦瓜具有抗癌、抗病毒的作用。

苦笋味道苦中带甜，性凉而不寒，也具有消暑解毒、健胃消积等功效。人们常用苦笋、排骨、青菜等原料做成多种佳肴，味美可口，堪称夏日蔬中上品。

[12.] 夏三月如何调养情志

夏之气通于心，夏季里人的心气特别活跃、旺盛，中医认为，心藏神，为君主之官，所以夏日养生之道首重养心安神。《黄帝内经》中说，"无厌于日，使志勿怒"，意思就是夏季日长，酷暑难耐，人容易发怒、烦躁不安、心绪不宁。怒则心火上炎，怒气上冲，容易惑乱心神，导致狂躁、谵语、昏迷等病象。因此，要注意戒除恼怒、烦躁不安的情绪，顺应夏季阳气旺盛的特点，让自身的情绪意气也像夏季的生长之势，万物的华实之象，振作精神，保持心情愉快，避免因为厌倦而懒言、懒动，忧思郁结，气滞不宣。

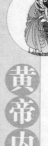

总之，夏季养生要澄心静虑，保持愉快的心情，保持神清气爽的心态，使气机宣畅，通泄自如，神气充盈，避免郁滞。

[13.] 夏季炎炎，心静自然凉

丘处机说："夏三月，欲安其神者"，应"澄和心神，外绝声色，内薄滋味，可以居高，朗远眺望，早卧早起，无厌于日，顺于正阳，以消暑气"。他还说，为了避免暑热，不仅宜在"虚堂、水亭、木阴等洁净而空敞之处"纳凉，更宜"调息净心，常如冰雪在心，炎热亦于吾心少减；不可以热为热，更生热矣"。这种说法很有见地，俗话说"心静自然凉"，正是如此。

《黄帝内经》里明确指出："使志无怒，使华英成秀，使气得泄，若所爱在外。此夏气之应，养生之道也。"意思是说，在夏天要使精神像含苞待放的花一样秀美，切忌发怒，使机体的气机宣畅，通泄自如，情绪外向，对外界事物要呈现出浓厚的兴趣，这才是适应夏季的养生之道。

[14.] 夏季要学会宣泄情绪

（1）学会倾诉

一个人有了心理上的痛苦后，不要和自己生闷气，把不良心境压抑在内心，而应当学会倾诉。要找朋友或亲人倾吐苦衷，推心置腹，发泄情绪，然后请他们开导自己，这样不但可以找到解决问题的办法，还可以得到心理压力的转移机会。

（2）挥泪痛哭

短时间内的痛哭是释放不良情绪的最好方法，是心理保健的有效措施。因为人在情感激动时流出的泪会产生高浓度的蛋白质，它可以减轻乃至消除人的压抑情绪。但如果遇事就哭，时时哭哭啼啼，事事悲悲泣泣，反而会导致不良情绪的产生。

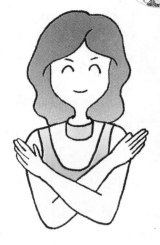

（3）放声歌唱

俗话说，一唱解千愁。当我们有不满的情绪积压在心中时，不妨到歌厅去唱唱歌。放声歌唱，可以将积聚、抑郁在心中的不良情绪宣达、发泄出去，从而尽快恢复心理平衡。

（4）多运动

不妨做一些自己喜欢的体育运动，因为运动可以促使大脑分泌一种叫做内啡肽的物质，它被人们称为"快乐激素"或"年轻激素"，在内腓肽的激发下，人的身心会处于轻松愉悦的状态中，能让人感到欢愉和满足，从而排遣压力和不愉快情绪。

[15.] 夏季"火"大，注意防火

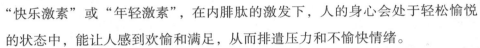

（1）心火

【症状】低热、盗汗、心烦、口干等，或出现口腔溃疡、小便短赤。

【食疗方】莲子大米粥，或者用生地黄、麦冬泡茶。严重者要及时咨询医生，不可乱用药。

（2）肺火

【症状】干咳无痰，或有痰，但量很少，而且质黏；盗汗，手心和足心发热，失眠，舌头发红等。

【食疗方】用大枣、大米、百合煮粥喝；用麦冬泡茶喝也可以。

（3）胃火

【症状】有轻微的咳嗽，饭量变小，便秘，肚子发胀，舌头发红；有的人会出现口干、口苦、上腹部不适的状况。

【食疗方】喝梨汁、甘蔗汁或者蜂蜜；另外，用栀子、淡竹叶泡茶喝，也

可以缓解上述症状。

（4）肝火

【症状】头痛、头晕、耳鸣、眼干、口苦、口臭、两肋胀痛等。

【解决办法】找医生确诊后，根据医生的建议采取具体措施，比如服用龙胆泻肝丸等。

（5）肾火

【症状】头晕目眩，耳鸣耳聋，牙齿松动，内心烦躁，腰酸腿痛等。

【解决办法】用枸杞子、地骨皮泡茶喝。或者在医生的指导下服用药物，比如六味地黄丸、知柏地黄丸等。

16. 盛夏季节怎样预防中暑

《内经》说："热伤气。"暑热之邪最能伤津耗气，重者则引起中暑。中暑重在防，当发现中暑时应及时救治。若在高温环境下劳动一段时间后，出现大量出汗、口渴、头昏、胸闷、心悸、恶心、全身疲乏、四肢无力、注意力不集中等症状，或体温略有升高时，应及时离开高温环境，到阴凉处休息一段时间，也可口服半瓶或一瓶水。

遇到突然昏倒的重证中暑患者，要及时地采取正确的救治方法。尽快把患者抬到阴凉的地方，解开其衣扣和裤带，把上身稍垫高，然后先用温水敷头部及擦全身，再用冰水或井水敷患者头部，或用浓度50%的乙醇遍擦全身。同时给患者扇凉，推拿四肢及皮肤，以促进血液循环，增强散热效果。如患者神志已清醒，可予饮服大量冷茶（慎饮冰水）或淡盐水、苏打水、西瓜汁等。

对中暑昏倒的患者，可指掐人中，用消毒针头刺十指出血，也可配合刮痧疗法。用一枚一元的硬币或光滑的汤匙柄蘸香油或花生油在其洗净的后颈部两侧、脊柱两侧、两肘、头骨上下等处刮痧，刮5~6遍或刮至皮肤出现紫红色刮痕为止。多数患者刮痧后就会感觉到头脑清醒。

[17.] 炎热季节谨防"空调病"

炎炎夏日，许多人几乎每天都会与空调为伴，享受空调所带来的舒适感。但是时间一长，空调给你带来凉爽的同时，也会给你带来负面影响。

这是因为经过空调处理后的空气缺乏负氧离子，而负氧离子是体内呼吸不可少的，它能刺激神经末梢感受器，除了对中枢神经系统产生良好的作用，还能促进细胞代谢活跃，增强人体免疫功能。经空调反复过滤的空气，丧失了大量负氧离子，会使人的免疫功能下降、人体平衡失调及神经功能紊乱而导致人体患病。

如果空调的温度调得太低，会令人难以适应，导致头痛、伤风等；气温太低也会使人体的血液循环减慢，令人手脚生硬；当人们从酷热的街上跑回凉快的室内时，由于温差过大，身体抵抗力差的人很容易生病；同时，空调具有抽湿功能，因此空调房内空气的湿度也是较低的，干燥的环境很容易使人的鼻腔黏膜干燥，致使支气管及扁桃腺发炎，对患有哮喘的患者影响更为严重。

所以夏季空调房室的温度应控制在 26～28℃ 之间，最低温度不得低于 20℃，室内外温差不宜超过 8℃。久待空调房间，应定时通风换气，让新鲜的室外空气进入室内。也可将门窗打开小缝，让空气通风对流，带进新鲜空气，而且这样做还会增加室内的温度，可以很好地预防空调病。长期生活与工作在空调房间的人，一般 2 个小时后即应走出室外，适当活动四肢和躯体，以加速血液循环。年老体弱者、高血压患者，最好不要久留空调房。

[18.] 夏季运动应注意哪些要点

在夏季运动时，最好选择在清晨或傍晚天气较凉爽时进行，场地宜选择在公园庭院、河湖水边等空气新鲜的地方。

夏季里不宜做过分剧烈的活动，运动的项目以散步、慢跑、太极拳、广播操为好。若运动过于激烈，容易导致大汗淋漓。汗泄太多，不但伤阴气，也会损伤阳气。

在运动过程中，如果出汗过多，切不可大量饮用凉开水，更不能立即用冷水洗头或淋浴，否则会引发寒湿痹证、黄汗等多种疾病。可适当饮用绿豆盐水汤或淡盐开水。

（1）消夏纳凉话游泳

夏季参加体育锻炼，最好的项目莫过于游泳了。骄阳似火，热风扑面，还是游泳最舒服，既锻炼了身体，又可祛暑消夏。游泳对人们的好处很多。

首先，游泳能提高人体呼吸系统的功能。经过游泳锻炼后，人体能够充分吸入氧气，呼出二氧化碳，加速体内组织细胞的新陈代谢，对防治慢性气管炎，改善肺气肿有良效。其次，游泳还能提高心血管系统功能。游泳还能大大增强心脏的功能，减少代谢废物在血管壁上的沉着。

其次，游泳能使大脑皮质的兴奋性增高，工作后若到水中游泳片刻，不管是谁，皆会感到精神振奋，疲劳消失，周身轻快。尤其对中老年人来说，常参加游泳，可使脂肪类物质较好地代谢，避免脂肪在大网膜和皮下堆积，形成肥胖病。

另外，游泳时水的浮力可使全身关节不受身体重力的影响，处于完全放松的状态，因此对肩关节、膝关节大有裨益。此外，游泳还被誉为"血管体操"，它可以加快血液循环，防止心血管疾病的发生。

但是游泳不宜在空腹或饱食后立刻进行，那样容易引起消化不良或低血糖。游泳前应充分活动肢体，以免发生抽搐的情况。

游泳时应佩戴防水眼镜，若游泳后感眼部不适，可滴一些消炎眼液，注意勿用手揉眼或用不洁毛巾擦眼。

中耳炎易在游泳后发生，多因水进耳或屏气、呼吸气不匀所致。当水入耳后，可将头向入水侧倾斜，或辅以单脚跳动，使其自然流出，切忌用手或物去抠。为防止池水进耳，最好戴上耳塞。

结膜炎也是游泳后常见的疾病之一，表现为眼红肿、异物感、疼痛不适等。其中最常见的是游泳池性结膜炎和细菌引起的急性结膜炎。

鼻炎及鼻窦炎也很常见，它们主要是由于呛水或吸气时鼻内入水引起，可出现鼻塞、鼻痛、鼻流黏涕或头痛等症状。治疗时可用1%麻黄素滴鼻液与链霉素滴鼻液交替滴鼻。池水进鼻后，应指压单侧鼻孔逐一轻轻擤，或内吸后自口中吐出，不可用手捏紧两鼻孔使劲擤。

（2）夏至五月勤坐功

进入夏至时节后，气温继续升高，生物的生长十分旺盛。本法以"夏至"命名，正是顺应这一时令特点而制定的气功锻炼方法。手少阴心经经脉直行者，从心系直行上肺，出腋下，沿上肢内侧后缘。过肘，经掌后锐骨，至小指内侧端，交于手太阳小肠经。本法所治病证腕膝、臑臂、后廉等处疼痛，常中势而痛，与心经病变有关。至于腰背痛、腿痛、膝痛、身体重及肾内痛，则可究原于风湿积滞。采用本功法锻炼，对以上病证均能起到不错的防治效果。

《遵生八笺》中对本功法的记载如下："运主少阳三气，时配少阴心君火。坐功：每日寅、卯时，跪坐，伸手叉指，屈指脚换踏，左右各五七次，叩齿，纳清吐浊，咽液。治病：风温积滞，腕膝痛，臑臂痛，后廉痛，厥，掌中热痛，两肾内痛，腰背痛，身体重。"

此功法的具体动作为：每日凌晨3：00到早晨7：00之间练习此功，跪坐、伸手按地，双腿轮换呈蹬踏状。左右各5次至7次。然后叩齿36次，调息吐纳，津液咽入丹田9次。对于治疗风湿积滞、腕膝酸痛、肩背及肌肉酸痛、气闭昏厥、掌心发热、两肾及腰背内痛、体重乏力等病证能起到较好的治疗效果。

【19.】 注意别让阳光晒伤

　　盛暑夏日，由于职业关系，或者长时间骑车旅行、游泳受到强烈的日光暴晒，可引起皮肤急性红肿，甚至起水疱。若受晒部位较广，可能还会有不同的全身症状，如发热、头痛、恶心、呕吐，甚至中暑昏迷。晒伤时还有可能激发恶化白斑疮、毛细血管扩张、单纯疱疹及红斑性狼疮，因此要特别注意。

　　对付晒伤，还有一招。早晨，可用磨碎的燕麦片做面膜，涂抹在晒伤处，然后用清凉的水冲洗；晚上，用冷水和儿童香皂洗脸和身体，然后在稍湿润的脸和身上搽美容奶液，当奶液渗入皮肤时，用营养膏涂抹晒伤处。夏天，即使太阳光不太强也应坚持使用防晒品。

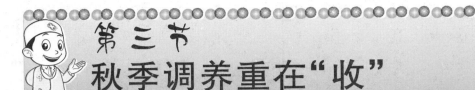

第三节
秋季调养重在"收"

节首语

秋三月，此谓容平。天气以急，地气以明，早卧早起，与鸡俱兴，使志安宁，以缓秋刑，收敛神气，使秋气平，无外其志，使肺气清，此秋气之应，养收之道也；逆之则伤肺，冬为飧泄，奉藏者少。

——《素问·四气调神大论》

【1.】 秋季的养生原则

秋季的3个月，是指农历七、八、九月。以节气论，自立秋、处暑、白露、秋分、寒露、霜降，共有6个节气。这段时期，是万物成熟，果实饱满的季节。天气清肃转凉，秋高气爽。在这个季节里，人们应该早睡早起，尽量保持情绪安定。这样才能顺应秋收之气，来减缓秋天肃杀之气对人体的不利影响。更要注意保护人体的阳气，不要让秋凉之气伤害到人体的阳气。不要过分悲忧，以避免肺志太过；要通过情绪的舒畅调节，来保持肺气的清肃正常。这就是顺应秋季收敛的自然特性，适应于秋季的养生原则。如果违背了这个原则，就会损伤肺气。发展到冬天，就有可能引发消化不良性腹泻。更重要的是，会进一步影响到人体适应冬藏的能力，使人体的耐寒、抗病等防御功能下降。

《内经》中提出的秋日养生原则，主要强调秋日养生的起居规律宜"早卧早起，与鸡俱兴"。并告诫人们，在秋天万物收敛的季节里，要适当调节情志，控制欲望，以顺应秋日肃杀之气。

古时文人多以"悲秋"之情，表达伤感情怀。殊不知，悲为肺志，如果悲伤太过，就会损伤肺气，从而违背秋天的养生之道（养收）。所以，人们如果想要健康长寿，就要始终保持乐观、豁达的心态。

秋季的"养收"之道，也说明在秋凉时节，寒冬将至，各种动物都需要充分地摄取营养，以御冬寒。人类也该如此，在秋季保持营养充足，以增强自身的抗病能力，为健康过冬做好准备。

【2.】"秋冻"要科学

"春捂秋冻，不生杂病"是流传已久的养生保健谚语。秋季到来之后，不要气温稍有下降就立即增衣，应有意识地让身体"冻一冻"，以增强身体的御寒能力，为适应寒冷的冬季做好准备。

但是，秋冻不能简单地理解为"遇冷不穿衣"，而是要视各人的体质、年龄以及气候的变化而定。

初秋暑热未消，气温仍高，无需急忙加衣。仲秋气温开始下降，虽凉却不是特别寒冷，这时是"秋冻"的较佳时期，尤其青壮年，穿衣要有所控制，有意识地让机体"冻一冻"，以免身热汗出，伤阴耗气。晚秋气候变化较大，早晚温差增加，特别是秋冬交接之时，常有强冷空气侵袭，此时若再一味强求"秋冻"，不但达不到强身健体的目的，反而容易患上感冒等呼吸道疾病。

为了抵御身体对寒冷的适应能力，人们应从秋天就开始锻炼。主要以户外活动为主，还要定时开窗，吸收新鲜空气，让冷空气刺激皮肤和气管以增强耐力。

【3.】 秋季干燥勿洗澡太勤

进入秋分以后，气温下降，空气十分干燥，人的出汗量减少。因此，要减少洗澡的次数。而且中秋之后，在我国北方会出现风大灰尘多的天气，人们暴露在外的面部皮肤会有紧绷绷的感觉，甚至还会起皮。这是由于皮肤水分蒸发加快、皮肤角质层水分缺少的缘故。在多风的日子里，如果洗澡过多，会把人身体表面起保护作用的油脂洗掉，皮肤的保护层被破坏后，皮肤就很容易感染细菌，引起各种皮肤病。所以，秋分以后，洗澡不宜太勤。

同时，由于秋季气候干燥，因此不宜用过热的水洗澡。如果洗澡水过热，会让肌肤变得更干燥，出现发红甚至脱皮的现象，这样也不利于适应气候的变化。洗澡时使用的浴液一定要选择碱性小的，中性的最好。沐浴后最好涂一层可以润肤、保湿的护肤品。

【4.】 秋季干燥要小心洗脸

秋气燥，空气中水分含量小，皮肤特别干燥，需要小心保养。要保养好面部的皮肤，就要懂得正确的洗脸方式。

秋季洗脸忌水过烫，忌揉搓过重，忌香皂碱性太强，否则，就极易破坏皮肤表层原本不多的皮脂，让皮肤更为干燥，因而也更易发痒、皲裂。很多人洗脸时，拿起毛巾，打上香皂就使劲往脸上擦，以为这样洗得干净。其实这是一种错误的洗脸方式。因为脸上的肌肉纹路一般都是向下的，所以，洗脸时一定要用双手从下颌开始，轻轻地向上和向外慢慢地洗，不要用力。还有的人洗脸时喜欢用含碱的香皂。殊不知，碱性烈，会使皮肤失去许多养分和

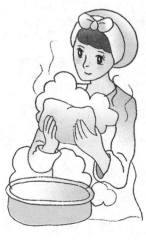

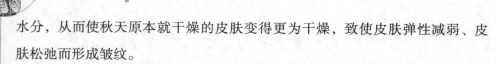

水分，从而使秋天原本就干燥的皮肤变得更为干燥，致使皮肤弹性减弱、皮肤松弛而形成皱纹。

秋天洗脸，不要只用冷水，或只用热水洗脸，最好用冷水和温水交替洗脸，这样既可祛除颜面污垢，又能加强皮肤血液循环，使皮肤细腻柔嫩；还有，洗脸宜用软水，不宜用硬水，因为软水含矿物质较少，对皮肤有软化作用。

洗过脸后，可搽用一些含油脂多的护肤品，并按摩数分钟，帮助皮肤恢复弹性,.减少水分的蒸发，这对于保护比较干燥的皮肤十分有效。

［5.］秋季"房事"要收敛

人的性生活，作为一种生命活动，一种自然界中的现象，应该如何顺应自然界的变化来进行呢？

中医认为，秋令主收，秋季天气肃杀，人体的精气也与自然界相应而内收。因此，秋季房事首先应注意养精，以精为宝。张景岳在《类经摄生》中指出："善养生者，必保其精，精盈则气盛，气盛则神全，神全则身健。"而要想保精首先要节欲。

对于秋季房事而言，具体的养生方法就是性欲的兴奋度不能像春天和夏天那样兴奋，而是要有所收敛，房事应有所减少。一般来说，人们的阳气不足，可以借助春天生发之性、夏天阳热之气以温养生发阳气，而阴精不足的人，则可借助秋冬收藏之性以涵养阴精。

秋季，女性会出现性欲减退的现象，常表现在行房事时阴道干涩，这是秋季燥气当令所致。燥气干涩容易伤津，因此有"燥胜则干"之说。

总之，秋季的房事要保持适度，不可"太过"，也不宜"不及"。具体多少应结合夫妻双方的年龄、体质、精神状态、情绪、健康状况等因素而定，以房事后或第二天夫妻双方未感到不适，如腰酸乏力、头晕心慌、精神萎靡为准则。

◉温馨提示◉

在秋季的房事养生中，夫妻应注意保持心情舒畅、愉快，在情绪过度忧郁、悲伤时应避免进行房事。此外，金秋是旅游的旺季，气候凉爽，人们的户外活动增加，在远行疲乏或过度劳累、运动后大汗淋漓等劳伤的情况下，也应忌房事，以免在肌体虚弱时再行房事，更耗伤精血，进而损伤脏腑，违背"秋冬养阴"、"秋养收"的原则。

【6.】 秋夜睡觉不宜露肚皮

进入秋季，昼夜温差大，夜里气温低，让人感觉十分凉快，于是不少人晚上睡觉喜欢光着膀子、露着肚子。殊不知，这种打赤膊睡觉的习惯对于健康十分不利。

初秋时节正是寒暖交替、冷热交锋之际，冷空气开始活动。前半夜暑去爽来，很是宜人；后半夜寒邪下注，室内暑湿上蒸，二者相交在一起，这时，如果露着肚子睡觉，就极易使寒邪从肚脐进入人体。由于脐部无脂肪组织，皮肤、筋膜与腹膜直接相连，且表皮角质层比较薄嫩，因此脐的屏障功能差，为腹壁薄弱处之一。

中医认为，当寒邪入侵腹部时，就易引起人体经脉阻滞、气血不通，从而表现出腹部疼痛、呕吐呃逆、不思饮食、肠鸣腹冷、大便泄泻或秘结不通等不适。所以，秋夜入睡时，最好穿上一件贴身背心，以防止寒湿之邪入侵。

【7.】 预防秋乏可每天多睡1小时

"秋乏"是一种自然现象，当天气由热转凉时，自然界的阳气由疏泄趋向收敛，人体内阴阳之气的盛衰也随之转换。此时人的起居应相应调整，尤其是睡眠要充足，因为只有这样，才能适应"秋乏"。

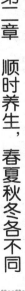

专家提醒，为了预防秋乏，每个人的睡眠时间以比平时增加 1 小时为好。加强锻炼在此时也很适宜，可早晚跑步、打拳、做操、爬山等。

适当午睡利于化解困顿情绪，所以，秋季要尽量争取晚上 10 点前入睡，并要早睡早起，以提前进入"备战"状态。特别是老年人，一定要午休，因为老年人的气血阴阳俱亏，会出现昼不精、夜不瞑的少寐现象。在夜间 12 点至凌晨 4 点、中午 12 点至 13 点这两段时间，老年人一定要入睡。

【8.】 秋季重在养肺

秋属金，其气燥，通于肺，燥邪当令。秋高气爽，气候干燥，人体最易为燥邪所伤而致津伤肺燥。因此，秋季人们大多会觉得口鼻干燥，渴饮不止，皮肤干燥，甚至大便干燥。

秋季饮食养生一般以润燥平补为中心，以健脾、补肝、清肺为主要内容，以清润甘酸为大法，寒凉调配为要。秋季，各种水果及蔬菜大量上市，应注意不要过量食用，否则会损伤脾胃的阳气。同时，秋季气候凉爽，五脏归肺，适宜平补，宜津润燥，滋阴润肺，不宜过量食用炸、熏、烤、煎等食物。

【9.】 养肺应注意的几个方面

（1） 固护肌表

肺主肌表，秋季风寒之邪最易犯肺，诱发或加重外感、咳嗽、哮喘等呼吸系统疾病，也有可能会成为其他系统疾病的祸根。因此，应注意天气寒热变化，及时增减衣服，适当进补，增强机体抵抗力，预防风寒等外邪伤肺，避免感冒，是肺脏养生之首要。

（2） 滋燥润肺

秋令肺喜润而恶燥，燥邪伤肺，因此养肺必要滋燥润肺。秋天气候干燥，空气湿度小，尤其是中秋过后，风比较大，人们常有皮肤干燥、口干鼻燥、咽痒咳嗽、大便秘结等病证。因此，中秋后气候转燥时，应注意保持室内的湿度，避免剧烈运动使人大汗淋漓，耗津伤液。秋天的饮食要求也应从"防燥护阴"出发，适当吃些蜂蜜、核桃、乳品、百合、银耳、萝卜、秋梨、香蕉、藕等，少吃辛辣燥热与助火之品。

（3）防忧伤肺

"忧伤肺"，因此秋季要注意防忧。现代医学证实，常忧愁伤感之人易患外感等症。特别到了深秋时节，面对"草枯叶落花零"的景象，在外的游子与老人最易伤感，使抗病能力下降，致哮喘等旧病复发或加重。所以，在秋天应保持一颗平静的内心，以保养肺气。

（4）补脾益肺

中医学认为，内脏是相通的，在秋天培补脾胃（土）可使肺气（金）充沛，因此要懂得补脾益肺。

（5）通便宣肺

《黄帝内经》认为，肺与大肠相表里，大肠传导功能正常则肺气宣降正常；若大肠功能失常，大便秘结，则肺气壅闭，气逆不降，致咳嗽、气喘、胸中憋闷等病证加重，因此防止便秘、保持肺气宣通十分重要。

10. 秋季防燥如何饮食

秋天，燥邪横孽，秋燥会影响人体对水的正常吸收，导致人体缺水。稍不注意，人们便会受燥邪侵袭，出现口干舌燥、干咳无痰等燥热病证。

"秋燥"的缺水还与一般缺水不同，光喝水并不能止渴，因为"秋燥"伤阴，喝进多少，排出多少，因此，秋日里靠饮食防秋燥大有讲究。中国传统医学认为，适当食粥，能和胃健脾、润肺生津、养阴清燥。如若能在煮粥时，适当加入梨、芝麻、菊花等药食俱佳的食物，则更能收到益肺润燥的功效。

梨子粥	芝麻粥	菊花粥
先将梨洗净，然后连皮带核切碎，加适量粳米，和水煮粥。梨具有良好的润燥作用，用于煮粥，可作为秋令常食的保健食品。	取适量芝麻，先将芝麻炒熟、研碎，然后混同适量粳米煮粥。芝麻可润五脏、补虚气，与粳米煮粥食用，可防治便秘、肺燥咳嗽。	先将菊花煎汤，再与粳米同煮成粥。菊花粥具有消暑散热、清肝明目的功效，对秋季目赤肿痛、风热感冒、口干咽燥等都有一定防治作用。

11. 秋季饮食的原则

秋季肺金旺盛，肺金旺则克伤肝木，饮食上就应减辛增酸以养肝气。日常生活中常用来调味的生姜，到了秋季，则应少用甚至不用，夏食姜可以养护温暖脾胃之气，但姜味辛，入肺，多食则助肺伤肝。辛味发散，也不利于"秋收"。因而举凡辛味之物，如葱、蒜、韭、辣椒等，在秋季都不宜多食。

秋金之气肃降，气候转燥，是为秋燥，燥则损津耗气。而肺为娇脏，喜润不喜燥。肺主皮毛，开窍于鼻，因此到了秋天，容易出现皮肤干燥、鼻腔发干、呼吸不畅、咳嗽少痰等病象。燥则润之，秋日养生之道以滋阴、清肺、润燥为要务。饮食上应多选用生津润燥的食品，如萝卜、鸭梨、藕、银耳、芝麻、甘蔗、蜂蜜、百合等。

秋天气候凉爽，不宜多食寒凉生冷之物。《灵枢·邪气脏腑病形》中说："形寒寒饮则伤肺，以其两寒相感，中外皆伤，故气逆而上行。"秋季暴饮寒凉之物，内外夹攻，极容易损伤肺脏，使痰湿内积，气逆上行，造成咳喘、自汗、胸闷气短等病象。真德秀养生诗《秋月歌》曰："时到秋来病虐痢，浣漱沐浴宜暖水。瓜茹生菜不宜飧，卧冷枕凉皆勿喜。"

12. 秋三月如何调养情志

"秋风秋雨愁煞人"。秋天，许多人往往触景生情而产生悲秋的情感，轻则情绪忧郁低落，重则引发疾病。《内经》中关于秋季精神调养的原则是"使志安宁"，即要做到清静养神，排除杂念，以达到心境宁静的状态。

秋天为何使人消沉？研究表明，在人的大脑中，有个叫松果体的腺体，会分泌一种"褪黑激素"。这种激素能诱人入睡，使人消沉抑郁，而阳光则使褪黑激素分泌量减少。秋凉以后，常常是阴沉沉的天气，阳光少而且弱，松果体分泌的"褪黑激素"相对增多。"褪黑激素"还能使甲状腺素、肾上腺素受到抑制，生理浓度相对降低。而甲状腺素和肾上腺素等又是唤起细胞工作的激素，它们如果相对减少，就会使细胞"瘫痪懒散"，人们自然因此而情绪低沉，多愁善感了。

消愁并不难，方法也简单：要让阳光围绕着你，在工作场所，要争取照明充分；当情绪不好时，最好的方法是转移一下注意力，去参加体育锻炼，用肌肉的紧张去消除和改善不良情绪，使人精神愉快。有条件的最好去旅游，去游山玩水，因为临水使人开朗，游山使人幽静，泛舟水中，怡然自得。年轻者可攀山登岩，砺炼意志。此外，还可采取琴棋书画怡情法、音乐戏剧欣赏法，以消除苦闷的情绪。

13. 秋季应怎样培养乐观情绪

培养广泛的兴趣，增加生活的情趣。经常参加一些娱乐活动，培养广泛的业余兴趣爱好，如下棋、养花、抚琴等，都有益于保持乐观的情绪。天气好的时候，还可以外出登山、垂钓，享受大自然的美景，排解秋愁。

时刻保持乐观心态。遇事乐观、豁达、大度是必要的；如果能向人倾诉，或通过某些方式宣泄，及时地释放不良情绪，无疑也是同样重要的。

加强日照和光照。在秋天的阴雨天或早晚无阳光时，尽量打开家中或办公室中的全部照明装置，使屋内光明敞亮。人在光线充足的条件下活动，可调动情绪，增强兴奋性。

[14.] 放宽心则万事顺

秋季虽天高气爽，但气温下降，天气干燥，冷暖交替，会对人体生理带来一定影响。而且秋雨潇潇、阴霾闷湿、秋寒逼人、草木凋零，人们往往容易触景生情，生出悲秋的心理。中医认为，秋天内应于肺，悲忧最易伤肺；肺气脾气一虚，机体对外界病邪的抵抗力就会下降，使秋天多变的气象诸要素（气温、气压和湿度等）更易作用于人体而致病。秋天是一年中因病死亡和发生自杀、诱发精神疾病最多的时期。因此，秋天的情志调养十分重要。

多事之秋调养情志，最主要的是要把心放宽。如果总是让自己处在烦恼、愤怒、紧张、忧虑、恐惧之中，不但会让自己活得很累，而且会严重影响身心健康。而如果能把心放宽，保持一颗水波不起的平常之心，便能顺应自然之气，活得从容自在。特别是对于许多因秋天气候变化而情绪低落的老年人来说，如果能放宽心胸，以积极乐观的心态去看待人生，那么即使在多事之秋，也可以享受到秋季的独特之美，拥有愉快、年轻、浪漫的心情，从而能够安享晚年，健康长寿。

[15.] 秋季小心腹泻

进入白露之后，天气开始转凉，夜间及早晚的气温低，但正午时的天气仍很热，是秋天日温差最大的时候。

早晚温差大，很容易使人着凉引起腹泻，进而导致胃病复发。此外，由于人体的消化功能在秋天会逐渐下降，肠道的抗病能力也会逐渐减弱，而且随着气候的转凉，人们的食欲随之旺盛，一时食用多种食物，或是直接食用从冰箱里取出的饮料和食物，也会引起腹泻，从而导致胃病的复发。

要预防腹泻以防止胃病复发，主要是要防止着凉。因此，秋天天凉之后，在早晚一定要注意及时添加衣服，特别是不要把身体裸露在外。古人云："白露勿露身，早晚要叮咛"，便是提醒人们在白露天气转凉时要防止因露体而着凉。

除了要注意保暖，还要保持膳食的合理。白露之后一定要格外注意饮食卫生，养成良好的饮食习惯，同时少食过凉的食品。此外，还应当经常进行体育锻炼，以改善胃肠道的血液循环，减少发病机会。

16. 初秋时节要防中风

初秋是老年人心脑血管疾病发病率大幅上升的时节，特别是患有高血压、动脉硬化的中老年人，初秋一定要当心脑中风。专家认为，在日常生活中采取下列措施，可有效预防或减少脑中风的发生。

（1）早晚喝杯水

脑中风的发生与老年人血液黏稠度的增高有关。人们经过一整夜的睡眠、出汗和排尿后，体内水分减少，血液黏稠度就会升高。所以夜晚入睡前及早晨起床后，应喝下约200毫升白开水，这样就可以降低血液黏稠度，起到预防中风的作用。

（2）每天吃2根香蕉

研究发现，每天吃1~2根香蕉，可使中风发病率减少40%。香蕉中含有丰富的钾盐，钾对于增强心脏的正常舒缩功能具有重要的作用，还可抗动脉硬化，保护心血管。此外，香蕉中还含有降血压、润肠通便的物质。

（3）保持大便畅通

老年性便秘不仅会延长排便时间，还会因排便用力导致心脏负担加重和血压升高，甚至诱发脑中风。为保持大便通畅，应常吃红薯、菠菜、竹笋、芹菜、大白菜等富含粗纤维的食物，促进肠道蠕动，同时应养成定时排便的良好习惯。必要时可服用润肠丸等药物。

（4）早晚散步

散步是老年人最安全的有氧代谢运动，长期坚持可使血压下降、血糖降低，起到预防心脑血管疾病的作用。每次散步以 30～40 分钟，距离 1.5 千米为佳。除散步外，还可以进行做操、打太极拳等运动量不大的体育锻炼，但不宜进行剧烈活动。

另外，在初秋季节，要注意随时增减衣服。夜间防止受凉，阴天下雨应减少外出，并随时监测血压。

17. 谨防妇科疾病

秋季是妇科疾病的高发季节，特别是乳房肿块、子宫肌瘤、面部黄褐斑这三种常见病。这是因为，秋季时，人体水分、营养流失严重，很容易产生内分泌失调。中医认为，秋燥会损伤女性的气血，造成内分泌失调、脏腑功能紊乱，从而导致这三种常见妇科病的发生。

这三种病的共同发病原因是，雌激素和孕激素分泌不均衡，治疗时一般通过调理气血、化瘀散结，调理女性各脏器功能，从而调节内分泌，消除体内瘀积，使雌激素、孕激素的分泌水平趋于平衡状态。

预防子宫肌瘤要注意调节情绪，保持开朗乐观。气行则血和，气血和则百病不生。另外，要注意房事卫生，保持外阴清洁。良好的饮食习惯对子宫肌瘤也有一定的抑制作用。应坚持低脂饮食，忌食辛辣、酒类、冰冻等食品。

预防乳房肿块同样要注意调节情绪，避免过度劳累。乳房肿块大多能通过自我检查发现，一旦发现肿块要及时治疗。

预防面部黄褐斑的关键是调节好内分泌，此外要注意面部不要长时间在阳光下暴晒。某些刺激性药物及化妆品也会引发黄褐斑。

[18.] 秋季注意保护膝关节

人的膝关节是个活动范围很大的负重关节，几乎承受着全身的重量。人到老年以后，膝关节由于长年的磨损，是最容易老化的。老化后的膝关节往往容易发生骨性关节炎，造成行动不便。膝关节引起的骨性关节炎，主要是关节软骨由于某些原因而发生退行性病变，随之而发生关节及周围韧带松弛失稳，关节滑膜萎缩或增生，分泌的滑液减少或增加，引起关节肿胀、疼痛等。有时，骨关节面下骨质疏松，或有小的囊性变化，也可使软骨深层营养中断，进而使骨关节炎发生或加重。膝关节骨性关节炎的发生，与气候发生关系密切。

因此，老人到了秋季应特别当心，注意膝关节的保健。首先应注意膝关节的保暖防寒；其次要进行合理的体育锻炼，如打太极拳、慢跑、体操等。活动量以身体舒服、微微出汗为度，贵在持之以恒。有些老年人经常以半蹲姿势，做膝关节前后左右摇晃动作，进行锻炼。实际上，半蹲时膝关节压力最大，摇晃则更会加重磨损，致使膝关节骨性关节炎发生，所以，这种锻炼方式是不可取的。

[19.] 秋季运动应选择慢跑

在众多运动项目中，慢跑对于秋季养生好处多多。研究表明，进行轻松的慢跑运动，能增强呼吸功能，增加肺活量，提高人体通气和换气的能力；能改善脑的血液供应和脑细胞的氧供应，减轻脑动脉硬化，使大脑能正常地工作；能有效地刺激代谢，延缓身体机能老化的速度；可以增加能量消耗，减少由于不运动引起的肌肉萎缩及肥胖症，并可使体内的毒素等多余物质随汗水及尿液排出体外，从而有助于减肥健美；持之以恒的慢跑还会增加心脏收缩时的血液输出量、降低安静心跳率、降低血压，增加血液中高密度脂蛋白胆固醇的含量，提升身体的作业能力；适度的慢跑还可减轻心理负担，使

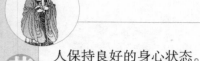

人保持良好的身心状态。

在慢跑时，全身肌肉要放松，呼吸要深长，缓缓而有节奏，可两步一呼、两步一吸，也可以三步一呼、三步一吸。慢跑时宜用腹部深呼吸，吸气时鼓腹，呼气时收腹。慢跑时要步伐轻快，双臂自然摆动。慢跑的时间以每天跑20～30分钟为宜。

20. 常洗冷水浴有益身体

所谓冷浴，就是用温度在10～20℃之间的冷水洗澡，秋季的自然水温多是在这一范围内。根据热胀冷缩的原理，一般很容易理解冷水的收敛之质，在顺应"养收"的时候，冷水浴很难说像其他运动那样会大汗淋漓，但这并非说温度和时间没有限度，换句话从原则上讲，冷水浴不是水温越冷越地道，洗的时间越长越保健，而要根据个人的体质和燥气的升降变化进行适度的调节。当然，从时间上来看，为了保证阴精的内敛，不使阳气外耗，冷水浴最好不要间断。

这里需要说明的一点是，洗冷水浴必须采取循序渐进的方法。所谓的循序渐进在这里有四种含义：一是人体对寒冷和冷水的适应要随天气逐渐向前推进；二是洗浴的部位要"由局部到全身"；三是水温要"由高渐低"；四是洗浴的时间要"由短渐长"。必须说明的是，冷水浴并非对每个人都适合。有些人的皮肤对冷水敏感，遇到冷水就会产生过敏症状，这类特异体质的人就不能进行冷水浴。此外，患有严重高血压、冠心病、风湿病、空洞性肺结核、坐骨神经痛以及高热的人都不可进行冷水淋浴。

21. 秋季锻炼应注意的三个问题

中秋之后，天气转凉，气候宜人，正是人们健身的大好时节。但秋季锻炼身体切不可恣意妄为，而更要尊重科学，这样才能达到祛病、健身、延年的目的。

（1）不宜匆忙

人在锻炼时一般出汗较多，秋季清晨气温转凉，稍不注意就有感冒的危险。所以，千万不能一起床就穿着单衣到户外去活动，而要给身体一个适应的时间。而且，人的肌肉和韧带在低温下会反射性地收缩，神经系统对肌体的指挥能力在没有准备活动的情况下也会下降，所以锻炼前一定要做好准备活动，以免拉伤等。

（2）不宜过量

有人认为秋季天气凉爽了，应加大运动量，这样身体才能练好。这种认识是错误的。任何时候，运动都以适度为好。从中医理论讲，秋天是人的精气处于收敛内养的阶段。所以，秋季锻炼也应顺应这一原则。运动量的最佳标准就是，锻炼时感到身体发热，微微出汗，锻炼过后不感到疲惫，而是轻松舒适。

（3）不宜空腹

秋季，有很多人喜欢在早晨空腹运动。其实，空腹运动，弊大于利。因为经过一夜的消化和新陈代谢，早晨起床时身体中基本已经没有可供消耗的能量了，如果空腹运动就很容易发生低血糖。所以运动前应该适当喝些糖水或吃点水果，以保证能量供给，避免给身体健康带来不利。

第四节
冬季调养重在"藏"

节首语

冬三月，此为闭藏。水冰地坼，无扰乎阳，早卧晚起，必待日光，使志若伏若匿，若有私意，若已有得，去寒就温，无泄皮肤，使气亟夺。此冬气之应，养藏之道也；逆之则伤肾，春为痿厥，奉生者少。

——《素问·四气调神大论》

【1.】冬季的养生原则

冬天的三个月，从内养的角度看，中医将之概括为闭藏。可以看作是春天万物勃勃生机的孕化与潜伏期，所以谓之为藏。冬季水寒为冰、大地龟裂，面对这样一个时令特点，善于养生的人们就应该早早地安睡，等到阳光照射的时候才起床；对于心中的那些所谓的梦想、理想、抱负和追求等，为免扰动阳气，最好让它们和自己的心一起潜沉下来，看上去近乎一种若有若无的"休眠"状态一样。就像一个人有什么小秘密，不愿意被人看出来似的；要躲避寒冷而趋近温暖，不要使皮肤干泄而令阳气不断损失，这就是适应冬季气候而进行的闭藏养生，违逆了这样的养生之道则会伤及肾脏，那么，提供给春生之气就会不足，所以到了春天就会发生痿、厥的疾患。

将从春、夏、秋到现在谈的冬季养生，前后作一个串联，我们不难明白，四季构成了一个养生的无缝链接，上一个季节的气机充盈与否对下一个季节必然造成影响，而且这样的影响近乎多米诺骨牌一样，最终会传递回来，这样复加的后果是健康渐渐被耗损殆尽。

就拿冬季养生来说，冬季之所以要闭藏，是因为春天的生发之气所必需，所以冬天要关闭所有的气机进行收藏。而且，农历的冬季，始于立冬。所谓的立就是创建、始之意；冬，通终，即万物收藏。我们不仅能从立冬这一节气的字面上看出一些端倪，而且《黄帝内经》以一种"天人相应"的大道告诉我们，对于养生，自然其实给了我们太多的暗示。如本来无孔不入的水到了冬天也不流动而成为了冰，开始了闭藏。大地的闭藏更是到了极限，都到了闭藏丰盈以至开裂的境地。所以，这个阶段，人也要顾及阳气的闭藏，因此，在四季中，只有冬季出现了"早卧晚起"之说，晚起是为了"无扰乎阳"。而"必待日光"，就是要等到太阳出来、阳气日渐升腾的时候再起床，阳气闭藏好了，身体就能够保持温暖，阳气也就可以尽收丹田，还可以帮助我们去消化一些"冬补"之食。所以，冬天人体气血都归附身体，我们可以吃一些厚味之品。

在这个寒冷的季节，养生的核心就是不要扰动人体的阳气。概括说来，要做到以下几点。

1）早睡晚起，一定要等到太阳出现再起床。

2）冬天一定要学会情志的修炼，让自己的情绪像部队潜伏、像猎豹出击前那样隐匿，保持那种好像是在为自己保护隐私、藏而不露的精神状态，感受一年来有所收获、有所体会的思想境界。

3）远离寒冷，靠近温暖，尽量不要让皮肤出汗。如果运动健身，微微冒汗就可以休息一下了，不要出大汗，因为出汗太多，会让人体的阳气迅速散失。很多人冬天出汗后易患感冒，原因就在这里。

这就是顺应冬天的气候，养护人体"闭藏之气"的养生法则。

【2.】冬季要注意保持居室的湿度

冬天，人们最关心的就是家里的温度够不够，而往往忽略了室内的湿度。

在我国北方，立冬之后室内就开始安置炉火或供应暖气了。但是，在寒冷的冬季，待在温度太高的房间里并不舒服。长时间生活在使用取暖器的环境中，往往会使人出现干燥上火和易患呼吸系统疾病的现象。科学研究证明，人生活在相对湿度为 40% ~ 60% RH、湿度指数为 50 ~ 60 的环境中最感舒适，而冬季供暖期的室内湿度通常仅为 15% RH。

冬天，取暖器的使用使环境中相对湿度大大下降，也使得原本就干燥的空气更为干燥。在干燥的环境中，人的呼吸系统的抵抗力会降低，容易诱发或者加重呼吸系统的疾病。空气过于干燥还会使得表皮细胞脱水、皮脂腺分泌减少，导致皮肤粗糙起皱甚至开裂。此外，空气干燥时，流感病毒和能引发感染的革兰氏阳性菌的繁殖速度也会加快，而且更容易随着空气中的灰尘扩散，从而引发疾病。

因此，冬季保持居室内的湿度是保证身体健康的关键。使用取暖器的家庭应注意用空气加湿器保持居室的湿度，或经常在地面洒水，及经常用湿拖把拖地。另外，也可以在取暖器的周围放盆水，以增加湿度。

【3.】 冷水洗脸，温水刷牙

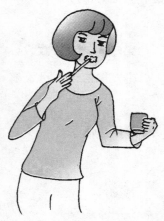

在寒冬的清晨，许多人都喜欢用热水洗漱，认为可以增加体温帮助驱寒。俗话说："冷水洗脸，美容保健"、"温水刷牙，牙齿喜欢"，确实，冷水洗脸、温水刷牙对健康更为有益。

冬天，坚持用冷水洗脸，可以改善面部血液循环、改善皮肤组织的营养，增强皮肤弹性，减缓或消除面部的皱纹，促进大脑神经兴奋，从而使人头脑清醒、精神振奋、视力加强。不过，冷水的温度也不能太低，以略高于 10℃ 为宜。

用温水刷牙同样也好处多多。经常给牙齿以骤冷骤热的刺激，时间久了就会引起牙髓出血和痉挛，甚至引发牙周炎、牙龈炎、口腔溃疡等病证。一些医学专家对牙齿生态的调研显示，刷牙的水温在 35～36℃ 最为适宜。用 35～36℃ 的温水漱口，不仅会让人感到清爽、舒服，还有利于清除齿缝内的食物残渣和细菌，达到护牙洁齿、减少口腔疾病的目的。

[4.] 冬季别"闭户塞牖"

寒冬季节，有些人为了保证室内温暖，就开始"闭户塞牖"，不注意打开门窗换气。一些居住在平房的居民，为了取暖、做饭两不误，更是把煤炉也请进了卧室，一边做饭、一边取暖，看似生活气息挺浓，其实有损身体健康。

有资料显示，在空气不流通的居室，一些细菌、病毒等可飘浮 30 个小时之久。研究表明，在正常的生命活动过程中，一个成年人每分钟大约要呼出 6～9升二氧化碳。可以想象，一家几口在密封紧闭的居室内一同呼吸，一夜之后，室内的新鲜空气将所剩无几。有实验表明，室内每换气一次，即可除去空气中60%的有害气体。所以，专家提示，即使天气寒冷，也应该定时开窗换气，保持室内的空气新鲜。有条件的家庭，以每天早、中、晚各通风20分钟为宜。

[5.] 冬季睡前宜用温水泡泡脚

医学典籍记载："人之有脚，犹似树之有根，树枯根先竭，人老脚先衰。"因而早在几千年前，人们就很重视对双足的锻炼和保养，并运用泡脚的方式来防病治病。民间有一种说法，叫"春天洗脚，升阳固脱；夏天洗脚，湿邪乃除；秋天洗脚，肺腑润育；冬天烫脚，丹田暖和"。立冬时节睡觉前，先用温水泡洗双脚，不仅能祛污垢、御寒保暖，对强身健体、防病治病也具有良好的功效。

中医学认为，人体的五脏六腑在脚上都有相应的穴位。脚部是足三阴经的起始点，又是足三阳经的终止点，仅仅踝关节以下的穴位就多达 60 个。如果经常用温水洗脚，就能刺激足部穴位，加速血液循环，调整脏腑，舒筋活络，从而达到强身健体、祛病除邪的目的。我国的一句古话："热水洗脚，胜吃补药"，也就来源于此。

此外，在泡脚的同时还可以对脚部进行按摩。泡脚时不断用手按摩涌泉穴（位于足掌心，卷足时足前部凹陷处）及太溪穴（内踝高点与跟腱之间凹陷处），对降低血压大有裨益。

【6.】 冬季睡觉不宜多穿衣

人在睡眠时，中枢神经系统活动减慢，大脑、肌肉基本上进入休息状态，心脏跳动次数减少，肌肉的反射活动和紧张度也减弱，此时脱衣而眠，可消除躯体疲劳，使身体的器官得到很好的休息。另外，人体皮肤能分泌和散发出一些化学物质，但是和衣而眠，无疑会妨碍皮肤的正常呼吸和汗液的蒸发，衣服对肌肉的压迫和摩擦还会影响血液循环，造成体表热量减少，使人即使盖上较厚的被子，也会感到寒冷。因此，在寒冷的冬天也不宜穿衣睡觉，以保证身体的舒适、健康。

有不少人喜欢裸睡。但冬天温差较大，裸睡易感冒。这种时候，也应注意调整习惯，在睡觉时穿上睡衣。

睡觉时，不要穿着贴身的内衣内裤。束缚了一天的身体，应在夜晚得到放松。穿着睡衣可以使身体肌肉放松，消除一天的疲劳。

睡衣衣料以自然织物为主，最好不要选用化纤制品。

【7.】 冬季睡眠要防"落枕"

颈项疼痛，俗称落枕。典型症状是不能左右转颈或前后俯仰，动辄疼痛难忍，甚至牵连肩背手臂发麻、发痛。此病最常在冬季发生。

冬季天寒，睡眠较酣，夜里人们动弹较少，颈部扭向一边的姿势保持过久，再加上颈肩部遮盖不严，易受风寒，血管收缩，那部分的血液流通就更加不畅，进而出现"落枕"。年轻及身体较强者，颈痛过十天八天可不药自愈；而体虚或年老者，则会导致永久性颈部转动疼痛，甚至牵连肩臂发痛，转为风湿颈痛。因此，出现颈痛要及时就医，别让小病成大疾。

【8.】 冬季宜养肾

冬属水，其气寒，通于肾，寒邪当令，易伤阳气。冬季气温寒冷，人体血管收缩，血液循环变慢，免疫能力下降，易诱发或加重许多慢性病。这一时期，人体阳气偏虚，阴寒偏盛，阴精内藏，脾胃功能较为强健，故冬季饮食养生宜温补助阳，补肾益精。同时冬季人体阳气收敛潜藏，容易吸收营养成分，是一年中最有利于进补和治愈虚劳、慢性衰弱病证的季节。

这个时候，人体的生理功能趋于潜藏沉静之态，饮食养生应着重于两个方面，一是注意通过膳食摄入高热能食物，提高耐寒能力；二是预防维生素缺乏症，因冬季新鲜水果、蔬菜较少，更应注意适量进补蔬果。饮食应体现四高：高蛋白、高脂肪、高热能、高维生素。膳食多用热性的食物，有助于保护人体的阳气。

【9.】 冬季如何养肾

（1）精神调养要及时

冬季要做到精神安静，神藏于体内，不使躁动，这是冬季养肾首先要做到的。因为经常保持安静的心志，可以有效地增强抵抗疾病的能力，减少疾病的发生。

（2）饮食对证调补

肾中精气有赖于水谷精微的供养，才能不断充盈和成熟。冬季气温偏低，肾又喜温，肾虚之人通过膳食调养，其效果较好。肾虚有阴阳之分，进补时对证用膳，方可取得显著效果。肾阳虚者可选择羊肉、鹿茸、肉苁蓉、肉桂、益智仁等温肾壮阳之物；肾阴虚者，可选用海参、地黄、枸杞、甲鱼、银耳等滋补肾精之品。

（3）多吃黑色食品

冬天养生重在养肾。中医认为黑色入肾，因此，冬天补肾，多吃黑色食品最合时宜。黑色食品包括乌鱼、乌鸡、甲鱼、黑芝麻、黑米、黑枣、黑豆、黑木耳、海带、豆豉、魔芋、乌贼鱼、黑海参等。

（4）适当锻炼

冬季坚持适当的运动对养肾大有裨益，可使肾中精气更加充沛。散步、慢跑、打球、做操、练拳、舞剑等都是很适合冬季锻炼的项目。冬季锻炼要注意保暖，特别是年老体弱者，锻炼出汗时即应停止运动，一定要及时穿上衣服，最好及时更换掉汗湿的内衣，以防感冒。

[10.] 养冬闭藏，饮食调养

冬季的一个显著特性就是寒冷，该如何抵御寒冷的袭击呢？不外乎使体内产热增加，散热减少。具体到饮食上，就需要适当进食高热量食品，以促进糖、脂肪、蛋白质的分解代谢，故应多吃具有御寒功效的食物，进行温补和调养、滋养五脏、扶正固本、培育元气，促使体内阳气升发，从而温养全身组织使身体更强壮，这也有利于抗拒外邪，起到良好的御寒作用，进而减少疾病的发生。

如果冬季怕冷，建议最好适当补充一些钙和铁。多食用富含钙和铁的食物可提高御寒能力。具体说来，含钙的食物主要包括牛奶、豆制品、海带、紫菜、贝类、鱼虾等；含铁的食物则主要为动物血、蛋黄、猪肝、黄豆、芝麻、黑木耳和红枣等。如果是气虚者，可用人参或西洋参，两者均含有多糖类等多种活性物质，有大补元气之功效；如果是阳虚者，可食用鹿茸，其富含氨基酸及钙、磷、镁，有壮肾阳、强筋骨之功效；如果是阴虚者，可服枸杞子、百合，它们均含有蛋白质、脂肪、糖及多种生物碱等，有养阴润肺、清心安神等功效。

【11.】冬饮黄酒，暖胃又健肾

黄酒是我国的国酒，也是酒中的瑰宝。它以糯米为原料，酒曲为糖化发酵剂，经酿造而成。其色泽浅黄或红褐，质地醇厚，口味香甜甘洌，回味绵长，浓郁芳香。

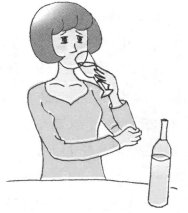

黄酒中含有多种人体必需的氨基酸、丰富的糖分、有机酸、蛋白质、矿物质、维生素和微量元素，被人们誉为"液体蛋糕"，具有极高的营养价值。黄酒有养胃健肾、和血行气的功用。有诗云："黄酒不伤身，微醉如酒神，品自香中来，天地皆入樽"，就充分说明了喝黄酒的好处。

冬天温饮黄酒，可活血祛寒、通经活络，能有效抵御寒冷刺激，预防感冒。如果在黄酒中加点姜片煮后饮用，不仅能活血祛寒，还能开胃健脾。

此外，黄酒还有很大的药用价值。大家都知道，中药能补虚扶正、调和气血、平衡人体阴阳，酒能行血脉、通经络，把酒与中药融为一体，便可使两者相得益彰。而用黄酒来浸泡、炮制、煎熬中药，则更能显著提高中药的治疗效果。不过，黄酒虽然酒精度低，但也需适量饮用，一般以每日饮用100克左右为宜。若和药饮用，则每次应在50克至70克为宜。

［12.］冬季进补应注意的几个问题

俗话说"今年冬令进补，明年三春打虎"，这是在强调冬季进补对健康的益处。而传统中医也认为冬季进补有助于体内阳气的发生，能为下一年开春直至全年的身体健康打下基础。但是冬季进补也是要讲原则的，如果胡乱进补，不但不能强身健体，还会损害健康。

（1）滥补对健康无益

一个人如果身体很好，对寒冷有良好的适应能力，在冬季就不要刻意进补，过多进补不但对健康无益，反而会产生一系列副作用。如服用过多的人参，会出现烦躁、激动、失眠等"人参滥用综合征"。

（2）胃肠虚弱的人进补时的注意事项

药物入胃全靠胃肠的消化吸收，只有胃肠功能正常，才能发挥补药的应有作用。对于这类患者，可先服用些党参、白术、茯苓、陈皮之类调理胃肠的药物，使胃肠功能正常，再由少至多地进服补药，这样机体才能较好地消化吸收。

（3）在感冒或患有其他急性病期间，应停服补品

尤其是有些体质虚弱的人，应该等急性病治愈后再继续进补，否则会使病证迁延难愈。

（4）进补时需配合运动

在滋补的同时，应坚持参加适当的体育运动。这样可以促进新陈代谢，加快全身血液循环，增强胃肠道对滋补品的消化吸收，使补药中的有效成分能够被机体更好地吸收。

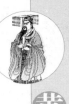

13. 冬三月如何调养情志

精神调养的简单方法是清心寡欲，意守丹田。除了重视保持精神上的安静以外，在神藏于内时还要学会及时调整不良情绪，当处于紧张、激动、焦虑、抑郁等状态时，应尽快恢复心理平静。同时，在冬季还要防止季节性情感失调症的发生。所谓季节性情感失调症，是指一些人在冬季易发生情绪抑郁、懒散嗜睡、昏昏沉沉等现象，并且年复一年地出现。这种现象多见于青年，尤其是女性。研究认为，冬季精神抑郁除了与冬季活动量较其他季节减少有关外，很重要的原因是与冬天昼短夜长，光照不足有关。

14. 冬季宜静神少虑

中医把人的心理活动称之为"神明"，与自然界的太阳相应。太阳之所以能永放光芒，是因为遵循了生、长、收、藏的四时节律。人的精神活动也应随着四时节律的变化而变化。冬至时分，生命活动开始由盛转衰，由动转静。此时在精神调养方面，应做到静神少虑，以保证春来时有旺盛的精力，达到延年益寿的目的。

静神少虑，也就是说最好什么都不想，即使是想什么，也不要到处宣扬，应该把一切心事都藏起来。这也是冬季"藏精"的内容之一。如果冬天想的事情多了，劳心劳神，到了春天就会引起神经衰弱、记忆力下降、脑功能减退等一系列精神方面的疾病。因此，冬至养藏之时，应静神少虑，以保精养神。《素问·四气调神大论》指出："使志若伏若匿，若有私意，若已有得。"就是要人们避免各种干扰刺激，不为琐事劳神，淡泊宁静，含而不露，秘而不宣，这样对身心是极为有益的。

15. 平衡心理四法则

冬季的日照时间相对其他季节较短，这是冬季情绪抑郁的重要原因。冬季要保持良好的心态，消除抑郁，就要学会平衡心理，懂得为自己减压。下面介绍一下冬季平衡心理的四大法则：

（1）不苛求自己

精神压力太大会引起精神上的疾病，从而损害身体健康。要减少自己的精神负担，就不要苛求自己，以免影响自己的情绪，弄得身心俱疲。把目标和要求定在自己能及的范围之内，欣赏自己已得到的成就，心情自然就会舒畅。

（2）疏导情绪

不良情绪易损健康，把所有的抑郁埋藏在心里，只会令自己郁郁寡欢。如果以各种途径将郁积在心的情绪发泄出去，比如说把心中的烦恼告诉好友或亲人，内心便会顿感舒畅。

（3）逃避烦恼

在受到挫折时，暂时将烦恼放下，去做自己喜欢的事，如唱歌、睡觉、运动等，等到心境平静时，再重新面对自己的难题。

（4）待人以宽

待人以宽表现在两个方面：一是对他人期望不要过高；二是在无关紧要的小事情上，退让一步，不要过分坚持。待人以宽，能够平定情绪，有效减少自己的烦恼。

16. 冬季应预防关节炎

关节炎多发生在50岁以上的中、老年人。其特征为关节软骨变性和骨质增生，常发病于某一关节，尤其是负重大、易于劳损的大关节。

老年性关节炎发病缓慢，虽多发病于某一关节，但也有膝、腰、髋关节同时患病的可能。症状为关节酸痛和关节动作僵硬感，尤其休息后开始活动时最为明显，适当活动后僵硬感便可减轻或消失，但天气变冷或着凉、受潮湿、持物过多、劳累时均可使关节酸痛症状加重，所以活动关节时我们常可听到摩擦音，同时关节局部有轻度压痛，但常无肿胀。

　　患有骨关节炎的老年人，应特别注意天气变化，因冬季气候寒冷可使关节疼痛症状加重，使活动困难。此时应避免关节的过分活动或持重物以免造成关节损伤。急性关节炎发作期剧烈疼痛时应限制活动，适量运动或卧床休息，局部热敷、按摩、理疗均可减轻症状，再辅以通络片、活络片（丸）等药物治疗，一般会取得较满意的效果。

[17.] 防寒保暖防冻疮

　　在寒冷侵袭下，人体为了保持体温，减少散热，小动脉会反射性地强烈收缩，造成组织缺血、缺氧、营养供应不足，细胞代谢紊乱，致使皮肤、皮下组织，直至神经和肌肉组织都受到损害而形成冻伤。冻疮是冬季常见的一种冻伤。冻疮好发于手指、手背、足趾、足跟、耳部、面颊等处，可单侧或双侧发生。初起损害为局部性红斑或暗红带紫色肿块，触之冰凉，有痒感，受热后痒感加剧。重者出现水疱，内含淡黄色或白色浆液，破溃后形成糜烂或溃疡，自觉疼痛。

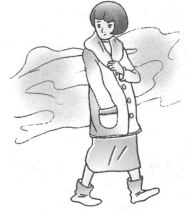

　　冬天，为了预防冻疮，一定注意对容易出现冻疮的部位进行保暖。天冷外出时，面部及手部暴露部位应涂一些油脂类防冻霜，患处须戴手套，鞋袜不能过紧，穿厚袜、棉鞋，必要时戴护耳帽或耳罩。衣服要干燥。每晚睡觉前用热水浸泡手脚，涂油脂类防冻霜并进行按摩。

此外，还可以通过饮食调养来预防冻疮的发生。比如，平时可多吃营养丰富的食物，如鸡蛋、牛奶等，以增强肌体抵抗寒冷的能力。冬季怕冷者可多吃些热性祛寒食品，如羊肉、狗肉、鹿肉、胡椒、生姜、肉桂等。

对于冻疮年年复发者，可从夏季起就对易患部位进行耐寒锻炼，入冬后注意加强防寒保暖，可减少其发生。

【18.】寒冷季节防中风

冬季，人体的生理功能处于低谷，寒冷刺激头部，可使脑动脉硬化患者脑血管收缩、血流受阻、供血减少、形成血栓，堵塞脑血管而发生缺血性中风。高血压患者，由于寒冷引起的血管收缩，可致血压进一步增高，导致血管破裂而发生脑出血，因此，预防冬季中风，显然十分重要。

长期坚持户外体育锻炼，可促进气血流通，增强对季节交换的适应性。防中风切忌酗酒，也不宜过食肥甘、滋腻厚味之品，饮食以清淡为宜。尽量减少高脂血症的发生，推迟脑动脉硬化的形成，对预防中风是大有好处的。

同时，要注意稳定情绪。《内经》中论述的"阳气者，大怒则形气绝，而血菀于上，使人薄厥"，就是指大怒后可导致中风。所以中老年人一定要心胸豁达，自我稳定情绪，保持心情舒畅。遇事冷静对待，泰然处之，千万不要操之过急，避免"怒则气上"，招致不良后果。需要提醒的是，对于年龄大且有高血压病史的人，冬季要记得每天量血压，以避免血压突然升高引发中风。

【19.】冬季倒走健身又健脑

在冬天里倒走是一种有益的健身方法。

倒走时，腰身需要挺直或略后仰，这样脊椎和腰背肌将承受比平时更大的重力和运动力，使向前行走得不到充分活动的脊椎和背肌受到锻炼，有利于气血调畅。现代医学研究证实，倒走可以锻炼腰脊肌、股四头肌和踝膝关节周围的肌肉、韧带等，从而调整脊柱、肢体的运动功能，促进血液循环。长期坚持倒走对腰腿酸痛、抽筋、肌肉萎缩、关节炎等有良好的辅助治疗效果。

倒走时为了保持平衡，背部脊椎必须伸展，所以青少年倒走有利于颈腰部不良姿势的纠正，起到预防驼背的功效。

冬季，在空气新鲜、阳光充足的地方倒走，对防治冬季抑郁症有很好的疗效。由于我们平时都是向前走，"倒走"作为一个新的动作必然会加大运动难度，对大脑形成一个新的刺激，促进我们提高运动的兴趣，避免厌烦情绪。而且这样的运动能对脚掌（主要是涌泉等重要穴位）起到刺激与按摩的作用，使大脑的左右半球交替产生兴奋和抑制，神经系统得到全面的锻炼，血液循环得到一定的调整和改善，很好地恢复体力和脑力。

倒走在室内室外皆可进行，不过，在人多车多的地方、低洼不平的路上不宜行走，以免摔倒，尤其老年人更应注意。

20. 最适宜老年人在冬季做的活动

在冬季，老年人可根据自己的体质、爱好，安排一些安静闲逸的活动，如养鸟、养鱼、养花，或练习书法、绘画、棋艺等。如果进行室外锻炼，运动量应由小到大，逐渐增加，以感到身体热量外泄微汗为宜。恰当的运动会让人感到全身轻松舒畅，精力旺盛，体力和脑力功能增强，食欲、睡眠良好。

21. 冬季运动之前要热身

立冬之后，气候逐渐寒冷，人体各器官系统的保护性也逐渐减弱，肌肉、肌腱和韧带的弹力、伸展性都有所降低，肌肉的黏滞性增强，关节组织活动的范围减小、活动性降低，再加上冬季里场地、器械等密度加大，对人体的冲击力也加大。同时由于空气湿度较小，易使人身体发僵，不易舒展。所以如果在运动之前不做热身活动，就极易造成肌肉拉伤和关节扭伤。

因此，在冬季进行健身锻炼时，不管是在室内运动还是在户外活动，首先都要循序渐进，做好充分的热身活动。比如说通过原地小跑、徒手操等，让体温增加，使肌肉与肌腱处于备战的状态，最好能让身体微微出汗，然后再投入到健身运动中，这样就可以降低伤筋动骨的几率，而且运动的效果也会更好。

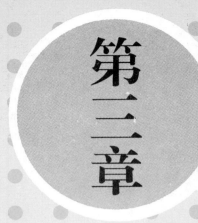

第三章

因天之序，
十二时辰养生法

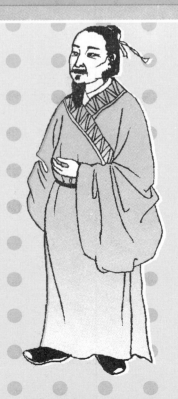

第一节 子时养生，养护胆经

节首语

夜半为阴陇，夜半后而为阴衰，平旦阴尽，而阳受气矣。日中而阳陇，日西而阳衰，日入阳尽，而阴受气矣。夜半而大会，万民皆卧，命日合阴。

——《灵枢·营卫生会》

【1.】 子时，胆经当令

子时，即夜里23：00～1：00。这段时间人体的气血流向胆经，胆经旺盛，是胆汁新陈代谢的时间。胆在太阴与阳明之间，寒热往来，皆由胆来调节。中医认为，人身气机，都是从"子后则气生，午后则气降"的，子时气血流注于胆经，也就是脏腑功能都取决于胆气能否生发。所以有"凡十一藏皆取决于胆也"之说。

胆经又是什么呢？胆经属经络，是十二经脉之一，它的循行路线是：在体内，属胆、络肝；在体表，由眼部经侧脑部、耳部、颊部、后脑部、肩部、侧胸腹部、下肢外侧、小脚趾，止于第四趾端。尽管我们在胆经正常运行的时候没有太多的感受，但从反面我们却往往能体会到，即如果我们身体不适被诊断为疟疾、恶寒，或者有出汗、头痛、颔痛、目痛、口苦等病证的时候，往往是我们的胆经出现了问题。

日常生活中，很多人在久坐后站起来往往会走到阳台对着太阳伸一下懒腰，在这个过程中一般人都会憋住气，这实际上就是在给胆经"施压"，迫使阳气得以生发。所以，如果人们在子时还没有进入休息状态以应人一天的生发、收敛之机的话，那么人一天的状态都不会太好，而且长此以往，胆腑必然会出现问题。

【2.】 为什么老年人容易失眠

老年人晚上之所以爱失眠，是因为气血不足。而人体精血津液的生成皆有赖于阳气的滋养，所以补足体内阳气，才是解决失眠困扰的治本之策。

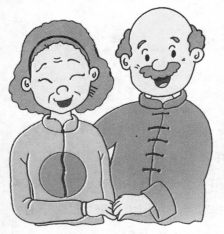

《灵枢·营卫生会》认为："老者之气血衰，其肌肉枯，气道涩，五脏之气相搏，其营气衰少而卫气内伐，故昼不精，夜不瞑。"意思是说，老年人因为阳气衰，阴血少，阴阳之气不平和，机体不能得到阴阳之气的滋养，所以皮肤肌肉枯萎、经脉不通、五脏不调，具体表现为白天精力不充沛，夜里易失眠。

对于失眠，中医通常可以分为心肾不交、心脾两虚、胆郁痰扰、食滞内停等类型。采用辨证论治原则，用汤药、针灸、按摩等方法进行治疗，对失眠常有很好效果。

【3.】 挠头对胆有什么影响

胆具有决断功能。胆气充实，则人行事果断，脏腑气血功能发挥正常。《素问·灵兰秘典论》中讲："胆者，中正之官，决断出焉。"什么是"中正之官"？中正者，即为不偏不倚，维持公正的意思。

一般来说，人们对事物的判断和对行动的决心，都是从胆发出来的。俗话说："胆有多清，脑有多清。"如果胆不清了，头脑自然一片混乱，头脑不清自然无法决断；胆清了，头脑清醒了，也就容易做决断了。

当我们难做决定时，会有反复挠头的动作，这其实就是胆经在帮助我们做决定。为什么这样说呢？这是因为，挠头的地方就是胆经经过的地方，而挠头可以刺激胆经活络，帮助我们决断。

"气以壮胆，邪不能侵。胆气虚则怯，气短，谋虑而不能决断"，意思是说，胆气壮了，邪气就难以入侵人体；胆气不足，人就会胆怯、气短，做事情左思右想，拿不定主意。

人只有在子时前入睡，胆汁才能正常代谢；胆的功能正常，大脑才能更加清醒。大脑清醒了，做事情的效率自然就提高了。

【4.】 子时的养生原则

（1）拍胆经

胆气的生发影响其他 11 个脏腑的脏气，如果胆气能生发起来，人体就会很健康。在这里为大家介绍一种锻炼方法，称为拍胆经。怎么拍？一定要规定好时间，胆经就在人体的侧面，从屁股开始一直向下拍就可以了。在拍的过程中要注意一个问题，如果你的胆经不通，外侧就会出现瘀青，但是接着拍，瘀青渐渐就会消失。

（2）不宜吃得过饱

如果晚饭吃得过饱，在子时就不容易入睡而失眠，即"胃不和则卧不安"。这是因为晚上吃了很多东西，那么元气和所有的气血都要用来消化食物，阳气就不能顺畅地运行到头上。

而在子时这个时候，任何东西都是不容易消化的。所以夜晚要少吃些东西，否则在严重时还会对人体带来危害。

（3）提高睡眠质量

睡眠质量不好怎么办？影响工作怎么办？最根本的一点，就是把"子时觉"睡好了、睡沉了。

所谓的"睡好"也就是说在23时到凌晨1时这个时间，你必须进入"深睡眠"状态。换句话说，如果你的入睡过程短，很快就能入睡，可以在22：50左右入睡，能提前最好，因为进入深睡眠状态还需要一个过程；如果入睡过程很长，需要半小时甚至更长，那你最好在22：00左右就入睡。

有人说，失眠怎么办？22：00睡，到24：00还睡不着。没关系，只要保持在24：00～3：00之间进入深睡眠状态，对第二天的影响不会很大；只要加强身体锻炼，慢慢就会调整过来。

如果失眠很严重，从子时一直到凌晨三四点都睡不着，五六点才迷糊，又该怎么办？那就需要调理了。调理有两个前提：第一，减轻心理负担，别把失眠当疾病；第二，坚持锻炼，要有恒心和毅力。

5. 有助于养胆的运动

常言道：肝胆相照。所以想要利胆最重要的就是舒肝养肝，避免那些伤肝的事情。早晨要吃早餐。可以做柔和的伸展运动。自我按摩的穴位很多，胆属于腑，"合主内腑"，所以应首选胆之合穴阳陵泉。

步行是一项很好的养胆运动，有人和家人吵架后，就会外出溜达一圈儿，回来后气也就消了。此外，还有一个特殊的方法，即利用柏树之气息调胆病。可以每天面对柏树站桩，或面对柏树冥想，时间为15～45分钟，这种做法有益胆、养胆的作用。

传统武术中的形意五行拳也有很好的调理脏腑功能。五行拳中的崩拳是形意拳中最简单的拳法，也是最实用的拳法，就是左右崩拳连环打出，其发劲直如贯矢，其形似箭，其性属木，在人身内通肝脏。崩拳回身动作起势为狸猫倒上树，落势为狸猫扑鼠，起势是截腿之劲，落势是踩踏之劲。经常锻炼崩拳能够舒肝利胆，并具有明目之功效。

【6.】足少阳胆经详解

《灵枢·经脉》中讲："胆足少阳之脉，起于目锐眦，上抵头角，下耳后，循颈，行手少阳之前，至肩上，却交出手少阳之后，入缺盆；其支者，从耳后入耳中，出走耳前，至目锐眦后；其支者，别锐眦，下大迎，合于手少阳，抵于頔，下加颊车，下颈合缺盆，以下胸中，贯膈，络肝，属胆，循胁里，出气街，绕毛际，横入髀厌中；其直者，从缺盆下腋，循胸，过季胁，下合髀厌中，以下循髀阳，出膝外廉，下外辅骨之前，直下抵绝骨之端，下出外踝之前，循足跗上，入小指次指之间；其支者，别跗上，入大指之间，循大指歧骨内，出其端，还贯爪甲，出三毛。"

这段话翻译过来的意思是：足少阳胆经起于目外眦（瞳子髎），向上到达额角部（颔厌），下行至耳后（风池），沿颈部行于手少阳经前面，到肩上交出手少阳经的后面，向下进入缺盆；耳部的支脉从耳后进入耳中，出走耳前，到目外眦后方；外眦部的支脉从目外眦处分出，下走大迎，会合于手少阳经到达目眶下，向下覆盖于颊车部，由颈向下会合前脉于缺盆，向下进入胸中，通过横膈，联络肝属胆，沿着胁肋内出于少腹两侧腹股沟动脉部，经过外阴部毛际横行入髋关节部（环跳）；缺盆都直行的脉从缺盆下行腋部，沿侧胸部经过季胁，向下会合前脉于髋关节部（环跳），向下沿大腿外侧出于膝外侧，下行经腓骨前面，直下到腓骨下段，再下到外踝的前面，沿足背部进入足第四趾外侧端（足窍阴）；足背部支脉从足临泣处分出，沿着第一、第二跖骨之间，出于大趾端，穿过趾甲，回过来到趾甲后的毫毛部（大敦，属肝经），与足厥阴肝经相接。

第二节
丑时养生，宜养肝

故人卧血归于肝，肝受血而能视，足受血而能步，掌受血而能握，指受血而能摄。

——《素问·五脏生成篇》

[1.] 丑时，肝经当令

丑时，即凌晨1：00～3：00。这段时间是足厥阴经气血最旺盛的时段。肝脏的主要功能是藏血、分配和调节全身的血液及疏导全身的功能活动，能够调和气血。而且肝经开窍于目，肝经气血和眼睛关系密切。如果肝经气血出现问题，眼睛就会感觉不适，出现眼袋、黑眼圈等，还有可能出现两胁胀痛、胸闷、胃口不佳、口苦、腹胀、腹痛。人在躺下休息时，血才会归于肝脏，从而能滋养眼睛、脚、手掌、手指，因此养肝血对于人体的健康而言是至关重要的。

由于人在休息的时候，肝脏血流是最充盈的，这段时间是滋养肝脏的黄金时期，因此，一定要保持丑时良好的睡眠，以静卧濡养肝血。长期加夜班，会导致肝失所养，从而引起肝气不舒、肝郁气滞。这也是睡眠不佳的人会时常发脾气的原因所在。

[2.] 握力好的人多长寿

　　这实际上是我们前面提到的肝主筋的原因，皮肤有弹性也主要是因为肝所主的缘故。而握力好主要是筋的弹性好，这就像我们平常系东西一样，用棉线和富有弹性的胶皮带所产生的效果就不一样。棉线缠的东西在运输的过程中往往随着震动越来越松，而胶皮带则会在这个过程中随震动而牢牢"抓"住物体。而筋的弹性又主要取决于其肝气是否充盈，所以说，长寿老人握力好，就反映他们肝气足。如何来练习这种握力呢？方法很多，但大可不必动用那些现代化的专业运动器械，否则就太累了。这里建议你像很多老人那样，选两个核桃放在两手，没事就顺时针或逆时针地转就好了。如果你还嫌麻烦的话，可以选择和自己"较劲"，怎么较劲呢？用双手相握，掌心相向，持续使劲，多坚持几次就会渐渐地增加握力，从而保证肝气生发之力得以能量十足。

[3.] 注意久视伤肝血

　　为什么说久视会伤肝血呢？这是因为肝开窍于目，目之所以具有视物功能，全依赖肝精、肝血的濡养和肝气的疏泄。肝经上连目系，《灵枢·经脉》中说："肝足厥阴之脉……连目系。"肝的精血循肝经上注于目，使其发挥视觉

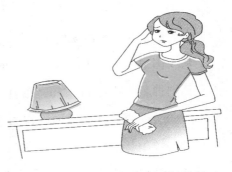

作用。《灵枢·脉度》也说："肝气通于目，肝和则目能辨五色矣。"肝的精血充足，肝气调和，眼睛才能发挥视物辨色的功能。

　　"目受血而能视"，"肝藏血，主情志的疏泄"，说明过度用眼自然要耗损肝血。我们的肝脏就像身体里的一个血库，如果血库里的血不充足，就会出现眼睛干涩、视物不清、小腿抽筋、腰膝酸软、手足无力、手指不灵活、皮

肤出现斑点、情绪不稳定、女性月经不调等一系列症状。这一系列问题的祸首便是"久视"。

人体的肝脏是维生素 A、维生素 D、维生素 E、维生素 K 等贮存的场所。当肝有病时，贮存的维生素 A 的含量明显减少，同时，病态的肝脏中，胆汁分泌减少，又会导致包括维生素 A 在内的脂溶性维生素 D、E、K 等发生吸收障碍。

人的视觉是要靠眼内视网膜中两种感觉细胞产生，其中杆状细胞里有一种感弱光的物质，叫做视紫红质，它是由蛋白质和维生素 A 结合而成的，如果维生素 A 供给不足，就会妨碍视紫红质的合成，从而影响人的视力。

精、气、神全力贯注的"视"，本身也是一种艰苦的劳动。在人们的日常学习、工作和生活中，由于久视而缺乏活动常会出现面白无华、萎黄、头晕眼花等血虚证，都是"久视伤血"的表现。

【4.】 怒伤肝，学会把"气"发出来

俗话说，怒伤肝。人在发怒时肝气上逆，血随气而上溢，故伤肝。肝气上逆，也就是我们平时说的生气，人一生气没处发泄就会蕴怒，怒极必伤肝。

从我国中医学的角度来讲，人的精神、心理活动与肝脏的功能有关。当人受到精神刺激而心情不畅、精神抑郁时，就会影响肝脏功能的正常发挥。肝脏还能通过调节气息辅助脾胃消化，肝气郁结则气息不利、不思饮食。我们都有这样的体会，当遇到非常生气的事情时，就会没有食欲，不想吃饭。肝脏还与精神活动有关，肝气不舒则急躁易怒，人在情绪激动时就会做出一些不理智的事情。

由于生气会给身体造成诸多问题，因此平时养生的第一件事就是要做到"不生气"。所谓的不生气，并不是把气闷在心里，而是修养身心，开阔心胸，通过其他途径把"气"发出来，比如，可以多听一些悠扬和节奏舒缓的音乐，

让优美的乐曲化解精神的焦躁，放松情绪；运动也是发泄的有效途径，只是别过度就行了。虽说生闷气比发脾气更伤肝，但是能够做到凡事不生气最好，气大总会伤身嘛。

【5.】 平时养肝有哪些方法

1）多喝水、戒烟、限酒，不吃含毒素、色素的食物以及刺激性食品，多吃富含营养素的食物。保持心情愉快，合理进餐，避免暴饮暴食。

2）经常按揉腹部，先逆时针按摩，再顺时针按摩。

3）练习"嘘"字功，即发出"嘘"这个音，并注意调节呼吸，可以调节肝郁之气。

4）据《遵生八笺》，可以在阴历的一月、二月、三月进行"肝脏导引法"。具体做法是：两手重叠，按在肩上，从上到下，缓缓捯动身体；先左边3遍，然后右边3遍。

5）肝主目，藏血，久视伤血。所以，经常闭目养神，也是一个很简单有效的养肝方法。

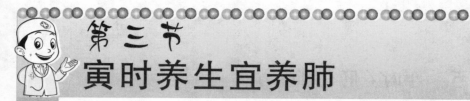

第三节
寅时养生宜养肺

肺者，气之本，魄之处也。

——《素问·六节藏象论篇》

1. 寅时，肺经当令

寅时，即凌晨3：00～5：00。这段时间是肺经最为旺盛的时段。肺经将肝脏储藏的新鲜血液输送到各个经脉，根据人体气血所需，开始重新分配，迎接新的一天。这个时间是人从静变为动的开始，是转化的过程，这就需要有一个深度的睡眠。大多数熬过夜的人都能体会到，凌晨三四点钟是最难熬的，因为那时人体内的气机是"肃降"的过程，如果坚持熬夜，对人体的伤害非常大。

我们知道，人在深度睡眠的时候，身体的各个器官是比较平衡的，这样一来，气血就会比较均衡地分布全身，维持人体这一天正常的气血运营。而如果在这个时候，人体的某个器官异常活跃，比如大脑比较活跃，肺就只好多分配一些气血给大脑，那么第二天人就会感到四肢乏力，非常疲惫，这就是气血虚弱导致的。长此以往，很有可能造成重大疾患。

总之，凌晨3：00～5：00，应该是人睡得最沉的时候，即使迫不得已要熬夜，也不要超过这个时间。

【2.】 寅时醒来多为气血不足

中医认为"气为血之帅"，血的运行，要靠气来推动，所以"气行血亦行，气虚血亦虚，气滞血亦滞"。一个人如果肺气不足，血就会失去前进的动力，难以输布全身。气血养神，心神缺少了气血的滋养，就会导致失眠或者过早醒来。在肺经值班、肺脏行使气血输布功能的寅时，早醒的概率就会增加。

《黄帝内经》把肺比为"相傅之官"。在肺经处于开始的位置时，身体各部在寅时就会逐渐由静转为动，各部分对气血的需求量都慢慢开始增加，这时，肺作为"相傅之官"，就一定要承担起让身体均衡的职责，一旦"宣发"、"肃降"失职，就会引起非常严重的后果，比如身体各部对血、气需求量的增加，都会使心脏负担加重，这就是许多心脏病患者在凌晨三四点容易发病的原因。身体健康的人此时的状态应该是深睡，即通过深度睡眠来完成生命由静到动的转化。身体虚弱的人或老年人这时会出现失眠或醒来的原因，就是因为随着身体各部位对血的需求量的增加，大脑得到的血相应地减少了，用中医学来解释，就是其肺部功能只有"宣发"，没有"肃降"了。

【3.】 寅时养生注意事项

（1）寅时不宜起床

喜好晨练的人需要注意，一定不要在寅时起床，这样调动气血容易导致猝死。一天真正的开始是从寅时开始的，因此，这时候切记不要抽烟；心脏功能不太好的老人不提倡晨练；有心脏病的人一定要晚一点起床，而且要慢慢地起，这类人群更不宜晨练。

（2）寅时醒来可做"赤龙绞海"

如果你寅时就会醒来，那么，此时就是练习"赤龙绞海"的最佳时间。

具体方法如下：

披上衣服，面向南，盘腿而坐。双手握拳，放于两膝之上。双目微闭。舌头（即所谓的"赤龙"）在口腔中上下搅动，并舐揉牙床内外，刺激唾液分泌，然后像吞咽琼浆玉液一样，将唾液缓缓咽下。

（3）可按摩肺经

补肺气最好的方法莫过于按摩肺经。肺经是人体非常重要的一条经脉，它起始于胃部，向下络于大肠，然后沿着胃，穿过膈肌，属于肺脏。再从肺系横出腋下，沿着上臂内侧下行，走在手少阴、手厥阴经之前，下向肘中，沿前臂内侧桡骨边缘进入寸口，上向大鱼际部，沿边际，出大指末端。

肺经上分布着三个很重要的穴位，分别是尺泽穴、孔最穴和太渊穴。

尺泽穴位于肘横纹上肱二头肌肌腱桡侧的凹陷处，是最好的补肾穴。通过降肺气而补肾，最适合上实下虚的人，高血压患者多是这种体质。另外按压尺泽穴对于咳嗽、气喘、咯血、潮热、胸部胀满等很有效。

孔最穴在前臂掌面桡侧（大拇指方向），在尺泽穴与太渊穴（腕部动脉搏动处）连线上，腕横纹上七寸（手腕至肘共十二寸，按比例取穴）。孔最穴对风寒感冒引起的咳嗽和扁桃体炎效果不错，还能治疗痔疮。

有人总觉得气不够用，有吸不上气的感觉，这个时候就可以点揉太渊穴（仰掌，腕横纹之桡侧凹陷处）。此穴为肺经原穴，补气效果尤佳。

肺经在寅时当令，也就是凌晨3：00到5：00。这个时候，是按摩肺经的最佳时间。但这个时候应该是人睡得最沉的时候，怎么办呢？那就通过同名经弥补吧，同名经即足太阴脾经（上午9：00~11：00当令）。也就是说，在上午9：00~11：00脾经旺盛时进行按摩，也能取得同样的效果。

【4.】注意寒气易伤肺

我们知道，肺是人体最娇贵的脏器，因此又被称为"娇脏"。在凌晨3：

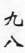

00，肺经开始值班，输布身体的气血，而此时已经到了后半夜，寒邪下注，室内暑湿上蒸。二者相交在一起，寒邪就很容易从呼吸系统进入肺部，进而侵入人体，导致人体经脉阻滞、气血不通，出现腹痛、呕吐、不思饮食、腹泻等症状。

另外，在人的鼻腔、口腔黏膜周围，存在着各种各样的细菌，它们之所以没有危害我们的身体，是因为身体具有一定的抵抗力。而当我们的肺部受凉的时候，就会耗费气血来抵抗，从而导致身体的整体抵抗力下降，这时，这些病菌就会长驱直入，危害我们的身体，引发感冒、发热甚至更严重的疾病。

所以，为了保护肺脏，睡眠一定马虎不得。睡觉时尽量不要开空调、开窗。睡觉前洗个热水澡，也有养肺的功效。因为肺主皮毛，皮毛是肺的屏障，洗澡可以促进气血循环，使肺和皮肤的气血流畅，从而起到润养肺脏的效果。

第四节
卯时养生宜养大肠

大肠者，传道之官，变化出焉。

——《素问·灵兰秘典论篇》

[1.] 卯时，大肠经当令

卯时，即早晨5：00～7：00，气血流注于大肠经，此时大肠经旺盛，有利于排泄。

依据传统医学理论，这个时候天渐渐地亮了，所以称为"天门开"。表现在人体上就是"地户开"。所谓地户，就是指人的肛门，又称魄门。

在日常生活中，人们都有早上排便的习惯，这是非常正常的。这个时间段"天门开"、"地户开"，肺和大肠互为表里。人的二便与心肺的功能有关，大便出了问题就是肺气出了问题。对于排便来说，肺气起的是推动作用。中医里说"肺与大肠相表里"，意思就是肺主内，大肠主外，它们通过大肠经相互联系、相互影响。

生活中，人们有时候咽喉肿痛，大便也会跟着不通畅，出现便秘，一般我们总会说这是"上火了"，但是究竟是上什么火、上火的原因是什么，却很少有人说得清。其实，这是大肠之火通过经络传到与肺相连的咽喉引起的。治这种病，首先要通便，大便通畅了，咽喉肿痛也就不治而愈了。

早上 5：00～7：00，是大肠经值班的时候，也是最佳的排便时间。起床之后，最好先喝一杯温开水，通润肠道，然后排便。即便没有便意，也可以去马桶坐坐，以助于形成条件反射。

很多人不在乎排便，觉得这种事情无所谓，排便不准时，或有时有便意，却因为有事情憋着，结果导致大便燥结。这样对人体的危害可不小。要知道，人体毒素的50%都聚集在大便当中。这些"垃圾"如果不及时处理，就好像一个家庭内部垃圾成堆，健康早晚会出问题。所以，一定要养成按时排便的好习惯。

【2.】 清晨开窗等于引毒入室

很多人习惯早晚开窗通风换气，其实，在清晨开窗并不科学。

专家认为，清晨不宜开窗，天没亮之前，空气中的氧气并不多，因为经过一晚上，树木产生的二氧化碳大量地排放在空气中，只有经过太阳的光合作用后才能转化为氧气。另外，清晨是空气污染的高峰期，此时，空气中的有害气体全部聚集在离地面较近的大气层，只有当太阳升起、温度升高后，有害气体才会慢慢散去。

天黑前后，随着气温的降低，灰尘及各种有害气体又开始向地面沉积，因此也不适宜开窗换气。

开窗换气的最佳时间是上午的 9：00～10：00 和下午 3：00～4：00。因为这两个时间段内气温升高，逆流层现象已消失，沉积在大气底层的有害气体也已散去。

【3.】 晨起梳头，醒脑驱风

专家认为，晨起梳头有醒脑、驱风作用。

在中医看来，清晨起床，以梳发作为一天生活的序幕，不但可以为自己营造良好的仪容，还有养生之功效。中医认为，"诸阳皆上头"，所以借梳头动作可按摩通过头顶的阳经及厥阴肝经，促进头部血液循环，消除因风寒引起的头痛、耳鸣、记忆力减退等，并发挥类似头皮针的作用，改善糖尿病、高脂血症等全身性疾病。

根据针灸经络原理，早晨醒来但尚未起身时，正是人体元气天地交合凝聚之时，此时梳发可保养气血。

【4.】自行缓解便秘症状

按摩穴位，可以选择中脘、天枢、下巨虚、支沟穴等。这些穴位都是临床针刺治疗便秘的有效穴位。

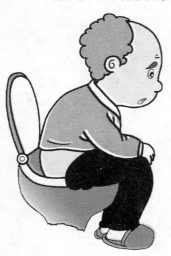

卯时及时起床，饮一杯热水，采取站桩姿势站立片刻，同时按摩肚脐两侧的天枢穴，以有温热感为宜，稍后如果感到肠蠕动明显，即可开始"方便"。

也可饮水后用拇指轻捏食指，两足开立与肩同宽，腿微屈，用髋部缓慢地画平圆，用转带脉的方法调理纵行诸经，使肠腑得到柔和的"按摩"，旋转过程中有时会出现非常轻微的腹痛，不一会儿就会有便意。

饮水后面向西自然站立，两手交替做捻掌动作，意念关注拇指、食指，也很有效。这套动作取自五行掌中的捻掌，捻掌在五行中属金应肺，肺经脉起中焦、下络大肠。原练法的步法站立如形意拳的三体式步法，有些人不习惯如此站守，也可采用普通的两足开立。

【5.】卯时人要动起来

卯时是最佳的起床时间。卯时是人体生物钟的"高潮"，体温升高，此时起床会精神抖擞，如果这时还在睡觉的话就不利于养生了。中医学也记载："见晨光即披衣起床，叩齿 300 次，转动两肩，活动筋骨，先将两手搓热，擦鼻两旁、熨摩两目六七遍；再将两耳揉卷五六遍；以两手抱后脑，手心掩耳，用食指弹中指、击脑后各 24 次；然后去室外打太极拳或练其他导引术。"由此可见，卯时是人体躯干由静到动的第一时间，也是最关键的时间。

【6.】闲瑕时多敲敲大肠经

所谓"敲"，其实就是我们经常说的"拍打功"。手阳明大肠经在十二正经中，作用十分独特，可以养阳、生津、通腑。它的主要循行路线，是双手手臂外侧。敲击大肠经的具体方法如下：

1）坐在椅子上，右臂稍弯曲，伸向左侧大腿，右手放在左侧大腿上。

2）左手微握拳，从右手手腕开始，往上拍打手臂外侧，经肘部，直到肩膀，拍打到的路线就是大肠经。拍打 6 分钟左右。

3）同样的方式，换右手拍打左臂，时间同样为 6 分钟。

这里有两个注意事项：首先，要从下往上敲。因为大肠经的气血运行方向，是从下往上、从手走到头部的；其次，拍打的时候不要太重，力度应适中，要把整条经都拍到。除了坐姿，站着也可以拍打，方法相同。

每天坚持拍打大肠经，可以促进排泄，在不知不觉中，增强人体的"排毒功能"，比吃"排毒药物"还有效，人的大便正常，便秘、腹泻自然也就少了；另外，大肠与肺相表里，大肠经顺畅，那些和肺脏有关的问题，比如咳嗽、气喘、感冒、皮肤病等症状出现的概率也会降低。

第五节
辰时养生宜养胃

胃者，水谷之海，六腑之大源也。五味入口，藏于胃以养五脏气，气口亦太阴也。是以五脏六腑之气味，皆出于胃，变见于气口。

——《素问·五脏别论篇》

〔1.〕辰时，胃经当令

辰时，即上午7：00～9：00。此时气血流注于胃经。胃的主要功能是收纳食物、腐熟水谷。上午是人体阳气最旺盛的时候，此时摄入食物，最容易被消化吸收、代谢利用，为人体提供一天所需要的热量。由于现代生活节奏快，很多人早起之后不吃早餐，或是边走边吃一些冷却的快餐或冰饮。殊不知这种做法会阻碍血液在胃经的流通，很容易伤害脾胃。肠胃一旦受到伤害，就会出现胀满疼痛、呕吐反胃、口臭、消化不良等症状。

辰时，脾胃经循行于腿部的两侧和胸部、腹部，所以在这一时间段揉搓或是敲打双腿，或是采用推摩胸腹的方法，都可以很好地滋养脾胃。老年人消化不好，也可以经常按摩腹部。

辰时又称"食时"、"早食"等，古人"朝食"之时就是吃早餐的时间。吃早餐对身体是非常有好处的，因为，这时阳气全部升起，天地是一片阳气。因为有脾经和胃经在运化，所以早餐一定要吃多、吃好。

早餐怎么吃才好呢？除了掌握正确的时间，早餐的内容也要有新意。具体来说，早餐宜食五谷类主食，不宜荤腥。一般来说，起床后活动30分钟再吃早餐最为适宜，早餐应该享用热稀饭、热燕麦粥、热豆花、热豆浆和芝麻糊等，再配以少量蔬菜、面食、水果等。

【2.】 不吃早餐有哪些危害

人体经过一夜睡眠，体内储存的葡萄糖已消耗殆尽，这时急需补充能量与营养，然而不少人并不重视早餐的食用，经常只是随便吃一点，或干脆不吃。这样的确省事，但对健康的影响却不可忽视。是否食用早餐，如何搭配早餐的品种，对人体健康都有着至关重要的影响。

医学研究表明，人体能量的主要来源是血液中的糖即血糖，血糖的多少决定了人的身体能够产生多少能量，而能量的多少则决定人的精力和自我感觉。早餐对人体血糖水平起着直接影响的作用。

一般情况下，上午身体消耗的热量很多。而从晚餐摄取的热能，满足不了次日上午对热能的需求。特别是青少年，肝脏还不能储存大量的肝糖原，因此更容易出现热能不足的现象。如果不吃早餐，血糖减少，大脑功能将随之下降，造成注意力分散，精神不集中，工作、学习都不能正常进行。

另外，不吃早餐，也容易患上消化道疾病、胆结石等，加速衰老，导致肥胖，还会影响儿童的发育等。所以，为了摆脱疾病的威胁，保持充沛的精力，最好的方法就是吃好早餐。

【3.】 早餐要吃营养丰富的食物

早餐是大脑的"开关"，其能量来源于糖类，因此早餐一定要进食一些淀粉类食物，最好选择没有精加工过的粗杂粮以及掺有一些坚果、干果的食品，如紫米面馒头、芝麻酱花卷、包子、馄饨、豆沙包、坚果面包、吐司、玉米粥等。

其次，能够帮助人体维持充沛的精力和灵敏的反应力的蛋白质成分在早餐中也不能少。可以选择鸡蛋、酱牛肉、火腿、里脊肉、豆制品等食物。

再次，早餐中一定要有些蔬菜和水果，如凉拌小菜、蔬菜沙拉、水果沙拉等。这样不仅可以补充水溶性维生素和纤维素，水果和蔬菜中富含的钙、钾、镁等碱性矿物质还可以中和肉、蛋等食品在体内氧化后生成的酸根，达到酸碱平衡。

健康、营养的早餐可以选择牛奶1杯，鸡蛋1个或熟肉1份，全麦面包几片或馒头1个，蔬菜1碟，如烫菠菜、甘蓝菜或空心菜等，也可选择生菜沙拉，水果1个或鲜果汁1杯。

【4.】 起床先喝一杯白开水

晨起先饮水，对机体既是一次及时的补偿，又是一种有效的净化。清晨，胃内食物已经排空，随着身体的运动，水在胃内如同清洁剂荡涤着胃壁的残渣，病原菌就会因此无处安身，难以形成致病的群体，失去"兴风作浪"的机会。即使有炎症的胃壁，经过每日清晨的洗涤，也会减轻症状。水在胃内做短暂的停留，除少量被吸收外，80%以上会在小肠内被吸收入血。新饮进的水约经过21秒钟就能到达身体的每一个角落，促进全身的吐故纳新。

【5.】 养胃宜按揉足三里

足三里，实际上应写作"足三理"，意思是说位于腿部的这个穴位，可以"理上、理下、理中"。胃处在肚腹的上部，胃胀、胃脘疼痛的时候，它可以"理上"，按揉的时候要往上方用力；腹部正中出现不适，它可以"理中"，往内按即可；小腹病痛，它可以"理下"，按住足三里的同时往下方用力。

足三里穴位于外膝眼下四指，用自己的掌心盖住自己的膝盖骨，五指朝下，中指尽处的凹陷处便是此穴。刺激足三里可以使肠胃蠕动有力而有规律，并能提高多种消化酶的活力，增进食欲，帮助消化，还可以改善心脏功能，调节心率，增加红细胞、白细胞、血色素和血糖量，在内分泌系统方面，对肾上腺皮质系统有双向良性调节的作用，并能提高人体抵御疾病的能力。

第六节
巳时养生宜养脾

节首语

脾者土也，治中央，常以四时长四脏，各十八日寄治，不得独主于时也。脾脏者，常着胃土之精也，土者，生万物而法天地，故上下至头足，不得主时也。

——《素问·太阴阳明论篇》

【1.】 巳时，脾经当令

巳时，即上午9：00～11：00。此时气血流注于脾经。脾主运化，主肌肉四肢，可以把胃消化腐熟了的精微物质输送到肌肉以及膝理之中。因此，脾经旺盛，有利于人体吸收营养、生化血液。辰时吃过早餐以后，需要依靠脾胃的运化，将营养输送给全身。脾的功能好，消化吸收好，血气充足，人才能精力充沛地去完成一天的工作。如果脾脏虚弱，就容易出现食欲低下、四肢倦乏、面色萎黄、腹胀、打嗝等症状。

脾经起于大趾之端，可对足部进行按压或用脚趾做抓地动作来促进脾经的气血循环；踩按大脚趾，也能够有效地刺激肝脾经的井穴和大都穴，调和肝脾；还可以采用坐位，搭"4"字腿式，用对侧的手依次按揉或敲打脾经上的隐白穴、大都穴、太白穴、公孙穴、三阴交穴。

中医认为，脾为后天之本，气血生化之源。人出生后，所有的生命活动都有赖于后天脾胃摄入的营养物质。先天不足的，通过后天调养补足，同样可以延年益寿；先天非常好，如不重视后天脾胃的调养，久之也会多病减寿。

脾的运化水谷精微功能旺盛，则机体的消化吸收功能才能健全，才能为化生精、气、血、津液提供足够的原料，才能使脏腑、经络、四肢百骸以及筋肉、皮肤、毛发等组织得到充分的营养。反之，若脾的运化水谷精微功能减退，则机体的消化、吸收机能会因此而失常，故说脾为气血生化之源。

【2.】脾胃是生命的根本

胃主受纳，脾主运化。食物进入胃以后，由胃进行磨化腐熟，初步消化，将其变成食糜，然后才由脾进行消化、吸收、化生为精微营养物质。而要完成上述功能，脾与胃的正常生理功能应相互协调，才能正常发挥。脾为阴土，喜燥恶湿；胃为阳土，喜润恶燥；脾的运化有赖于胃阳的动力，胃的受纳有赖于脾阴的资助，只有不燥不湿、不冷不热，两者相辅相成，才能完成纳运过程。脾恶湿故多湿证，胃恶燥故多燥证，临床常见脾虚湿困、胃阴不足者。

胃主降浊。食物入胃，经胃的腐熟后，必须下行进入小肠，才能进一步消化吸收，故胃以降为和；脾主升清，脾气上升，水谷精微等营养物质才能输布到全身发挥其营养功能，故脾以升为顺。

脾与胃居于中焦，是升降的枢纽，其升降影响着各脏腑的阴阳升降，因此脾胃健运，脏腑才能和顺协调，元气才能充沛。所以，在调理机体时尤其应注意调理脾胃气机。

脾胃居中土，与其他脏腑关系密切，脾胃有病很容易影响其他脏腑，肝、心、脾、肺、肾分别对应木、火、土、金、水，五脏对五行，很容易出现相生相克的疾病传变现象。所以《慎斋遗书》有言："脾胃一伤，四脏皆无生气。"

脾经不通时，人体就会表现出下列症状：大脚趾内侧、脚内缘、小腿、膝盖或者大腿内侧、腹股沟等经络线路会出现冷、酸、胀、麻、疼痛等不适感；或者全身乏力、疼痛、胃痛、腹胀、便稀、心胸烦闷、心窝下急痛等。

【3.】 流口水可能是脾出了问题

"涎"就是我们俗称的口水，比较稀淡。如果一个人经常睡觉时流涎多就说明脾出了问题。

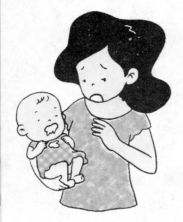

很多小孩子在晚上睡觉常流口水，这多是因为他们后天脾胃虚弱所致，而脾主肌肉，开窍于口；脾虚则肌肉弹力不足，变得松弛，因此在睡觉时会张开口，形成口水外流。有些成年人也会这样。睡着后流口水，多是脾气虚所致。如果患者脾胃有热，火热会导致口水较多；如果患者脾胃虚寒，气虚不能收摄其津液，就会导致口水清稀不止、大便溏薄、面白唇淡。

健脾是治疗流口水的有效方法，可以多吃一些健脾的食物，比如扁豆、山药、薏苡仁、莲子等都可以熬粥吃。如果情况严重，应及时到医院做相应的诊治。

【4.】 思虑过多则易伤脾

"思"是什么？

《灵枢·本神》言："所以任物者谓之心；心有所忆谓之意；意之所存谓之志；因志而存变谓之思；因思而远慕谓之虑；因虑而处物谓之智。故智者之养生也，必顺四时而适寒暑，和喜怒而安居处，节阴阳而调刚柔，如是，则僻邪不至，长生久视。"

思是人体思维活动的一种状态，是心主神志功能活动的体现。中医学认为，思与脾的关系甚为密切，故有"思出于心，而脾应之"的说法。

另《灵枢·本神》还讲道："心怵惕思虑则伤神，神伤则恐惧自失，破䐃脱肉，毛悴色夭，死于冬。脾愁忧而不解则伤意，意伤则悗乱，四肢不举，毛悴色夭，死于春。"

《黄帝内经》认为如果思虑过度，就会伤脾。如果伤了脾胃，就会食欲不振。思虑过度还会出现头晕目眩、心悸怔忡等症状，这是由于脾脏升清功能失常，不能为心、肺、头部提供气血所致。

所谓"思伤脾，怒胜思"。要纠正思虑过度所带来的不良病象，有一个办法，就是用怒气来制服思虑。怒气为肝脏所主导的情志，五行属木，可以克制脾土所主导的情志。

【5.】 怎样调养脾脏

（1） 多食养脾食品

糯米、薏苡仁、大蒜、生姜、胡萝卜、莲子、大枣、山楂、樱桃（适量，不能多吃）、甘蔗、蜂蜜、牛肉、兔肉。

（2） 叩齿

古人云："清晨叩齿三百过者，永不动摇。"具体做法是：摒除杂念，全身放松，口唇轻闭，然后上下牙齿有节律地互相轻轻叩击。

（3） 饮食有规律

三餐定时、定量、不暴饮暴食；平时多吃易消化食物，少吃有刺激性和难以消化的食物，如酸辣、油炸、干硬、黏性大的食物。另外，生冷的食物也要尽量少吃。

（4） 饭后按摩、散步

孙思邈说："平日点心饭讫，即自以热手摩腹，出门庭行五六十步。"此法对调整脾胃功能、促进食物的消化吸收、防治消化不良和慢性胃肠疾病大有益处。

第七节
午时养生宜养心

心者，生之本，神之变也，其华在面，其充在血脉，为阴中之太阳，通于夏气。

——《素问·六节藏象论篇》

1. 午时，心经当令

午时是指从上午11：00到下午13：00的这段时间，此时手少阴心经最旺，是养心的最佳时间，所以，这个时候是心经值班。"心主神明，开窍于舌，其华在面"。心气推动血液运行，可以养神、养气、养筋。如果这段时间能够好好养心，人的面色一定红润，否则就会面如死灰，毫无生气。

午，表示相交，如，午午，即交错杂沓的样子；午道，即纵横交贯的要道；午贯，即"十"字形交叉贯穿；午割，即交叉切割的意思。在这里作为时辰表示的是阴阳相交。事实上，凡是带有"午"旁的字都有相交的意思。如"忤""迕"。午时气血流注于心经。就像流水作业一样，气血到了心经，心经自然就要接应，所以此时是心经当令。心经也属十二经脉之一。它的循行路线是在体内，属心、络小肠，并与咽部及眼相连；在体表，由腋下部，沿上肢屈侧后面向下，止于小指端。所以，当你出现心痛、口渴、咽干、目黄、胁痛等症状时，大体可以推测是心经的循行受到了影响。

中医认为心为"君主之官，神明出焉"，而午时正是阴生，阴气与阳气交汇的关键时刻，正所谓"阴阳相搏谓之神"，所以，心与肾交汇的规模越大、程度越高，人的精神就会越好。因此，很多健身者都会借此大好时机练"子午功"，以利用子时和午时天地气机转化来颐养身体。练子午功到底有什么好处呢？其主要是借助了天机的能量让心肾相交。具体说来，心为火在上，肾为水在下。我们都知道，火往上飘，而肾水往下行，就这样，心火可以暖肾，肾水可以让心火不至于太过，心肾得以相互交汇。

当然，子午功的修炼以至达到心肾相交是需要一定能量的，对于气血不是特别强的人来说，基本上没有足够的能量去承接这种交汇之气，也就不可能借用天机来满足我们人体的这种运化。那么这里建议你用睡觉的方式以应"心肾相交"。需要强调的是，即使刚开始睡不着，闭目养神也会有相当的效果，因为你睡觉的那一瞬间就是心肾相交之时。只要持之以恒，生物钟就会渐渐调节过来的。

类似上面，午时的调养我们也可以从属相上看出一些门道来。午属相为马，通常人们都有"烈马倔驴"之说。对待驴我们不能过多去抽打它，因为驴属于土地之性，你越抽它，它就越不动、越犟，所以中国文化里面有顺毛驴之说。对于驴更多的是要哄着，否则它就会"撂蹶子"，这就像肾水需要疏布一样；而马就不一样，马属火，有烈性，更多的是要养，跟生命不息、运动不止的心一样。

从上面两点来看，夜半子时为阴阳大会、水火交泰之际，这个时候称为"合阴"。所谓"日入阳尽，而阴受气，夜半而大会，万民皆卧，命日合阴"。子午之时是人体经气"阴阳交合"的时候，是一天中阴气最重的时候。

中国养生文化非常重视子时和午时。大家知道，子时阳气生发，而午时的特点就是午时阴生。一上午的运化全是阳气，到这个时候才生阴。中国人并不是全方位考虑阳的问题，而是考虑到这时候阴气开始升起了，从某种意义上说这个时候是阴阳的转换点，也就是说，子时和午时是天地气机的转换点，人体也要顺应这种变化，顺应自然，才能保持健康。

《黄帝内经》说："阳气尽则卧，阴气尽则寐。"所以在这个时候最容易入睡，不仅可以应承天地阴阳转换，睡眠质量也是最好。"阴气盛制寐"说的也是这个道理。从这个角度来说，失眠者应该多考虑是否是心肾阴阳失调下形成的水火不济，引起心肾不交而导致失眠。建议肾阴虚的人可适当摄入六味地黄丸之类；而心阴亏的人应常吃桂圆肉、麦冬、百合、莲子、柏子仁等，属于肾阳虚引起的要吃金匮肾气丸。

【2.】 午餐不宜太过丰富

提起一日三餐，国人常有这样一句话：早上要吃好，中午要吃饱，晚上要吃少。但最新研究表明，日间进食食物的种类对影响心智能力更具直接作用，高蛋白的食物，如牛排、鸡、蛋、虾都会使人无法集中精力工作，而在中午饮用酒精所引起的后遗症更比晚上大两倍之多。因此，要想减缓午餐给工作带来的影响，应选吃含糖类的食物，如马铃薯、三明治等。

总而言之，要想保持午餐后的工作效率，最好选择一份简单的午餐，比如既耐饥饿又能产生高热量的炒菜，就可以使体内血糖继续维持在高水平，从而保证下午的工作和学习。但一定不要暴食，一般吃到八九分饱就可以了。

【3.】 上班族吃午餐"五禁忌"

（1）辣椒过量不利身体

适量吃辣椒能开胃，也有利于消化吸收，但不能过量。太辣的食品对于患胃溃疡的人会形成伤害，对口腔和食管也会造成刺激。吃得太多，容易令食道发热，破坏味蕾细胞，导致味觉丧失，并且加重溃疡。

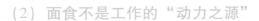

（2）面食不是工作的"动力之源"

中午如果仅仅吃一碗面，对蛋白质、脂肪、碳水化合物等三大营养素的摄入量是不够的，面里尤其缺乏一些矿物质、维生素等营养物质。再说，由于面食会很快被身体吸收利用，所以饱得快饿得也快，对于下午工作强度大的人来说，它所能提供的热量是远远不够的。

（3）不可用水果代替正餐

有的人为了减肥，中午就以水果代替正餐。其实，单纯食用水果无法补足人体所需的营养素，只有食用正餐，并保证食物品种丰富多样，人体每日摄取的营养才均衡。总之，可以在餐后食用水果，却不能用水果代替正餐。

（4）中午不宜饮酒

酒的主要成分是酒精，它对人的大脑有强烈的麻痹作用。如果一次饮用较多的酒，就会使人的意识在很长一段时间内处于混乱状态，从而无法控制自己的情绪和行为。所以中午最好不要喝酒。

（5）吃饭不可过快、过饱

吃饭速度过快不仅不利于机体对食物营养的消化吸收，还会增加胃肠道的负担。如果吃饭时一味地求速度，将减缓胃肠道对食物营养的消化、吸收过程，从而影响到下午的工作。

【4.】 为什么要午睡

11 点到 13 点的这段时间是心经值班。一上午的运化全是阳气，午时则开始阴生。因此，午时是天地气机的转换点，人体也要注重这种天地之气的转换点。对于普通人来说，睡午觉非常重要，因为天地之气在这个时间段转换，我们不应干扰天地之气，应好好休息，以不变应万变。

明朝太医刘纯说："饭后小憩，以养精神"。午睡对消除疲劳、增进健康非常有益，是一项有意义的自我保健措施。尤其在夏天，日长夜短，晚上往

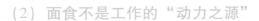

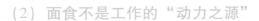

往又很闷热，使人难以入睡，以致睡眠时间不足，白天工作常常会感到头昏脑胀、精神不振、容易疲劳。对此，午睡能起到很好的调节作用。

【5.】 怎样科学地午睡

（1） 午睡时间并非越长越好

午睡时间以 20～30 分钟为宜，如果睡多了进入深睡眠，醒来后反而会感到很不舒服。如果遇到这种情况，起来后可以适当活动一下，或用冷水洗脸，再喝上一杯水，不适感很快就会消失。

（2） 忌坐着或趴着打盹

应尽量躺在椅子上睡，或带个小垫子、小枕头，甚至拿外套当枕头都可以。不少人由于条件限制，总是坐着或趴在桌沿上睡午觉，这样会压迫胸部，影响呼吸，使手臂发麻。而且，眼科医生认为，趴睡姿势有可能压到眼球，使眼睛容易充血，造成眼压升高，高度近视的人尤其要注意。

（3） 不宜戴眼镜午睡

佩戴隐形眼镜的人最好先把镜片摘下来，再开始睡午觉，这样眼睛才不会酸涩。

（4） 不宜裸腹睡

天气再热，午睡时也要在腹部盖上毛巾被或被子，以防凉气乘虚而入。

（5） 午睡不宜断断续续

午睡习惯要持之以恒，因为午睡不规则也会搅乱生理时钟，影响睡觉的规律。

【6.】 注意喜伤心

脏腑不仅有精神意识的活动，还有心理情绪的活动，《黄帝内经》中就以

"情志"一词来概括这方面的内容。《素问·阴阳应象大论》中概括了五脏的心理功能分别有喜、怒、忧、思、恐五种情志表现。其中隶属于心脏的情志功能是"在志为喜"。因外界信息的刺激或内心认识的因素而心生喜乐愉悦的情绪，属于正常的反应。适当的喜乐之情可以缓解压力，缓解紧张情绪，使人心气调畅，气血调和。在日常生活中，我们追求幸福，恨不得让生活的每时每刻都有喜庆的事，恨不能时时刻刻都沉浸于喜悦之中。但是养生之道乃中和之道，过与不及都不是养生之道。因此，《素问·阴阳应象大论》中又有"喜伤心"的说法。喜乐过度，就会引起心气涣散不收，不能奉养心神，让心神受到损害，从而导致心悸、怔忡，甚至狂乱等疾病。实际上，不仅喜乐过度能伤害心脏，由于心是君主之官，统辖其他脏腑，因而由其他脏腑所生出的情志，忧愁、愤怒、思虑、恐惧等各种心理情绪，只要是太过了，都会损害到心神。

喜伤心，而恐胜喜。如因喜乐过度而伤害到心神，可以用恐惧这种情志来调和过度的喜乐。恐惧属于肾所主导的情志，五行属水，水可以克制火，不让喜乐过度。

【7.】《黄帝内经》中的心理健康术

何为心理健康术？心理就是精神，心理健康术就是让精神变得健康的方法。《黄帝内经》中也蕴含了我国古代的心理健康标准，有学者经过研究，共概括为9条：

1）经常保持乐观的心境，"以恬愉为务"，"和喜怒而安居处"，"心安而不惧"。

2）不为物欲所累，"志闲而少欲"，"不惧于物"，"无为惧惧"。

3）不妄想妄为，"无思想之患"，"不妄想"，"不妄作"，"淫邪不能惑其心"。

4）意志坚强，凭理智行事，"志意和则精神专直，魂魄不散，悔怒不至"。

5）身心有劳有逸，生活合乎规律，"御神有时"，"起居有常"。

6）心神宁静，"恬淡虚无"，"居处安静"，"静则神藏"。

7）热爱生活，保持良好的人际关系，"乐其俗"，"善附人"，"好利人"。

8）善于适应环境变化，"婉然从物，或与不争，与时变化"。

9）涵养性格，陶冶气质，不断完善自身，做到"节阴阳而调刚柔"。

◉ 温馨提示 ◉

　　如果一个人经常在下午两三点左右出现心慌胸闷、脸红心跳的现象，则很可能是心脏有病了，心为"火脏"，如果一个人心火亢盛，他的脸色就会变得像桃花一样红赤。红色如果出现在眉毛的正中间，就像化了妆一样，就更危险了，应及时就医。

第八节
未时养生宜养小肠

节首语

心合小肠，小肠者，受盛之府。

——《灵枢·本输》

1. 未时，小肠当令

　　未时是指下午 13：00 ~ 15：00，这段时间手太阳小肠经最旺。小肠分清浊，把水液归于膀胱，糟粕送入大肠，精华输送于脾。小肠的功能就是先吸收被脾胃腐熟后的食物精华，然后再把它分配给各个脏器。这样才有利于营养更好地吸收。

　　小肠是饮食消化和吸收的主要场所。《素问·灵兰秘典论》说："小肠者，受盛之官，化物出焉。"这句话告诉了人们小肠的生理功能——受盛化物和泌别清浊。

　　"受"有接受之意，而"盛"在古代是指用来祭祀的谷物。"受盛"也就是接受祭祀用的谷物。用来祭祀的谷物肯定是加工过的，而小肠接受的是经过胃初步消化的食物，是初步加工过的一种精细化了的食物，因此小肠有"受盛之官"的美誉。

　　"泌"有分泌之意；"别"，即分别、分离；"清"，指水谷精微，即具有营养作用的物质；"浊"，即代谢产物。小肠接受了胃传递过来的初步加工过的食物，接下来就是将食物进一步消化成为人体可以吸收和利用的物质，并将其中的精华物质吸收，提供给人体使用，最后再将剩下的糟粕物质向下传递给大肠，由大肠排出体外。

小肠经旺盛，则有利于吸收营养。小肠虚弱时容易出现心烦口渴、腹部胀痛、拉肚子、营养紊乱、体重减轻、食欲不振、肠炎等症状。要想养护好小肠，就一定要吃好午餐。小肠是负责吸收的，所以未时是吸收营养的最佳时刻。

【2.】 未时午餐午时吃

从养生的角度来看，药补不如食补，而午餐是小肠当令的前奏，因此，建议午餐要尽可能安排在 1 点前吃完，有利于营养吸收，不仅如此，午餐在一日三餐中承上启下，所以，最好要营养丰富一些。上班族大多是家庭的顶梁柱，他们的工作一般很忙，家里人往往会在下班后为其准备丰盛的晚餐，无意中将晚餐变成了正餐，这是不符合养生学的。

换句话说，为了午餐的效果达到理想状态，我们应选择一个临界点：在午时的后半段开始吃饭，在未时的前半段开始消化。这种选择，既不早，也不晚，恰如其分。

午餐一定要吃好，饮食的营养价值要高、要精、要丰富。午餐以简单、重质不重量为原则，避免吃得过饱，否则整个下午都会觉得没有精神。

午餐与其说要吃好，不如说要吃得精一些。尤其要强调的是不能天天吃盒饭，因为盒饭营养不均衡，与其花钱买盒饭还不如自己带饭，要尽可能带上水果、酸奶，作为午饭后的补充。当然，还要防止冬天过凉、夏天过热引起的食物变质。

【3.】 什么是小肠性腹泻

小肠的泌别清浊功能和大便、小便的质量有关。如果小肠的泌别清浊功能正常，则二便正常；反之，如果小肠"化物"功能失职，不能对胃传下来的水谷进行分清别浊，就会引发腹泻。这种腹泻因为是由化物功能障碍引起的，水液不能渗于前，而积于肠道，肠道清浊不分，所以多为水谷不化的腹泻，且伴有小便量少。

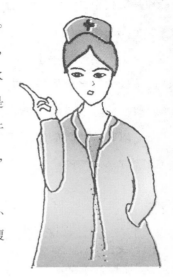

小肠性腹泻主要表现为：病程长；大便稀烂、有黏液、多泡沫、极臭、有油性光泽；大便前有腹鸣和腹痛。

对于这类腹泻患者，中医多采用"分利"方法，即"利小便以实大便"，使浊水残渣各走其道，则腹泻自止。

【4.】 常揉后溪穴治疗颈肩痛

"后溪"的意思就是流向后背督脉的溪流，说明小肠经气血经过后溪穴流向督脉，因而也是手太阳小肠经与督脉的交会穴，是灵龟八法中纳入兑卦的八脉交会穴之一。督脉主导人体一身的阳气，后溪穴与督脉相通，所以能疏通督脉、通调诸阳、补脑益髓，是一个长寿要穴。

后溪是小肠经的俞穴，穴性属木，木有疏泄之功，因而后溪穴具有舒筋活络、祛风清热的功能，可以有效防治头痛、颈项强痛不能回顾、面部肌肉痉挛、中风不语、盗汗、癫狂、癫痫、目赤肿痛、牙痛牙炎、鼻衄、耳聋耳鸣、咽喉肿痛、急性腰扭伤、落枕，以及肘、臂、肩胛、颈椎、腰椎、腿部疼痛等疾病。

后溪穴怎么找呢？有个很好的方法：打开手掌，上面有三条掌纹，把最

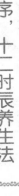

上面那条对准桌子边沿，然后手臂向外翻转，让手掌和桌沿垂直，此时桌沿和手掌接触的点，就是后溪穴（把手握成拳，在第 5 掌指关节后的远侧掌横纹头赤白肉际处）。

上下动一动手掌，感到接触点酸痛。保持这一动作，或用手指按揉此穴，边按揉边做耸肩缩脖或向左右两侧看或摇头晃脑的动作，就可以很快消除颈肩酸痛症状。平时可能还感觉不到此穴的威力，有痛症时，针刺此穴位就可以显出其功效。后溪是小肠经"输"穴，还是八脉交会穴之一，通督脉，所以腰背疼痛按摩此穴也非常有效。

5. 乳房保健可选择少泽与天宗

小肠经上的少泽穴，位于小指尺侧指甲角旁 0.1 寸。常用来治疗乳腺炎、乳汁分泌不足、神经性头痛、中风昏迷、精神分裂等证。

天宗穴位于肩胛骨冈下窝中央凹陷处。上半身保持直立，左手搭上右肩，左手掌贴在右肩膀二分之一处，手指自然垂直，此时中指指尖所碰触之处就是天宗穴。天宗穴对肩胛疼痛、气喘、乳痈等症状，都有一定疗效。

女性朋友可经常刺激一下少泽穴，其实这是一个很简单的动作。即：用拇指和食指捻揉（或一捏一松）对侧的小指，刺激小肠经的少泽穴（同时还刺激了手少阴心经的少冲穴，其能使心的气血充沛，心其华在面，总嫌自己面色不好没有光泽的人可以经常激发一下心经井穴少冲）。天宗穴可以自己用手按揉或请家人按揉，如果嫌按揉时太痛，可以用艾条悬灸天宗穴，至穴位处的皮肤有红晕时再按揉一下天宗穴，压痛常可减轻或消失。天宗穴还是一个检查和治疗颈椎病的穴位，为了使颈肩气血旺盛、胸部气血畅通，经常艾灸、按揉天宗穴不失为一个简便、舒适的养生法。

第九节
申时养生宜养膀胱

节首语

膀胱者，州都之官，津液藏焉。

——《素问·灵兰秘典论》

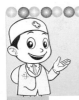

1. 申时，膀胱当令

申时是指下午 15：00～17：00，这段时间为膀胱经当令的时段。因为膀胱经经过脑部，而此时膀胱经又很活跃，使得气血很容易上输到脑部，所以这个时候不论是学习还是工作，效率都是很高的。古语说"朝而授业，夕而习复"，就是说在这个时候温习早晨学过的功课，效果会很好。如果这个时候出现记忆力减退、后脑疼等现象，就是膀胱经出了问题，因为下面的阳气上不来，上面的气血又不够用，脑力自然达不到。也有人会在这个时候小腿疼、犯困，这也是膀胱经的毛病，是阳虚的象，很严重。

肾与膀胱互为表里，肾中的精气有助于膀胱尿液的蒸腾汽化，因为膀胱经是人体中阳气最盛的一条经，肾经与膀胱经的经气在足部相接，所以可于申时同时按摩膀胱经和肾经，收到互补的效果。在这一时间段，也可以简单地做一些养护身体的动作，例如缓缓地左右转动身体五六次，然后双脚自然地前后摆动数十次，然后将手掌搓热，置于背后膀胱经背俞穴上，上下摩擦，直至腰部感觉发热为止，这些方法对人体的五脏六腑都有养护的作用。

【2.】注意小便不通的防治

偶尔小便不利只是小问题，但如果任其发展就会发生癃闭。什么是癃闭呢？《素问·宣明五气篇》说："膀胱不利为癃，不约为遗溺。""癃闭"，也就是常说的尿潴留，就是排尿不痛快或不通。排尿不痛快，点滴而短少，病势较缓者为"癃"；小便不利，点滴全无，病势较急者为"闭"。

◉温馨提示 ◉

嚏法可以说是最简单、最有效的通利小便的方法。即以打喷嚏的动作，开肺气、举中气，通利下焦之气，使小便通利、顺畅。用消毒棉签向鼻中取嚏，古人认为下窍闭起自上窍闭，因而上窍通下窍也通，取"提壶揭盖"之意。如果试用无效，还是及时上医院请医生诊治，切莫一味求己。平时经常按摩足三里、三阴交、中极、阳陵泉、水泉等穴位，对小便不通也有不错的疗效。

【3.】怎样预防尿路结石

尿石是尿路结石的简称，是一种泌尿外科的常见病，是泌尿系统包括肾、输尿管、膀胱、尿道等部位结石的总称。部分患者没有任何临床症状；多数患者疼痛不严重，只是腰部酸胀或轻微疼痛；有些患者却疼痛得十分剧烈，难以忍受，严重时甚至伴有恶心呕吐、出冷汗、休克等症状。下尿路结石指的是膀胱及尿道结石。膀胱结石的典型表现为：排尿突然中断，并感疼痛，而且疼痛可放射至阴部，并伴有排尿困难和尿频、尿急、尿痛等症状。尿道结石的典型症状为急性尿潴留，并伴有会阴部剧痛，也可表现为排尿困难、点滴状排尿及尿痛。

预防尿结石要做到尽量多饮水。饮水量应在每天2000毫升以上，饮水可补充人体需要的水分，从而降低结石成分在尿液中的浓度，防止结石促进物的聚合。

饮水还要注意时间。餐后 1～3 小时，人体处在吸收的高峰期，大量的代谢物可以被肾滤过，此时大量饮水，有助于排出代谢产物，起到防治结石的作用。建议睡前饮水 500 毫升，可起到较好的防治效果。一般认为，尿结石最容易在夜间形成，因此主张维持夜间的尿量，来防治结石。运动后也应及时饮水，以防止尿中溶质浓度的增高。

另外，饮用什么样的水也很重要。日常饮水，最好选择普通白开水，不要以各种果汁、牛奶、汤，甚至啤酒来代替日常饮水。

【4.】怎样有效防治尿失禁

正常的储尿及排尿都是在膀胱压力与尿道压力的相互协调下进行的。正常排尿需要大脑、神经、膀胱、尿道、盆底肌肉的共同作用，如果储尿期膀胱压力过高或尿道阻力下降，就会造成尿失禁。这种情况在女性身上表现得更为明显。调查显示，约有 50% 以上的中老年妇女有过尿失禁的经历，而且有年轻化趋势。有的女性在咳嗽、打喷嚏、开怀大笑时就会有尿液不由自主地流出；有的女性会在提重物时发生尿失禁；也有的人是在跑往厕所的路上就把裤子尿湿了……

导致尿失禁的原因很多，比如因职业关系长期憋尿，造成膀胱的功能失调；生育次数过多，分娩的时候，盆腔肌肉受到不同程度的损伤，对盆腔内一些器官的支撑能力就下降，并且经阴道生产的尿失禁比剖腹产的发生率高；此外，随着年龄的增加，腹部脂肪堆积、腹压增高，对膀胱产生较大的压力也会造成尿失禁；更年期后，女性雌激素水平降低使尿道黏膜变薄，张力下降；除此之外，手术损伤也是引起尿失禁的原因之一。

对于尿失禁，盆底肌肉锻炼和膀胱功能锻炼是首选的治疗方法。

（1）盆底肌肉锻炼

此种方法可以改善局部血液循环，增强尿道闭合力，同时进行盆底肌肉锻炼、有节奏地收缩肛门，促进尿道括约肌张力增高，尿失禁即可得到改善或治愈。方法：自然收缩盆底提肛肌，每次持续 10 秒钟，间歇 10 秒钟，连续 15 ~ 30 分钟。每天 3 次，每次至少进行 10 ~ 20 下。

（2）膀胱功能锻炼

进行膀胱功能的锻炼主要是延长排尿的时间间隔，以逐步增加膀胱容量，用意识控制膀胱的感觉刺激，重建大脑皮质对膀胱功能的控制，最终恢复正常的排尿方式。方法：将排尿次数降低为每 2 ~ 3 小时一次，以训练膀胱肌肉的规律活动，直到形成一种条件反射。

5. 做好对膀胱的自我养护

（1）细心安排日常膳食结构

俗话说，病从口入，预防膀胱癌与预防其他肠胃疾病一样，饮食习惯是重要的一环。平时多吃些水果、蔬菜，补充维生素 A 和类胡萝卜素，可以降低膀胱癌的发生率。花科蔬菜如卷心菜、菜花、萝卜、白菜、油菜、荠菜等，水果如猕猴桃、无花果、香蕉、大枣等，都是不错的选择。

（2）要多喝水

平时要保证足够的水分。在 15：00 ~ 17：00，可以有意识地多喝水。这个时候，膀胱经值班，膀胱气血最旺，喝水多，有利于排泄和清洗"容器"。每一次喝水，就相当于给身体下了一场雨。申时多喝水，则相当于下了一场大雨。大量排尿对身体的排毒效果更为明显。

（3）不要长时间憋尿

面对工作压力，有些人习惯将上厕所的时间节省出来工作，这样有可能造成急性膀胱炎，出现尿频、尿痛、小腹胀痛等症状。另外，长时间憋尿会使神经缺血或因过度拉扯而受损，造成小便疼痛、尿频或尿不干净等后遗症。如果神经受损严重，膀胱括约肌无力，甚至会引发排不出小便的后果。特别是老年男性，随着身体器官的衰退，经常憋尿会导致前列腺肥大，引发排尿困难。

第十节
酉时养生宜养肾

肾者，主蛰，封藏之本，精之处也，其华在发，其充在骨，为阴中之少阴，通于冬气。

——《素问·六节藏象论篇》

1. 酉时，肾经当令

酉时，即下午 17：00 ~ 晚上 19：00。气血流注肾脏，是肾经旺盛的时期，肾主藏精，有利于储藏脏腑的精华。

《黄帝内经》对肾的定位是："肾者，主蛰，封藏之本，精之处也。"意思是说，肾脏主管人体真气的蛰伏，是阳气内藏的根本，精气所处的地方。单凭这几句话，就可以知道肾脏的分量。

中医上所说的肾不是西医单纯所说的肾脏，其涵盖肾脏、输尿管等泌尿系统和生殖系统，是人体生命的根本，关系到其他脏腑，所以非常重要。

藏精是肾最重要的功能。那么"精"是什么呢？"精"就是精华，是人体最重要的物质基础。肾所藏之精分为先天之精和后天之精。先天之精，来自于父母，是与生俱来的；后天之精，来源于水谷精微，由脾胃化生，转输五脏六腑，成为脏腑之精。先天之精有赖于后天之精的滋养。

肾所藏之精可化生为肾气，肾气的充盈与否与人体的生、长·壮、老、死的生命过程密切相关。

肾为先天之根。在酉时这个时段，人体开始排毒泻火，而肾则开始保存精华，藏精气。肾阳虚者酉时补肾阳最为有效。如果在下午17：00至晚上19：00的时候发低热，则是身体不好的一个表现。酉时发低热意味着明显的肾气损伤。这是很危险的，大家一定要注意。酉时正是进食晚餐的时间，晚餐宜早、宜少，可饮酒一小杯，但不可至醉。用热水洗脚，有降火、活血、除湿之功效。晚饭后要漱口，涤去饮食之毒气残物，以保护牙齿。

【2.】肾虚不只是男人的事

对于女性来说，肾主宰着健康与美丽。女性特有的经期、孕期、哺乳期都很容易导致肾虚。那么，女性肾虚都有哪些严重后果呢？

（1）更年期提前

女性一般在50岁左右进入更年期，而肾虚的女性则早早表现出闭经、性欲低下、烦躁、焦虑、多疑等更年期症状。

补救措施：多练太极拳。这项运动以腰部为枢纽，非常适合肾虚者锻炼。

（2）破坏美丽容颜

肾虚的女性在清晨起床照镜子时，会发现自己眼睑水肿、出现难看的黑眼圈、面色苍白无光。

补救措施：睡前少喝水，做做强肾操。两足平行，足距同肩宽，目光平视，两臂自然下垂，两手心贴于裤缝，手指自然张开，脚跟提起，连续呼吸9次不落地。

（3）怕冷

肾虚的女性总是怕冷，穿的衣服比别人多，经常一着凉就拉肚子。

补救措施：在日常饮食中注意多选择羊肉、牛肉、韭菜、辣椒、葱、姜、桂圆等温补肾阳的食物。

（4）失眠、浑身燥热、注意力难以集中

肾阴虚的女性心情容易烦躁，注意力难以集中，且常常失眠，做梦；此外，还常常感到腰膝酸软。

补救措施：可以在饮食中多摄入鸭肉、甲鱼、藕、莲子、百合、枸杞子、木耳、葡萄、桑葚等食物。

（5）导致不孕

如果肾精不足，就会影响生育能力。

补救措施：适当服用六味地黄丸，经常按摩脚心。

【3.】男人补肾不可一概而论

有些男人认为补肾的唯一办法就是吃猪肾。不可否认，对于某些需要补肾的人而言，吃猪肾确实可以起到补肾作用，肾气虚时可食羊肾、猪肾、火腿、鸡肝、泥鳅、豇豆、白豆、小核桃肉、栗子、莲子、肉桂等。

不过，肾虚的种类不同，所以食补的方法、补品也是不相同的，如肾精虚时需补紫河车、海参、鹿肉、鱼鳔、蜂乳、花粉、羊肾、羊骨、黄牛肉、鸡肉、黑芝麻、菟丝子等。

肾阴虚时需补燕窝、灵芝草、银耳、羊乳、猪脑、猪皮、猪蹄、乌骨鸡、鸽肉、龟肉、鳖肉、蚌肉、泥鳅、黑豆、黑芝麻、樱桃、桑葚、山药、何首乌、枸杞子等。

肾阳虚时需补鹿肾、虾、虫草、羊肉、狗肉、麻雀肉、刀豆、韭菜、肉桂、海狗肾、海马等。

也不是所有的肾虚都能靠吃动物的肾脏来补，应在排除器质性疾病或在治疗原发病的基础上，请中医协助判断虚证的部位、性质，再确定补养方法，选择补品，切不可一概而论，盲目乱补。

4. 健肾强身两妙招

肾亏或肾气过早衰退的人，可呈现内分泌功能紊乱，免疫功能低下，并可影响其他脏腑器官的生理功能，导致早衰。介绍两种健肾强身的简易按摩法，可供一试。

（1）揉丹田

丹田位于肚脐下 1～2 寸处，相当于石门穴的位置。将手搓热后，用右手中间三指揉 50～60 次。在该处旋转按摩能健肾固精，并可改善胃肠功能。

（2）按肾俞

肾俞穴位于第二、第三腰椎间水平两旁 1 寸处。两手对搓热后用手掌上下来回按摩 50～60 次，两侧同时或交替进行，对腰痛等有防治作用。

5. 晚餐尽量早吃、少吃

随着生活节奏的加快，对于上班族来说，晚餐几乎成了一天的正餐。但是，晚餐吃得太晚不但会诱发胃肠疾病，而且易患尿路结石。因为人体排尿的高峰一般在饭后 4 小时，如果晚餐过晚，排尿高峰期正处于睡眠状态，尿液潴留在膀胱中，久之就会形成尿道结石。所以，在临睡前 4 小时进食是最合适的。

晚餐的时间最好安排在晚上 6 点左右，尽量不要超过晚上 9 点。9 点之后最好不要再吃任何固体食物，而且，晚餐后 4 小时内不要就寝，这样才可使晚上吃的食物充分消化。

另外，晚餐吃得过多会引起胆固醇升高，诱发动脉硬化。而长期晚餐过饱，反复刺激胰岛素大量分泌，容易造成胰岛 B 细胞提前衰竭，埋下健康隐患。因此，晚餐不能吃得过饱，也不能吃得过甜、过腻。

【6.】 晚餐吃素可防癌

晚餐一定要偏素，以富含碳水化合物的食物为主，至于蛋白质、脂肪类食物，吃得越少越好。

大多数家庭由于准备时间充裕，所以晚餐总是吃得很丰富，这样对健康很不利。据科学研究报告，晚餐时吃大量的肉、蛋、奶等高蛋白食品，会使尿中的钙量增加，一方面降低了体内的钙储存，容易诱发儿童佝偻病、青少年近视和中老年骨质疏松症；另一方面尿中钙浓度过高，罹患尿路结石病的可能性也会大大提高。

另外，摄入蛋白质过多，人体吸收不了滞留于肠道中，就会变质，产生氨、硫化氢等毒质，刺激肠壁，诱发癌症。若脂肪吃得太多，会使血脂升高。研究资料表明，晚餐经常吃荤食者比吃素者的血脂要高 2～3 倍。

【7.】 自我判断肾气是否充足

可以用以下方法自行判断肾气是否充足。

1）如果平时出现口干舌燥、失眠盗汗，甚至尿频、腰膝酸软等问题，则可能是肾阴不足，虚火上亢所致。

2）如果感觉性机能不足，力不从心，则可能是肾阳亏所致。

3）如果经常觉得手足心热、口干舌燥、腰膝酸软，但又畏寒、喜欢热饮，此多为肾阴阳两虚。此种情况有时还伴有耳鸣或眩晕、尿频、尿不尽、性机能失调，或女性白带多、不孕等症状。

4）如果一动气就喘，一咳嗽就漏尿，则可能是肾虚所致的肾不纳气。

5）经常失眠多梦、夜间频尿、盗汗、健忘、心悸怔忡，则可能是心肾不足。

【8.】 酉时做好肾经的保养方法

酉时适宜吃晚餐，吃过了饭最好在适当的时候活动一下，而不是立即睡觉或者一动不动地看电视。俗话说"饭后百步走，能活九十九"，但这个"走"是有讲究的，否则也起不到养生的作用。

饭后的胃正处于充盈状态，需要足够的血液才能保证消化，如果饭后立即活动，血液就会分散一部分，用于满足其他部位的需要，胃肠得到的血液就会减少，不利于消化。因此，饭后最好休息半小时再走动。

特别要注意的是，冬季室内外温差较大，在外进餐后不宜立即出去，否则容易引起风寒头痛，还会增加心脏的供血负担。因此，饭后应坐下来休息一下，20~30分钟以后再开始活动。

除此之外，饭后也不要立即饮水。许多人在喝酒之后会马上喝几杯水或茶，以为可以稀释酒精的浓度，其实这样做对身体的危害更大，最好饭后半小时再饮水。

第十一节
戌时养生宜养心包

节首语

心主手厥阴心包络之脉，起于胸中，出属心包络，下膈，历络三焦。

——《灵枢·经脉》

1. 戌时，心包经当令

戌时，即晚上 19：00 ~ 21：00。心包经气血充沛，此时心包经与脑神经系统都处于活跃状态，是调养心包经的最佳时间。膻中即心包络，心包是心的保护组织，可以清除心脏周围组织的外邪，保证心脏处于最佳状态。

膻中位于两乳之间的正中位置，是宗气汇聚的地方。

人体的宗气可以推动肺的呼吸。凡言语、声音、呼吸的强弱及嗅觉的灵敏度，都与宗气有关。宗气还有协助心气推动心脉搏动、调节心律的作用。如果宗气不足，就会出现气短、喘促、呼吸急促、气息微弱、肢体活动不便、心脏搏动无力或节律失常等问题。

膻中穴是一个主喜乐、主高兴的穴位。当你刚刚开始生气的时候，会表现在肝经上，所以会出现两胁胀痛。但是当你真正生大气时总会拍胸口，这是怎么回事呢？实际上，那一口大气就憋在膻中。这个穴位不通畅，对人的身体是很不利的。因此，在日常生活当中，我们要经常去按摩膻中。

"心包为心之外膜，附有脉络，气血通行之道。邪不能容，容之心伤。"心包如果功能完善，就可以清除心脏周围的邪气，很好地保护心脏。而戌时正是心包的当令时段，因此在戌时要轻微活动后再睡眠。睡时宜右侧，先睡心，后睡眠。意思是说睡前什么都别想，自然入睡，这样才是健康的睡眠。

2. 戌时健康保养

（1）按揉心包经

心包经的主要行走路线，在两条手臂内侧。这两条路线，相当于沿着整个手臂内侧走了一遍。

我们可以先用右手按揉左臂，再用左手按揉右臂。按揉的时候，从腋下开始，自上而下揉捏心包经的行走路线。每侧按揉 10 分钟左右。

按揉的时候，要注意全身放松、心态平和，自上而下慢慢揉捏，不必过于关注穴位。手上稍微用点力，不必过快。如果揉捏的时候发现某处有酸胀、麻痛的感觉，这可能就是我们要关注的"穴位"，要多按揉一会儿。

（2）保持愉悦的心情

此时要保持愉悦的心情，同时也可以做一些简单的动作，如可以与家人和朋友一起聊聊天，再做做甩手运动，对心脏都有一定的帮助。还可以边看电视边采取两手用力握拳的方式来调节呼吸，吸气时放松，呼气时握紧，可连续做 6 次来调节手三阴经气血，随呼吸而用力，这对于调节气息及血液循环非常有益。

（3）做做养生操

1）躺在床上，双手抱住右腿，将右膝盖往胸部方向靠近，头往右膝盖靠近，停 5 秒，换另一侧，重复 10 次。

2）躺在床上，双手抱住双腿，将膝盖往胸部方向靠近，头往膝盖靠近，停 5 秒，重复 5 次。

3）盘坐，身体前倾，上臂往前伸展，直到感觉拉到背部的肌肉，停 5 秒，要恢复坐姿前，可先将手肘放在膝盖上，再慢慢将身体撑起，重复 5 次。

4）坐姿，两腿弯曲抱在胸前，下巴弯向胸部，再缓缓向后躺，前后滚动，放松，重复 5 次。

5）四肢跪在地板或床上，往胸部收紧下巴，使背部弓起，停顿 5 秒，放松，重复 10 次。

【3.】心病宜选择按摩心包经穴位

（1）劳宫穴

位于掌心中，第二、第三掌骨之间，握拳时中指尖下。当血压急剧上升时，只要刺激位于手掌中央的劳宫穴，便会降低血压，有很好的效果。刺激方法为以大拇指从劳宫穴开始轻轻按压，逐个按压到每个指尖，左右交换按压，按压时一定要保持心平气和、呼吸均匀。

（2）天池穴

乳头外 1 寸，前正中线旁开 5 寸处。经常按摩此穴有宽胸理气之功效，可治疗心绞痛、胸痛、胸闷等病证。按摩时，用双手拇指或中指的螺纹面或指端适当地，轻缓柔和地按摩两侧的天池穴。

（3）郄门穴

在前臂掌侧，当曲泽穴与大陵穴的连线上，腕横纹上 5 寸。当你心脏不舒服的时候，就可以用指尖用力按压郄门穴，每隔 3 ~ 5 秒休息 1 ~ 2 秒，反复刺激 3 ~ 5 次即可。一边按压手腕一边往内旋转，这样能收到很好的疗效。

（4）内关穴

位于前臂正中，腕横纹上 2 寸，在桡侧屈腕肌腱同掌长肌腱之间。内关穴为心包经的络穴、八脉交会穴与阴维脉相会之处，心律不齐、冠心病、心绞痛等心脏方面的疾病，常选用内关穴来治疗。用左手的拇指尖按压右内关穴上，左手食指压在同侧外关上，按摩 10 ~ 15 分钟，之后再用右手按摩左侧的穴位，每日 2 ~ 3 次，以产生酸胀感为度。

【4.】鼓掌对养心有哪些益处

心包经可代心行事，其功能及病理变化与心基本一致，其脉多血少气。如果此经的经气发生变化，就会出现手心热、臂肘挛急、胸肋支满、心慌、面红、笑个不停、心烦、心痛等症状。

心包能让人高兴，心情郁闷时，不妨尝试一个简单的动作——鼓掌，即用两手相互对击，啪啪作响。手掌中央有心包经通过，大陵穴位于手腕内侧横纹中央，劳宫穴位于握拳时中指尖点按位置，中指尖是心包经井穴中冲穴。小指侧有心经通过，大鱼际还有肺经的鱼际穴，两大拇指桡侧还有肺经井穴少商穴。所以鼓掌动作可以同时振奋心包经、肺经、心经。现在起，不要吝惜你的掌声，给别人以赞许和鼓励，也给自己以欢乐和健康吧。

【5.】戌时打坐养生有益健康

（1）端正坐姿

端坐于椅子上、床上或沙发上，面朝前、眼微闭、唇略合、牙不咬、舌抵上腭；前胸不张，后背微圆，两肩下垂，两手放于下腹部，两拇指按于肚脐上，手掌交叠捂于脐下；上腹内凹，臀部后凸；两膝不并（相距 10 厘米），脚位分离，全身放松，去掉杂念（初学盘坐的人往往静不下心来，慢慢就会习惯的），似守非守下丹田（肚脐眼下方），慢慢进入忘我、无为状态，步入空虚境界。这时候你会感觉没有压力，没有烦恼，全身非常轻松、舒适。

（2）选择清幽的环境

应选择无噪声干扰、无秽浊杂物，而且空气清新流通的清静场所。在打坐期间也要少人打扰。

（3）选择最佳时间

打坐的最佳时间是在睡前，时间以半小时为宜。不过工作繁重的上班族可以不拘泥于这条，可以利用上班间隙，如果感到身心疲惫，就可以默坐养神。

（4）坐后调试

打坐结束后，打坐者可将两手搓热，按摩面颊、双眼以活动气血。此时会感觉神清气爽，身体轻盈。

第十二节
亥时养生宜养三焦

节首语

三焦者，中渎之府也，水道出焉，属膀胱，是孤之腑也。

——《灵枢·本输》

【1.】 亥时，三焦经当令

亥时是晚上21：00至23：00，此时三焦经值班。三焦经掌管人体诸气，是人体气血运行的要道，也是六腑中最大的脏腑。人如果在亥时睡眠，百脉皆可休养生息，对身体十分有益。

华佗说："三焦者，总领五脏、六腑、荣卫、经络、内外左右上下之气也，三焦通，则内外左右上下皆通也，其于周身灌体，和内调外，荣左养右，导上宣下，莫大于此者……三焦之气和则内外和，逆则内外逆。"对三焦的这段阐述通俗易懂。

三焦就是装载全部脏腑的大容器，也即整个人的体腔。古人将三焦分为三部分：上焦、中焦、下焦。上焦是指横膈以上的部位，包括胸、头部、上肢和心肺两脏，是以心肺之气的"开发"和"宣化"，将气、血、津液和水谷精微等"若雾露之溉"布散于全身为其主要生理特点，故称"上焦如雾"；中焦是指横膈以下，脐以上的上腹部，是以脾胃的运化水谷，化生精微，"泌糟粕，蒸津液"为其主要生理特点，故称"中焦如沤"；下焦是脐以下的部位和有关脏器，如小肠、大肠、肾和膀胱等，其主要生理特点是转化糟粕和尿液，故称"下焦如渎"。

亥时三焦通百脉。人如在亥时调养生息，对身体十分有益。气虚、脾虚者宜亥时补中气；肺阴虚、儿童阴虚盗汗、成人阴虚内热偏重者，亥时滋阴降热效果最好。安睡以养元气，环境宜静，排除干扰。"睡不厌蹴，觉不厌舒"。就是说睡时可屈膝而卧，醒时宜伸脚舒体，使气血流通，怎么舒服就怎么睡，不要固定一种姿势。

【2.】 补益三焦，科学吃米饭

米饭是最大众化、亲和性最强的一种食物。从中医角度讲，米饭味甘、性平，除了入脾经、胃经、大肠经、小肠经、膀胱经之外，其余各经也都适用，所以也适合三焦经。

1）病后体虚或肠炎发作期，吃点稀米粥可以补气、厚肠、开胃。米饭与绿豆配伍，煮成绿豆稀饭，既可饱腹，还可清热解毒、除烦渴。

2）米饭与干姜同煮，可以温中祛寒、缓解女性痛经。一碗温热的稀粥喝下去，出汗后非常舒服，也可以缓解感冒。

3）米饭与小茴香、黑糖同煮，煮沸之后再加少许盐调味即可。趁热服食，几次之后，可缓解胀气、呕逆等问题。

当然，米饭的功用还有很多，只要合理安排饮食，都可以补益三焦。

【3.】 学做八段锦的"两手托天理三焦"

三焦是六腑中最大的腑，具有主持诸气、疏通水道的作用，而"两手托天理三焦"属于八段锦中的一式，经常锻炼此法可以强健三焦。通常而言，现代人平时的坐卧立行很少有伸展姿势，脏器在我们的胸腔、腹腔中也处于挤压状态，而此操双手掌心托天，同时头部仰视，再配合呼吸，能使胸腔、腹腔进入"舒展"的状态，一方面可以使"三焦元气"的生理功能升降自如，另一方面也能使"三焦水道"通畅无比。

具体方法：身体直立，两脚自然分开与肩同宽。双目平视，舌尖轻抵上腭，以鼻呼吸，放松周身关节，各手指自然伸展，两臂自然松垂，足趾抓地，足心上提，集中精神，贯注力量。

两臂自然松垂身侧，然后徐徐自左右两侧向上托举，到头顶之后两手的手指相叉，翻掌，掌心有如托天之感，两脚跟同时也提起离地。稍停片刻，两臂放下复原，足跟着地。上托时深吸气，还原时深呼气。

可按此方法反复进行多遍。

◉ 温馨提示 ◉

亥时三焦通百脉。人如果在亥时入睡，全身百脉都可得到很好的休养生息，还有很好的美容作用。现代人如不想此时睡觉，可听音乐、看书、看电视、练瑜伽，但入睡时间最好不要超过子时。

【4.】 亥时是性爱的黄金时刻

晚上 22 点左右行房事最好。为什么亥时行房事最好呢？要解答这个问题，可以先看看古时候亥字的写法。

亥字上面的两个横代表阴与阳，下面是两个人，前面的是女人，后面的是男人；女人挺着肚子，意思是怀孕了。这个亥字的意思就是，此时男女交合就可达到阴阳平衡，可以怀孕。亥字也传达了这样一个意思：如果你想让生命有一个起点，就要从亥时开始。

现代人大多数也赞成亥时性爱。因为性活动需要付出较大的体力，亥时行房事后可以立即入睡，使双方都得到充分的休息，第二天恢复充沛的精力。

总的来看，亥时性爱是一个非常合适的选择，毕竟性活动需要付出较大的体力，行房后入睡可以促进人体好好休息。此外，现代科学研究还证明，性生活会使人体分泌一种促进睡眠的物质。

【5.】 亥时应如何养生保健

（1）保持心境平静

从亥时之初（21：00）开始到寅时之初（3：00），这段时间是人体细胞休养生息、推陈出新的时间。此时人会随着地球旋转到背向太阳的一面，进入一天之中的"冬季"。冬季是万物闭藏之时，人到此时自然也要闭藏，其目的就是为了第二天的生长。那么，此时此刻我们该怎么做呢？要收藏兴奋，保持心境平静。要做到睡前不生气、不狂喜、不大悲。

（2）睡前喝水别太多

亥时气血流至三焦经，而三焦经掌管人体诸气，是人体血气运行的主要通道，上肢及排水的肾脏均属三焦经的掌管范畴。此时阴气极盛，要想保持五脏安静，以利于睡眠，睡前就要少喝水，容易浮肿的人尤其不宜多喝。

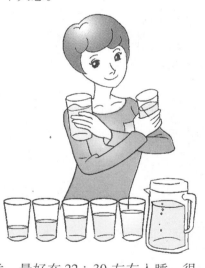

（3）要及时入睡

亥时三焦可通百脉。人如果在亥时睡眠，百脉就会得到休养生息，对身体十分有益。最好在22：30左右入睡。很多百岁老人都有一个共同的特点，就是在亥时睡觉。

人体脏腑直接受三焦的管理，三焦不通，必然会生百病。如果想让养生更上一个台阶，就要时刻关注亥时对三焦的保健。

【6.】睡前泡泡脚，美美睡一觉

睡前泡脚可以使足部血管扩张，减少供给头部的血液。热水还可刺激足底神经，促进全身血液循环，从而促使大脑兴奋性降低，对大脑皮质产生抑制作用，利于全身放松，解除下肢酸痛、困乏，使身体轻松舒适，加深睡眠程度，提高睡眠质量。

那么，怎样泡脚才更有利于睡眠呢?

1）水温以 40~50℃ 为宜，水量最好没过踝关节。

2）浸泡时间在 10~20 分钟之间为宜，在泡脚过程中，还要经常加热水，以保持水的温度恒定。

3）泡脚时要用双手搓揉双脚，特别是足趾、足心处，使之发热，这样能温通经脉，调和气血阴阳，使气机通畅。

4）洗后要用毛巾将脚擦干，注意保暖。

5）尽管热水泡脚有很多好处，但并不是所有人都适合用热水泡脚。糖尿病患者、心脑血管病患者和脚冻伤者都不宜用过热的水泡脚。

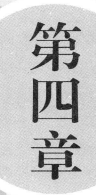

第四章

五脏安，则身体健

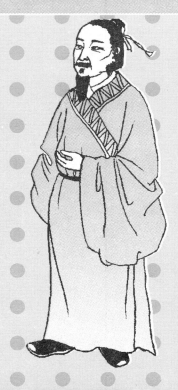

第一节
心者，君主之官也

心者，君主之官也，神明出焉……主明则下安，以此养生则寿，殁世不殆，以为天下则大昌。主不明则十二官危，使道闭塞而不通，形乃大伤，以此养生则殃。

——《素问·灵兰秘典论》

【1.】 为何心为"君主之官"

《内经》说心脏好像一国的"君主"，是人体生命活动的主宰，人的精神、意识活动以及聪明智慧的产生，都与心有着密切的关系。心的功能正常，则身体安康，养好心就能长寿，而且一生没有危险，这同明君治理天下则国家昌盛是一个道理。心的功能失调，则会危及五脏六腑，而且容易导致血脉阻塞不通，形体将会大大伤损，影响寿命，这就如同昏君治理天下，国家就会面临危难，可是要引起警戒的大事！

明代李中梓在《内经知要·藏象》中对心的解说是："君主不明，则诸臣旷职或谋不轨，自上及下，相使之道皆不相通，即不奉命也。在人身则大伤而命危，在朝廷则大乱而国丧矣。心为阳中之阳，独尊重之者，以阳为一身之主，不可不奉之，以为性命之根蒂也。"心为阳中之阳，是一身之主，是性命的根蒂，如同臣子尊奉君主一样，人体中的脏腑也必须尊奉心。一国的君主一旦昏庸无能，那么臣子就会渎职怠工，甚至图谋不轨，国家就会出现乱象，甚至亡国。

心是人的生命活动的主宰，统率各个脏器，使之相互协调，共同完成各种复杂的生理活动，以维持人的生命活动，如果心发生病变，则其他脏腑的生理活动也会出现紊乱而产生各种疾病。因此，以君主之官比喻心的重要作用与地位是一点也不为过的。

【2.】 心的生理功能有哪些

在中医理论中，心是神之居、血之主、脉之宗，五行属火，配合其他所有脏腑功能活动，起着主宰生命的作用。心的主要生理功能有两个：

（1）心主血脉

什么是脉？脉在这里主要是指经脉、血液运行的通道。而心主血脉，自然就该包括主血和主脉两个方面。因为血在脉中行，血在人体的流动并非像水一样从高到低，还得有一定的动力，心脏的跳动正是这种动力的提供者，所以，《素问·五藏生成》说："诸血者，皆属于心。"《素问·痿论》也说："心主身之血脉。"中医认为，心脏的正常搏动主要依赖于心气。所以，如果心气不足就会血液亏虚、脉道不利，轻则面色无华、脉象微弱，重则气血瘀滞、血脉受阻。

（2）心主神气

《灵枢·邪客》说："心者，五藏六腑之大主也，精神之所舍也。"心主神志，是指整个人体生命活动的外在表现由心所统摄，包括形象、面色、眼神、言语、应答、肢体活动姿态等。在中医学脏象中，人的精神、意识、思维活动不仅归属于五脏，而且主要归属于心的生理功能。心主神志的生理功能与心主血脉的生理功能密切相关。血液是神志活动的物质基础。正因为心具有主血脉的生理功能，所以才具有主神志的功能。因此，如果心主神志的生理功能出现异常，即会导致人的精神、意识和思维的异常，表现为失眠、多梦、神志不宁，或反应迟钝、健忘、精神不振，甚至昏迷等临床表现。

【3.】 心与中医意象

（1）心者，其华在面

《素问·五脏生成篇》中说："心之合脉也，具荣色也。"心主血脉，十二经脉以及众多的络脉，都经过人的脸部。心气健旺，则血脉充盈、畅通，而面色红润、有光泽；心气不足，则血脉不畅，而面色苍白、晦暗，缺乏润泽之色。心热则血热，就会表现为面色红赤；心血瘀阻，则表现为面色青紫。从美容的角度说，名贵时尚的美容产品，可以打造出人造美女，然而一脸的化工产品，掩盖了天然的精气神，毕竟少了天生丽质的神韵。从养生的角度说，最佳的美容方法应该是从调养心神、调养气血入手。

（2）舌为心之苗

《灵枢·脉度》说："心气通于舌，心和则舌能知五味矣。"不仅如此，通过直接观察也可以判断气血的运行和心主血脉的生理功能。这是为什么呢？原来，心开窍于舌，舌为"心之苗"，也就是说，舌是心的外候。如果心的功能正常，则舌体红润、灵活，味觉灵敏，说话流畅清晰。若心阳气不足，则舌质淡白；若心火上炎，则舌红生疮；若心血瘀阻，则舌质暗紫或有瘀斑；若心主神志的功能异常，则舌卷或失语等。

（3）汗为心之液

《素问·阴阳别论》中说："阳加于阴谓之汗。"吴瑭《温病条辨》也说："汗也者，合阳气阴精蒸化而出者也。"汗液的排泄，有赖于卫气对腠理的开阖作用：腠理开，则汗液排泄；腠理闭，则无汗。心在液为汗，是指津液通过阳气的蒸腾气化后从汗孔排出的液体。由于"汗血同源"，而血又为心所主，故有"汗为心之液"之称。

【4.】 养心需要先养神

养心首先需要养神。所谓心主神明，这在一定程度上指出了养神的重要性。养神就是要心气平和，保持心神的虚静状态。心是离卦，代表心火，这个卦象外面是阳中间是阴。其中中间是虚的，外边是实的，这就表示在养神中，人要注重虚心，所谓虚心就是人必须要保持清净且气定神闲。

我国自古就特别注重静心、修心。其中在静心方面，人生活在一个非常嘈杂的世界里，每个人都有很多途径，都面临着很多选择；但是，尽管世界很嘈杂，养心之人也要做到听不到外面的喧嚣声，让自己静下来。只要是自己的心很静，就可以摆脱外界的干扰，从而使外界的嘈杂离自己很远。这样人就真正做到了外界嘈杂不扰己，而看到的一切事物也都是美好的。

【5.】怎样杜绝心脏病的发生

对于心脏病来说，防胜于治。这就要求我们管好自己的生活，养成有规律的生活习惯，杜绝心脏病的发生。

1）选择食用鲭鱼、鲱鱼、鲑鱼、金枪鱼等富含油脂的鱼类。

2）新鲜果蔬中钙、镁、钾等微量元素含量丰富，多多益善。

3）少吃肉类和富含脂肪的食物，忌煎炸食物。

4）少盐，每天以 5~10 克为宜。美国哈佛医学院研究人员进行的一项长达 15 年的研究表明，少吃盐可以减少患心脑血管疾病的风险。吃盐较少的人，患病的风险可以减少 25%，早期死亡的风险则可减少 20%。

5）服用维生素 E 和维生素 C 等抗氧化营养素。

6）了解自己的血压值，如有高血压，需要服用镁元素。

7）生活有规律，避免长期处于紧张、压力中；保持心态开朗乐观，避免长期处于不良情绪中。

8）长期运动可以降血脂，使血压正常，减轻心脏负担。

9）保持匀称身材，避免发胖。

10）定期检查血脂水平，如有高脂血症，改善饮食结构，改变生活方式。

【6.】 养心如何科学饮食

日常在餐桌上，选择适合养心的饮食应注意"两多三少"：

(1) 多吃杂粮、粗粮

杂粮、粗粮营养齐全，而且 B 族维生素丰富，其中纤维素的含量比精米精面要多，纤维素有益于心脏，所以这类食物应多吃。

(2) 多吃新鲜蔬菜、大豆制品

由于维生素 C、纤维素、优质蛋白、维生素 E 等对心脑血管均有很好的保护作用，所以应养成每顿吃新鲜蔬菜，每天不离豆制品的习惯。

(3) 少吃高脂肪、高胆固醇食品

脂肪和胆固醇摄入过多，可引起高血脂和动脉硬化，应少吃，尤其是肥胖者、高血压者、血脂偏高者、糖尿病患者以及老年人，更应少吃这类食品。

(4) 少喝酒

少量饮酒特别是少量饮些果酒，有益于心脏。但大量饮酒会伤害心脏，尤其是烈性酒，最好不要喝。

(5) 少吃盐

盐摄入量多可引起血压增高并加重心脏负担，应少吃，把菜做得淡一些是少吃盐的好办法。

【7.】 坚持按摩，远离心悸

心悸等同心慌，为什么这么说呢，因为心悸实际上是在形容心脏的跳动出现的问题，心慌的原因就是心脏的跳动加快。可以说，心悸是亚健康的一种重要表现。

心慌如果只是偶尔出现，可以不采取任何措施，但是要注意心慌是否连续出现。也就是说心悸是心脏刚出问题时的表现，所以出现心悸时要区分是不是第一次出现，也要了解心悸会引起哪些不好的后果。对于心悸，可以进行内外兼行的综合调理，具体按以下几个步骤来进行：

（1）要重点抓住左侧的反射区

无论是足底的还是耳朵上的。因为人体的心脏是偏向左侧的，所以反射在外部的反射区的时候都是以左侧为主。例如左脚的脚心，这是一个可以每天晚上睡觉前按摩的穴位，每次按摩上百下，既能缓解心悸，也能帮助睡眠安稳。

（2）缓解心悸的两个穴位

内关和神门是可以缓解心悸的两个管理穴位。神门就处于腕横纹的下边，它是调节体内神经的重要穴位。绝大多数心悸的发生都是因为神经在局部出现了错乱，而刺激神门穴就是在调节神经的状态，心悸的情况也就会很少出现了。

实际上这两个步骤不是固定不变的，关键还是要根据个人的情况，以及心悸出现的频率来进行相应的调整。

此外，心悸的人一定要保持心情舒畅，情绪不好肯定会影响到心脏的功能，功能紊乱了，就会不时地出现心慌心跳。所以保持心情的平稳舒畅很重要。既不要过分悲伤，也不要过分欢喜。

8. 冠心病患者生活"四忌"

（1）忌脱水

人的血液70%左右都是水，脱水了，血液怎么流动呢？由于冠心病患者的血黏度都有所增高，达到一定程度时，可能出现血凝倾向，导致缺血或心脑血管堵塞，严重时还可引起心肌梗死或脑卒中。因此，冠心病患者平时要养成定时喝水的习惯，最好在睡前半小时、半夜醒来及清晨起床后喝一些开水。

（2）忌缺氧

一般而言，一天中，除户外活动或有氧运动时的吸氧量符合生理需要外，其余时间人们的吸氧量往往不足，冠心病患者易出现胸闷等症状。长期供氧不足，会加重动脉硬化的程度。所以，冠心病患者要经常对居室环境通风换气，当胸闷或心胸区有不适感时，立刻缓慢地深吸几口气，可或多或少地缓解。出现心绞痛时，除服用急救药外，应立刻深吸气，家中备有氧气瓶的则吸氧几分钟，可以缓解心绞痛，减少心肌细胞的死亡。

（3）忌过饱

过饱时胃会直接压迫心脏，加重心脏负担，还可能导致心血管痉挛，甚至引发心绞痛和急性心肌梗死。所以，冠心病患者平时宜少食多餐，晚餐尤其需要注意，最好只吃到七八分饱。

（4）忌生气、发怒

人体的中枢神经系统指挥人的一切，当人过分激动、紧张，特别是大喜大悲时，中枢神经的应激反应会使小动脉血管异常收缩，导致血压上升、心跳加快、心肌收缩增强，使冠心病患者缺血、缺氧，从而诱发心绞痛或心肌梗死。

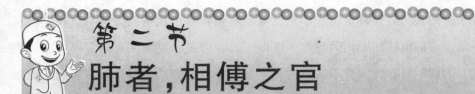

第二节
肺者，相傅之官

节首语

　　位高近君，犹之宰辅，故为相傅之官，肺主气，气调则脏腑诸官听其节制。无所不治，故曰治节出焉。

——《内经知要·藏象》

【1.】为何肺为"相傅之官"

　　在五脏中，肺脏的位置最接近心脏这个君主，因而《黄帝内经》中用"相傅之官"来比喻它。相，就是宰相；傅，就是太傅，也就是皇帝的师傅；相、傅都是辅佐君主的主要官员。肺在五脏中的地位，比之于朝廷的职官，就相当于宰相或太傅。

　　《灵枢·九针论》说："肺者，五脏六腑之华盖也。"华盖指古代的车盖，能起到遮风挡雨的作用。心脏虽然是君主，但在解剖学上，心脏的位置并不是最高的，肺脏与心脏同处于胸膈之上，而比心脏稍高，它展开的肺叶罩着其他脏腑，似乎也在庇护着其他脏腑，因而有"华盖"之称。这一作用也相当于"相傅"的作用。

【2.】肺的生理功能有哪些

(1) 肺主气

　　肺主一身之气，是指一身之气都归属于肺，由肺所主。《素问·五藏生成》说："诸气者，皆属于肺。"陈修园在《医学实在易》中也说："气通于肺脏，凡脏腑经络之气，皆肺气之所宣。"所谓的肺主气，主要包括一身之气和呼吸之气。从一身之气来看，所谓的肺主气是指肺影响宗气的生成和全身气机的调节，宗气主要依靠肺吸入的清气与脾胃运化的水谷精气相结合而生成。因此，肺的呼吸功能健全与否，直接影响着宗气的生成，也影响着全身之气的生成。其次，从对于全身气机的调节来看，肺有节律的一呼一吸，即是气的升降出入运动。对全身之气的升降出入运动起着重要的调节作用。

（2）肺主宣发、肃降

肺的治节之权还体现在气的宣降。"宣"就是宣泄、发散，指肺气向上、向外的升和散，宣发既将清气输送周身，也将浊气排于体外；肃就是清肃、下降，指肺气向下、向内输布通降。肃降，是将体外的自然界的清气收藏于体内，也将体内之气向下、向内运行。宣与降，保证了气在人体内外的正常交换。肺气清肃，则全身之气循道顺行；肺气失宣，则将出现呼吸不畅、鼻塞、咳嗽、喘急、胸闷等病象；肺失肃降，则全身之气横逆而行，气短气促、咳嗽。

（3）肺主行水

所谓的主行水，是指肺不但将津液和水谷精微宣发至全身，而且可以为汗液的调节与排泄提供动力；不但可以通过肺气的肃降功能，将吸入之清气下纳于肾，而且也将体内的水液不断地向下输送，而成为尿液生成之源，经肾和膀胱的气化作用，生成尿液而排出体外。所以说"肺为水之上源"。如果肺主行水的功能减退，就可发生水液停聚而生痰、成饮，甚则水泛为肿等病变。

这一点，从一些医生的做法中也可以看出来。对于孩子的出生，历来的说法是，只有听到哭声，才代表新生儿是正常、健康地降生。如果一个婴儿来到世间不哭，负责助产或接生的人就会在他（她）的屁股上打几下，让他（她）哭出声来，这样做的理由是哭叫时肺部放开，有利于将残剩的羊水排出，保证婴儿的正常呼吸。

（4）肺主治节

心为君主，而肺为相傅，相傅辅佐君主来管束、治理文武百官。具体到人体，则是心统辖着五脏六腑，而作为相傅的肺脏则辅佐心脏去治理、调节其他脏腑、气血津液以及全身机能。

[3.] 肺与中医意象

（1）开窍于鼻

《灵枢·脉度》说："肺气通于鼻，肺和则鼻能知臭香矣。"可见，肺开窍于鼻。鼻与喉相通而结于肺，所以外邪袭肺，多从鼻喉而入，其症也多见鼻、喉的证候，如鼻塞、流涕、喷嚏、喉痒、音哑、失音等，故有"鼻为肺之窍""喉为肺之门户"的说法。从胃经的走向来看，其起于鼻，交于鼻根，所以鼻子的外形是归属于脾胃的，但鼻孔的主要功能是呼吸，而肺主气，所以，鼻孔归肺管。

对于鼻子，很多人都存有偏见，他们认为鼻腔内那些黑毛不够美观，往往将其剪掉。殊不知，鼻毛能阻挡空气里的灰尘杂质。用手挖鼻孔也是一种错误的做法，指甲很容易挖破鼻黏膜，易使黏附在指甲上的细菌侵入鼻黏膜，引起发炎出血，甚至化脓。如果鼻腔里的细菌侵入颅腔，引起感染化脓，还会危及生命，所以，鼻腔是呼吸系统的第一道"防线"，挖鼻孔就等于在挖自己健康的"墙角"。这一点不仅是小孩要注意，成年人也不能忽视。

鼻窍是肺的门户，是天地之气与人体之气的联络通道。肺主气，肺正是通过鼻窍的一呼一吸，与天地之气同节奏，共脉搏。鼻窍还有一个功能就是知臭香，肺气平和，那么鼻的嗅觉就灵敏；肺气虚弱，则嗅觉迟钝，不辨香臭。鼻窍出现的一些病象，如鼻塞、鼻炎、鼻渊（鼻窦炎），大都与肺脏有关。

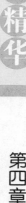

（2）在液为涕

《素问·宣明五气》说："五脏化液……肺为涕。"就是说，肺在液为涕。

涕为肺液，悲为肺志，因而悲伤时不仅会流泪，还会出涕，一把眼泪，一把鼻涕的。鼻涕并不专为悲伤而出，鼻涕的主要功用是润泽鼻窍。鼻涕的不正常分泌，可以看出肺脏的病变。肺受风寒，则清涕不断；肺受热邪，则涕出黄浊；肺受燥邪，则鼻干无涕。寒则以辛热之物驱风寒，热则以清凉之气散热邪，燥则以清润之物润燥。

（3）在华为皮毛

肺之外象是皮毛，皮毛都有细小的毛孔。唐容川在《医经精义》中指出，皮毛亦有"宣肺气"的作用，可见，通过皮毛不仅可以排泄由津液所化之汗液，实际上还可以随着肺的宣散和肃降进行着体内外气体的交换。中医学中把汗孔称作"气门"，这是因为汗孔是阳气散泄的门户，《素问·生气通天论》讲："故阳气者，一日而主外……日西而阳气已虚，气门乃闭。"所以，肺气不宣时，会引起腠理闭塞、卫气郁滞等病理变化。反过来，外邪侵犯皮毛、腠理闭塞、卫气郁滞的同时，肺也往往会出现肺气不宣。

【4.】养肺的几个好方法

（1）神养

神养就是要保持健康向上的情绪，开朗的心态，这对于养肺来说非常重要，因为肺气虚容易引起悲伤，而悲伤又会直接影响到肺。

特别值得注意的是，深秋季节一定要注意自己的情绪，避免悲伤，以免使抵抗力下降，导致一些肺病的复发，要学会让自己的精神状态始终保持乐观愉快，以更好地保养肺气。

（2）食养

食疗是任何一种养生都不可缺少的方法。养肺可以多吃一些玉米、西红柿、黄豆、梨等水果。其中秋令养肺最重要，肺喜润而恶燥，燥邪会伤肺。我们知道，秋天气候干燥，空气湿度相对低，尤其在中秋之后，由于风大，所以人们常会出现皮肤干燥、口干鼻燥、咽痒咳嗽、大便秘结等症状。所以，秋季饮食应注意"增酸少辣"、"防燥护阴"，可适当多吃些蜂蜜、核桃、乳品、百合、银耳、萝卜、秋梨、香蕉、藕等，一定要注意少吃辛辣燥热与助火的食物。

（3）动养

每天坚持跑步、散步、打太极拳、做健身操等运动，以增强体质，提高肺脏的抗病能力，还可以练习一下气功，方法是：每日晚餐后在花园里先慢步行走10分钟，然后站立，双目平视，面对明月，两足自然分开，全身放松，两手掌相搭，掌心向上，置于丹田，吸气于两乳间，收腹时缓缓呼气，松腹。每次练功半小时。

【5.】"省言"可养肺气

中医认为，"省言"可养肺气。历代养生家大都主张节言少语，并以此促进健康长寿。

《论语·乡党》说："食不言，寝不语。"《千金翼方·道林养性》中也有"不得寝卧多言笑，言则五脏如钟磬，不悬则不可发声；行不得语，行语则令人失气"，"勿能冷开口大语为佳"的记载。可见，古人强调寝卧、饮食、行走和遇冷之时，均不得言谈或大声言谈，因为这分别会影响睡眠及五脏功能，影响食欲和消化功能，过多地耗散精力，损伤肺气。

在日常生活中，我们也会遇到这样的情况，即言语谈笑过久或高声谈笑之后，常易出现口干舌燥、精力不济的感觉。这说明言谈无节确能伤津耗气，损害人体健康。古代养生家倡导言谈有节、注意禁忌等思想，是有道理的。

【6.】冷水浴可养肺

冷水浴对肺有很好的养生、保健作用，以下介绍两种冷水浴的方法：

（1）冷水浴

这种水浴要求水温低于20℃，用这种冷水擦洗全身即可。中老年人开始进行冷水浴锻炼时，最好选择在夏季，先用低于体温35℃的水洗浴，随着机体的适应，再逐渐将水温降至20℃以下，如身体条件较好者亦可参加冬泳运动。当然，这种方法要根据个人的身体状况而定，不适合的切不可用。

（2）冷热水浴

这种水浴要求先用热水洗遍全身，然后再用冷水冲洗，最后用毛巾将全身皮肤擦红并产生热感。冷热水浴可以使全身的血管受到刺激，使血管又有舒张又有收缩，增强血管的弹性，提高人体的抗寒能力。此外，冷热水浴还有促进肺脏功能的作用。

【7.】怎样防止寒气侵袭身体

肺为娇脏，最怕寒邪。寒邪可直接侵袭肺部，而且寒邪易伤卫外之阳气，寒邪侵袭肌表，又容易内合于肺。此外，脾胃虚寒，也会影响肺的清肃功能，产生种种疾病。因此，防止身体受寒和排除体内的寒气是志在必行的。

下面的方法可以有效防止寒气侵袭身体：

（1）注意休息

休息可以让身体保持良好的状态，增强抗病能力，以抵御随时可能入侵的寒气。

（2）避免淋雨

淋雨会从头顶和身上其他受寒的部位带进寒气。

（3）洗头后要吹干

洗头后尤其是冬天，如果不及时擦干头发上的水分，水中的寒气会从头部直接进入体内。

（4）选择室内游泳

在室外游泳时，上岸后如果有风吹来，会禁不住打寒颤，这种感觉就是寒气侵入身体最具体的感受。因此，最好的办法是选择在室内温水游泳池中游泳。

第三节
肝者，将军之官

肝者，将军之官，谋虑出焉。

——《素问·灵兰秘典论》

1. 为何肝为"将军之官"

说肝为"将军之官"，我们先谈谈肝与其他四脏的关系。我们知道，肝藏血，主疏泄，而心脏主血，所以，心血不足就会影响肝的调整功能，心肝冲突就会导致失眠、多梦等。

重症肝炎出现的高烧、昏迷、抽搐等症状，也是心肝相互影响的病理表现，正因为如此，人们经常把二者合在一起称为"心肝"，这不仅说明了它们各自的重要性，也说明了二者协作的重要意义。

谈到肝和心的关系，在《黄帝内经》中，心为"君主之官"，所以，从二者的关系来看，心与肝还有"君臣"之意。肝为心所统摄，如果心出了问题，肝功能自然会大打折扣。打个比方说，心出了问题就好像君王不早朝一样，渐渐地，本来负责剿匪安民（排毒）的"将军之官"——肝就慢慢懈怠了，毒素因此横行，肝癌、肝硬化、肝腹水也就纷纷找上门来。

肝与脾的关系为肝藏血，脾统血。肝脏属木，脾脏属土，树木的生长离不开土地的滋养，而树木又可防止水土的流失。肝是一个"血库"，所以，从血上来看，肝与脾的关系为肝藏血，脾统血。所谓的统血，其含义就是说，脾近乎一个血液的生产部门。一方面，只有肝气疏泄正常，水谷之精微才能得以消化、吸收。若肝气郁结，疏泄失职，脾气壅塞，运化失职，则可见脘腹胁肋胀痛、食欲不振、食后嗳气不舒等；另一方面，肝所藏之血有赖于脾转输水谷之精微的化生。若脾虚不健，血的化源不足或脾气虚弱，自然统摄失常，肝即无所藏。肝血不足，疏泄也会受到相应的影响，头与目等部位供血不足，最为直接的结果就是头晕目眩。况且，肝开窍于目，不仅精气通于目，而且经络也上联目系。换句话说，一个人的视力是要靠肝血濡养的。古人就有"泪为肝液"之说，《黄帝内经》也有"肝受血而能视"的说法。所以，肝和则能辨五色，肝阴不足，则两目干涩；肝血不足，则视物模糊和夜盲；肝火上炎，则目赤肿痛，畏光流泪；肝阳上亢，则头昏目眩；肝风内动，则目斜视上吊。因此，目是肝脏病变的"晴雨表"。明白了肝同时滋养着头和目，我们也就能弄清楚"头晕目眩"为什么总是形影不离、结伴而行了。

肝与肺的关系，主要表现在协调人体气机升降方面。二者表面上看是各管一条线，肺主调整全身之气，肝主调整全身之血。血液的运行虽然由心所主，但必须有肺气的推动，才能保持正常的运行。肝向周身各处输运血液，也必须靠肺的推动。肺气虚弱，就会影响肝的调整和疏泄功能，使人出现乏力、情绪抑郁等症。从气机的升降来看，"肝从左而升，肺从右而降，升降得宜，则气机舒展。"肝气升发还有助于肺气肃降，如肝郁化火，升发太过，气火循经上逆犯肺，可影响肺气机升降，导致咳喘胸满、胸胁胀痛，甚至咯血等病理表现，称为肝火犯肺，亦称"木火刑金"。反之，肺失清肃，燥热内盛，不能制约肝木，也可引起肝木升发太过，在咳嗽的同时，出现胸胁胀满疼痛、头晕头痛、面红目赤等症。

肝主疏泄，主藏血，肾主封藏，主藏精。血液化生有赖肾中精气的气化，肾中精气充盛也有赖肝血的濡养。二者相互滋生、相互转化。如《张氏医通》

所说："气不耗，归精于肾而为精，精不泄，归精于肝而化清血。"人们常说的"精血同源"说的就是肝血、肾精这种互生互化的关系。从病理上看，肾精不足可致肝阴血亏虚，肝血不足常致肾阴精亏损，出现头昏目眩、耳聋耳鸣、腰膝酸软等精血不足表现。

总体来看，肝藏血，主疏泄，是全身气机升降与调畅的中心；同时还是储藏和调节血量的重要器官，因为将军主管的军队，是力量的象征，而肝脏在人体也负有提供动力支持的重要职责。正是从这个意义上看，将军与肝有一种谋合，所以肝被称为是"将军之官"。

[2.] 肝的生理功能有哪些

（1）肝主疏泄

所谓疏泄，就是传输、疏通、发泄。肝脏属木，它就像春天的树木，主生发。肝脏负责把人体内部的气机生发、疏泄出来，使气息畅通无阻。如果人的气机得不到疏泄，就可能"气闭"，气闭会引起很多病理变化，比如水肿、瘀血、女子闭经等。这些情况都是因为气机不畅引起的，而肝就可以起到疏泄气机的功能。人的肝气如果发生郁结，最好用疏肝理气的药物进行疏通。

（2）肝主藏血

藏血，是指肝脏具有储藏血液、调节血量以及防止出血的功能。储藏血液是指肝脏能够将一定量的血储存在肝内，用以满足机体各部分活动时的需要，因此，肝也有"血之府库"之称。调节血量，是指肝脏对于调节人体各部分血量的分配，特别是对于外周血量的调节起着关键作用。人体在正常的生理情况下，含血量是相对恒定的，但是随着机体活动量的增减、情绪的波动以及一些外界因素的影响，人体各部分的血量随时会有所变化。当参加完剧烈的运动或是情绪波动时，肝脏就会把所储存的血液向机体的外周输出分布，用来补充机体活动的需要；当人体处于静止时，机体外周的血液需要量相应减少，多余的血液又会归藏于肝脏。

【3.】 肝的中医意象

（1） 肝开窍于目

之所以说"肝开窍于目"，是因为肝的经脉上联于目系，眼睛的视力好坏，很大程度上有赖于肝气之疏泄和肝血之营养，所以，《素问·五藏生成》才说："肝受血而能视。"《灵枢·脉度》也说："肝气通于目，肝和则目能辨五色矣。"

双目需要血液的濡养，才能保证视物功能的正常发挥。因此，肝血不足，则不能濡养双目，容易出现双目干涩、眼花、夜盲、白内障；肝气盛，则说明血有余，易出现双目红赤；肝气不足，则双目蒙翳，视物不清；肝郁化火，常引发青光眼。因而养目之法在于平肝养血。

需要说明的是，不仅是肝与眼睛有联系，《灵枢·大惑论》说："五藏六腑之精气，皆上注于目而为之精。精之窠为眼，骨之精为瞳子，筋之精为黑眼，血之精为络，其窠气之精为白眼，肌肉之精为约束，裹撷筋骨血气之精而与脉并为系，上属于脑，后出于项中。"可见，五脏六腑都与眼睛有内在联系。

（2） 在液为泪

《素问·宣明五气》说："肝为泪。"为什么这样说呢？因为肝开窍于目，泪从目出，故肝具有濡润眼睛、保护眼睛的功能。在正常情况下，肝的阴血不足，则泪液的分泌不足，肝经湿热等情况多易引发迎风流泪等症。

（3） 在华为爪

《素问·五藏生成》说："肝之合筋也，其荣爪也。"爪，即爪甲，包括指甲和趾甲。肝血的盛衰，可影响爪甲的色泽、纹路等。肝血充足，则爪甲红润光泽；肝血不足，则爪甲软薄，枯而色夭，甚至变形、脆裂。

【4.】 怎样养护肝脏

(1) 神养

肝的功能决定了肝能起到疏泄气机、疏泄情志的作用。如果一个人经常发怒，就会影响到肝。当肝气郁结时，人就会感觉郁闷，忧郁症也会接踵而至。因此，生活中要养肝，首先应该保持自己情绪的稳定，当遇到不顺心的事情时，一定不要太激动，尤其是不能动怒，因为经常动怒会伤肝。所以，《内经》说："恼怒过度则肝气升发太过而上逆，可出致呕血、腹泻，故养肝须制怒。"

(2) 食养

养护肝脏，最重要的是饮食要清淡，尽量少吃或不吃辛辣、刺激性食物，因为这些食物会损伤肝气，直接影响到肝。如生姜、辣椒这些东西要尽量少吃。应多吃新鲜蔬菜、水果；摒弃暴饮暴食或饥饱不匀的坏习惯。养肝血，则可以吃枸杞子、当归、阿胶这些东西。

肝开窍明目，如果肝血不足，则易使两目干涩，视物昏花。中医有一句话："春令进补有诀窍，养肝明目是首要。"丹参黄豆汤是养肝不错的选择，即把丹参洗净放砂锅中，黄豆洗净用凉水浸泡 1 小时，捞出倒入锅内，加水适量煲汤，至黄豆烂，拣出丹参即可饮用，加蜂蜜调味更好。当然，猪肝枸杞子汤和枸杞红枣鸡蛋汤的效果也不错。

养肝还有一条很重要的原则，就是多饮水、少饮酒。因为肝脏代谢酒精的能力是有限的，所以酒喝多了必然伤肝。同时要保持五味不偏，食物中的蛋白质、碳水化合物、脂肪、维生素、矿物质等要保持相应的比例。总之，不偏食、不偏饮也很重要。

(3) 睡养

前面我们已经提到，丑时是肝脏进行修复的时间段，这个时间段如果不休息，就会造成肝血流量的减少，直接影响肝脏的营养以及氧气的供给，导致人体的免疫力下降。已经受损的肝细胞也会难于修复并加剧恶化，威胁人们的生命。

正确的睡眠时间为亥时，也就是晚上的21：00～23：00，此时一定要入睡。到子时、丑时，就应该进入深度睡眠，因为子时走的是胆经，丑时走的就是肝经。因此，人们一定要注意在亥时就卧床休息，才能及时进入深度睡眠状态。

【5.】肝病患者宜多出去散步

世界卫生组织曾提出，最适合肝病患者的运动就是步行。对于心、肝、肾等脏器有问题的人，跑步会加重血氧供应不足，而散步每跨出一步，脚底所受的冲击大约是体重的1～2倍，仅为跑步的1/3，最宜于肝病患者的保健和康复。

肝脏与人的情绪有很大的关联，出去散步，不但有利于增强肝脏的机能，加快病脏的恢复速度，更重要的是，它能让人们在散步的过程中，将郁结的心情一起"散"走。

闲散和缓地散步、四肢自然而协调的动作，可使全身关节、筋骨得到适度的运动；轻松畅快的情绪，也能使人气血流通，经络畅达，利关节而养筋骨，畅神志而益五脏，持之以恒则能强健身体、延年益寿。

一般而言，散步的原则是走多走少，因人而异，步调快慢，辨病制宜。

以下几种类型的肝病患者都适宜通过散步的方式锻炼身体：

（1）卧床患者，适当散步

凡需要卧床休息的肝病患者，每天有大部分时间在输液，虽自觉周身无力、懒于起床，但选择在房间内或走廊里走一走，哪怕只有几分钟也是很有益的。

（2）病情反复，适时散步

凡病情时轻时重的患者，在病情稍有好转、医生允许活动时，就应抓紧时间散步，并随时根据病情自己调整散步的时间和速度。

（3）阴虚内热，赤脚散步

不少慢性肝病患者有口干舌燥、心烦易怒、手脚心发热不舒服等症状，这是久病耗伤、阴虚内热所致，应采用赤脚散步的方法辅助治疗，如能在铺有卵石的路面上赤脚散步，效果会更好，通过脚底按摩，可以起到保肝益阴、舒筋活血的作用。

（4）腰膝酸软，倒行散步

倒行，即反其道而行之，不同于一般散步的前进，倒行散步是一步步往后退着走。据观察，倒行可以让腰椎骨骼、腓肠肌、背阔肌等得到必要的锻炼，能有效缓解因慢性肝病引起的腰膝酸软等症。

（5）失眠多梦，睡前散步

肝病不论在早期还是在晚期，都会引发睡眠障碍，尤其是在早期阶段，患者因为苦恼、焦虑、恐惧等，最容易引起失眠、多梦等证。但是大多数安眠药都要经过肝脏解毒，所以很多人想用安眠药又不敢用。躺在床上睡不着，越害怕越紧张，就越无法放松，这往往导致失眠更严重。实际上，放松才是睡眠的重要前提，而让肝病患者的精神、心理和身体放松的最好的方法莫过于散步。可以选择在睡前去绿树丛中散散步，这样就有助于轻松、安然地入睡。

【6.】肝病患者注意养"魂"

"魂"属于精神活动，肝气疏泄条达而情志正常，叫做藏魂。因肝病而多噩梦，神志不安，即所谓的"魂不藏"。"肝藏魂"体现了精神活动和内在脏器的联系。情绪不佳、精神抑郁、暴怒激动都会影响肝的机能，加速病变的发展。

一般来说，得肝病的人常有三种心态：悲观、无所谓、正确对待。悲观态度往往来自两个方面：一是来自肝病本身的压力；二是来自心理的压力。

患者的心理压力由社会偏见、经济负担或家庭等方面的因素造成，整天忧心忡忡，愁眉不展，久而久之可造成患者神经系统功能失调、脾气暴躁、失眠等症状。情绪波动可直接影响神经内分泌系统的正常功能，从而影响人体的免疫功能，导致病情加重。

因此，肝病患者要树立坚强的意志，保持开朗的心情，振作精神，消除思想负担，才会有益于病情改善。要正确对待疾病，保持一颗平常心，怀有"既来之，则安之"的心态，顺应事实，自我解脱，泰然处之。

7. 肝硬化的日常护理

肝硬化由一种或几种病因长期或反复作用引起，是一种常见的慢性、进行性、弥漫性的肝病。主要表现为肝细胞变性坏死、肝细胞结节性再生、结缔组织增生及纤维化，导致正常肝小叶结构破坏和假小叶形成，肝逐渐变形、变硬，进而发展为肝硬化。晚期常出现消化道出血、肝性脑病、继发感染等严重并发症。

20~50岁男性为肝硬化的高发人群，发病多与病毒性肝炎、嗜酒、某些寄生虫感染有关。传染性肝炎是形成肝硬化的重要原因。肝硬化患者常出现肝区不适、疼痛、全身虚弱、倦怠和体重减轻，也可以多年无症状显示。肝硬化还会引起黄疸、厌食等并发症状。

"逆水行舟，不进则退"，是对肝硬化最恰如其分的比喻。肝硬化患者如果不重视自己所患的疾病，就可能引发肝癌。所以我们要关注肝脏，从生活的一点一滴做起，达到防治的目的。那么肝硬化患者平时都该注意些什么呢？

（1）不宜长期服用化学药物

病理解剖发现，肝硬化的肝脏发生了弥漫性的肝细胞变性、坏死、再生、炎症细胞浸润和间质增生。因此，肝脏的解毒以及合成肝糖原和血浆蛋白的功能都下降了，也就使得患者出现了疲乏、食欲缺乏、饭后困倦、厌油、肝区疼痛、腹泻、腹水等一系列不适。肝病患者往往还有食醉的症状，就是吃完饭以后，立即就想睡觉，这也是肝脏有毛病的特征。

肝脏已经失去了解毒功能，如果患者再继续口服化学药物，那么肝细胞变性、坏死、再生、炎症细胞浸润和间质增生的过程就会加速。这正是许多肝硬化患者越治病越重的原因。

（2）肝硬化患者不宜动怒

快乐可以增加肝血流量，活化肝细胞。怒气不仅伤肝，也是古代养生家最忌讳的一种情绪，"怒气一发，则气逆而不顺。"动不动就发脾气的人，在中医里被归类为"肝火上升"，意指肝管辖范围的自律神经出了问题。在治疗上，一般会用龙胆泻肝汤来平肝熄火。透过发泄和转移，也可使怒气消除，保持精神愉快。

（3）肝硬化患者的饮食调理

油条、饼干、烙饼等硬食，肝硬化患者都不能吃，因为这些患者的食道大都静脉曲张，曲张的静脉一碰就破，破了就会大出血。这是肝硬化最危险的并发症。避免大出血的唯一办法就是不吃硬东西。

肝硬化患者的饮食当以低脂肪、高蛋白、高维生素和易于消化为宜，做到定时、定量、有节制。早期可多吃豆制品、水果、新鲜蔬菜，适当进食糖类、鸡蛋、鱼类、瘦肉；当肝功能显著减退并有肝性脑病先兆时，应适当控制蛋白质的摄入，提倡低盐饮食或忌盐饮食。食盐每日摄入量不能超过 1.5 克，饮水量要在 2000 毫升内，严重腹水时，食盐的摄入量应控制在 500 毫克以内，水摄入量控制在 1000 毫升以内。

【8.】脂肪肝的自我调养

中国传统的治病概念是"三分治、七分养"，脂肪肝的治疗也不例外。良好的生活习惯和适当的保健措施是治疗脂肪肝的基本手段。无症状单纯性脂肪肝、仅有甘油三酯轻度升高的患者，不一定需要用药，加强自我保健就能消除病患；对于脂肪性肝炎和脂肪性肝硬化患者，自我保健措施也是治疗方案中非常重要的部分。具体做法如下：

（1）远离病因

如果明确脂肪肝的病因，自我保健的第一步就要远离这些病因，不让其再加重肝脏病变。不论是否酒精致病，都必须严格禁酒；因肥胖引起者，需大力减肥；合并糖尿病者，要控制好血糖；由药物引起的，应避免再用该药。

（2）调控饮食

包括调整饮食结构和控制摄入量。相当一部分单纯性脂肪肝是由营养过剩所致，患者如能管住嘴巴，即调整饮食的"质"和"量"，病情往往可以控制"一半"。由于体内的甘油三酯多由摄入的糖分转化而来，因此应当减少淀粉类食物的摄入，如米、面、土豆、糖和甜饮料等，女性每天的摄入总量约为 200～250 克，男性为 350～400 克。不过淀粉类食物进食得太少也不好，会造成机体对胰岛素的敏感性降低，容易诱发低血糖。

正常人每日脂肪的摄入量如不超过 35 克即可促使肝内脂肪沉积的消退。蛋白质食物应保持在每人每天 100 克左右，还应摄入足够的氨基酸，以利于载脂蛋白的合成，帮助体内脂肪的转运。各种畜禽的瘦肉，鸡、鸭蛋的蛋白，河鱼、海鱼都可以吃。总之，理想的饮食应该是高蛋白、低脂、少糖的，并要保持一日三餐的规律性。

（3）加强锻炼

除药物、妊娠等所致的脂肪肝外，多数脂肪肝患者都被医生劝告加强体育锻炼，此与病毒性肝炎患者需要多休息截然不同。加强体育锻炼的目的是为了消耗体内过多的脂肪。适合的体育锻炼方式有长跑、快走、登楼梯、骑自行车、体操、游泳、打乒乓等强度小、节奏慢的有氧运动。运动量因人而异，以微微气喘、心跳达每分钟 120 次左右为度。一些强度大、节奏快的剧烈运动，如短跑、跳远、投掷、单双打、踢足球等，主要是从体内无氧酵解途径获得能量，消耗脂肪不多，因而对脂肪肝并无多大益处。

此外，最近的药理实验证明，多喝绿茶、决明子茶或常吃山楂，也有利于脂肪肝的治疗。如经济条件允许，买些保健品服用并无不可，关键是选用的保健品要确有降脂等作用。当然，患者也要有明确的概念，就是保健品代替不了上述的自我保健措施。

9. 肝炎患者的推拿保健

肝炎患者，在家时可以多做做推拿按摩运动，这对病情很有好处，具体动作如下：

（1）按压足三里穴

以拇指或食指端部按压双侧足三里穴（膝盖以下凹陷处筋络往下三指处）。指端附着皮肤不动，由轻渐重，连续、均匀地用力按压。此法能疏肝理气、通经止痛、强身定神。

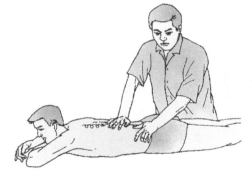

（2）揉肝炎穴

下肢膝关节屈曲外展，拇指伸直，其余四指紧握踝部助力，拇指指腹于内踝上 2 寸之"肝炎穴"处进行圆形揉动。此法可疏经络、补虚泻实、行气止痛。

（3）捏大椎穴

坐位，头略前倾，拇指和食指相对用力，捏起大椎穴（后颈部会动与不会动的颈椎突起正中央）处皮肤，做间断捏揉动作。此法能疏通经络、祛风散寒、扶正祛邪。

（4）掐内、外关穴

以一手拇指、食指相对分别按压内关穴、外关穴，用力均匀，持续5分钟，使局部有酸重感，有时可向指端放射。此法能通经脉、调血气，气调则低热止。对于慢性肝炎常发低热的患者，很有帮助。

此外，肝炎患者每日打太极拳1～2次，将会对疾病起到更好的治疗效果。而且这类人群的饮食宜以清淡和容易消化为主，不要追求"高糖、高蛋白、低脂肪"。最好多吃新鲜鱼、虾，新鲜蔬菜、菌类食品，豆制品和水果。

第四节
肾者，作强之官

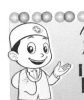

节首语

肾者，作强之官，伎巧出焉。

——《素问·灵兰秘典论》

【1.】为何肾为"作强之官"

《内经》说，肾为"作强之官"。作强，有精明强干之意，也就是说，肾脏是能使人精明强干的器官，人体的才智和精巧能力都与肾有关。中医所说的精，包括先天之精，即男女交媾之精（精子及卵子）；后天之精，即饮食水谷化生之精（营养物质）。两精均藏于肾，所以人体生命的造化和强壮，都是肾的事。

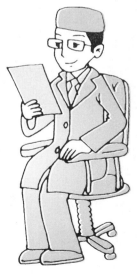

《黄帝内经》云："肾者，主受五脏六腑之精而藏之，故五脏盛乃能泄，是精藏于肾而非生于肾也。五脏六腑之精，肾藏而司其输泄，输泄以时，则五脏六腑之精相续不绝。"意思是说，肾在身体的五脏之中，是人体的储蓄机构，身体里所有其他脏器产生的能量，满足日常消耗之后，都会把多余的能量转存到肾中。而如果日后身体的其他器官缺少足够的能量供给，通常也会从肾中抽调，这也正是把肾称为"作强之官"的原因。

2. 肾的生理功能有哪些

（1）肾主藏经

藏精，是肾的主要功能，即是说肾对于精气具有闭藏的作用。精包括禀受于父母的"先天之精"，如《灵枢·本神》所说的"生之来，谓之精"，指的就是"先天之精"。精还有"后天之精"，两者相互依存，相互为用，肾中精气的主要生理效应是促进机体的生长、发育和逐渐具备生殖能力。《素问·上古天真论》中记载的"二八，肾气盛，天癸至，精气溢，阴阳和，故能有子"，说的便是这个道理。

肾对于精气的闭藏，主要是为精气在体内能充分发挥其应有的生理效应创造良好的条件，不使精气无故流失，影响机体的生长、发育和生殖功能。故《素问·上古天真论》上说："肾主水，受五脏六腑之精而藏之。"

（2）肾主水液

所谓主水是指肾脏具有主管全身水液代谢，调节体内水液平衡的功能。《黄帝内经》云："肾者水脏，主津液。"肾主水的功能，主要是靠肾阳对水液的气化来实现的。人体水液的新陈代谢包括两方面：一是体内水液来源于饮水入胃，通过脾的运化而为胃行其津液，肺气宣降而通调水道；二是各组织器官利用后的水液，下注而归于肾，经肾的气化作用以升清降浊。《黄帝内经》中也有"肾者，胃之关也"之说。这也说明肾脏是胃腑所化水液下注的关门。一旦肾的主水功能衰退，就会造成水液停蓄，溢而形成水、湿、痰、饮。所以我们说，肾脏是一个"藏真水而行客水"的重要脏器。

（3）肾主纳气

纳气也就是接收气。《医碥》中记载："气根于肾，亦归于肾，故曰肾纳气，其息深深。"《类证治裁·喘证》中说："肺为气之主，肾为气之根。肺主出气，肾主纳气，阴阳相交，呼吸乃和。若出纳升降失常，斯喘作矣。"气是从口鼻吸入到肺，所以肺主气。肺主的是呼气，肾主的是纳气，肺所接收的气最后都要下达到肾。临床上出现呼吸浅表，或呼多吸少，动则气短等病理表现时，均称为"肾不纳气"。

【3.】 肾的中医意象

(1) 开窍于耳

《灵枢·海论》中说："髓海不足则脑转耳鸣。"脑为髓海，而髓为肾所生，因此也可以说，耳朵的听觉功能依赖于肾精的濡养。从听力的好坏，可以看出一个人肾气的强弱。一个人肾精充足，则听觉灵敏。肾精不足，则听觉迟钝，将出现耳鸣、耳聋、听力衰退等病象。耳聋，除先天性的障碍、后天突发事件的刺激、外源性的噪音、烟酒过度、用药不当致聋外，常发生在老年人身上，主要就是因为老年人肾精衰竭。通常，人活到八十岁以上，耳聋几乎是不可避免的。当然，老年人耳聋或听觉迟钝的年龄有早有晚，有些人五六十岁就出现听觉迟钝现象，有些人则可能晚些，有些甚至到了八九十岁仍然是耳聪目明，这都可以看出一个人肾精的盛衰。成年人过早出现耳聋耳鸣现象，就是早衰的表现。

从耳朵的外观也可以看出一个人肾脏的盛衰，耳轮廓大，色泽红润，就说明肾气足；耳轮瘦小，色泽焦黑如烟，则说明肾气虚。

(2) 在液为唾

《难经·三十四难》说"肾液为唾"。唾为口津，唾液中较稠厚的称作唾。唾为肾精所化，咽而不吐，有滋养肾中精气的作用。若多唾或久唾，则易耗损肾中精气。

(3) 在华为发

《素问》说："肾之合骨也，其荣发也。""发"指头发。肾其华在发，是指肾的精气盛衰，可以从头发上看出来。怎么看呢？主要看其生长的状态，脱发、枯槁等，都证明肾中精气不盛。为什么有"发为血之余"的说法呢？

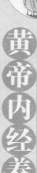
这是因为头发的生长，根本在于肾，而肾藏精，精又能化血而充养头发的缘故。人从幼年开始到老年，肾精之气也由盛转衰，头发也由黑变白。当然，那些中年人，甚至青年人早生白发除了受遗传因素影响之外，大多也是一种肾中精气亏损的缘故。

这里还要破除人们的一个误解。很多人认为头皮屑是洗发水造成的问题，事实上，除了劣质洗发水对头发造成的直接伤害外，通常情况下，头皮屑的产生还和脾虚有关系，是因为脾虚造成了头皮营养不足，得不到滋养而引起的。就像一些沙土，没有水的滋润，渐渐地会起壳一样，所以，以后在面对头皮屑的时候，要从调理脾脏入手。

小儿肾气未足，发稀疏、发黄；年轻人精血旺盛，则发须润泽、黑亮、浓密；到了老年，肾气渐衰，精血虚亏，无以滋养须发，则发须稀疏、枯槁、脱落、发白。因此，看一个人的头发，就可以大体判断出他的肾脏功能如何，精血状况如何。养肾才是保养头发、美发的根本。

【4.】 怎样保养肾

（1）神养

《内经》说"恐伤肾"，即恐惧过度就会对肾脏造成损害。肾气受伤，身体就会很虚弱，因此，精神上要保持乐观、豁达，不要纠缠不愉快的事情，只有精神舒畅，气血才能正常运行。

（2）食养

在中医里，有"五色归五脏"的说法，也就是说不同颜色的食物或药物归属于人体的五脏，即：红色入心，青色入肝，黄色入脾，白色入肺，黑色入肾。黑色食物或药物对肾脏具有滋补作用，我们日常生活中所说的"五黑"食物就是其中的典型代表，"五黑"食物包括黑豆、黑米、黑芝麻、黑枣和核桃。

"五黑"个个都是养肾的"好手"。这五种食物一起熬粥，更是难得的养肾佳品。此外，李子、乌鸡、乌梅、紫菜、板栗、海参、香菇、海带、黑葡萄等，都是营养十分丰富的食物。肾不好的人，可以每周吃一次葱烧海参，将黑木耳和香菇配合在一起炒，或炖肉时放点板栗，都是补肾的好方法。

（3）药养

用中药补肾，应弄清是肾阴虚还是肾阳虚。补阴药多是甘、寒药，如石斛、玉竹、山茱萸、枸杞子、女贞子、桑寄生、西洋参等；补阳药多是热性药，如附子、肉桂、鹿茸、淫羊藿、肉苁蓉、巴戟天等。补阴中成药的代表是六味地黄丸，补阳中成药的代表是金匮肾气丸，不可用反。

（4）推拿

1）按摩涌泉：足心涌泉穴直通肾经。临睡前先用温水泡脚，再用手互相擦热后，用左手心按摩右脚心，右手心按摩左脚心，每次 100 次以上，以搓热双脚为宜。此法有强肾滋阴降火之功，对中老年人常见的虚热症效果甚佳。

2）按摩腰眼：腰为肾之府，常做腰眼按摩，可防治中老年人因肾亏所致的腰肌劳损、腰酸背痛等症。腰部按摩操有两种做法：一是两手掌对搓至手心热后，分别放至腰部，手掌向内，上下按摩腰部，至有热感为止。可早、晚各 1 次，每次约 200 下。此运动可补肾纳气；二是两手握拳，放于腰间，用两手拇指的掌关节突出部位，自然按摩腰眼，向内做环形旋转按摩，逐渐用力，以至感觉酸胀为好，持续按摩 10 分钟左右，早、中、晚各 1 次。

[5.] 耳朵按摩固精养肾

（1）提拉耳尖法

用双手拇指、食指夹捏耳廓尖端，向上提、揪、揉、捏、摩擦 15～20次，使局部发热发红。此法有镇静、止痛、清脑明目、退热、抗过敏、养肾等功效，还可以防治高血压、失眠、咽喉炎和皮肤病。

（2）搓弹双耳法

两手分别轻捏双耳的耳垂，再搓摩至发红发热。然后揪住耳垂往下拉，再放松。每天2～3次，每次20下。此方法可以促进耳朵的血液循环，健肾壮腰。

（3）双手掩耳法

将两手掌掩两耳郭，手指托后脑壳，用食指压中指弹击24下，可听到"隆隆"之声。此刺激可活跃肾脏，有健脑、明目、强肾之功效。

（4）全耳按摩法

双手掌心摩擦发热后，向后按摩耳朵正面，再向前反折按摩耳朵背面，反复按摩5～6次。此法可疏通经络，对肾脏及全身脏器均有保健作用。

6. 咽唾液可养肾

"脾为涎，肾为唾。""肾为先天之本，脾为后天之本。"涎较稀，唾较稠厚，二者没有明显的区分，合称为"唾液"，中医上也称"津液"、"甘露"、"金津玉液"、"玉泉"、"天河水"等。

因唾液来自于脾和肾这两个人体的先后天之本，所以唾液是人体一种重要的物质，是人体津液中重要的部分。唾液的充足反映了人体精气的充盈与否，保持唾液的充足和流动对养生有着重要的作用。现代医学也认为，唾液是十分宝贵的液体营养物质，能湿润、稀释、溶解食物，促进胃的消化吸收功能，还能消灭进入口腔内的很多细菌。

咽唾液的养生方法也很简单：用舌头贴着上下牙床、牙龈、牙面来回搅动，顺时针9次，逆时针9次；当感觉口中有唾液分泌时，不要马上咽下，继续搅动，待唾液满口（刚开始做时，可能唾液不多，久久习练就会增多），用口中的唾液漱口（也叫鼓漱）36次；最后将唾液分3小口慢慢咽下，感觉汩汩有声，一直滋润到下腹部。

此套养生法可以在早晨起床后、午饭后、睡觉前各做 1 次，每次做 3 分钟左右，站立、坐着均可。

美国洛杉矶神经科医学中心主任福克斯发现，每天咀嚼口香糖 10～15 分钟，有助于美容，连续几个星期，还能使面部皱纹有所减少，肤色红润有光泽。这与咽唾液有异曲同工之妙！

【7.】走猫步裨益肾脏健康

猫步并不是时装模特的专利，研究证明，男人走猫步可以起到强肾的效果。

人体会阴部有个会阴穴，中医认为，会阴穴属任脉，是任、督二脉的交会之点，按压此穴不仅有利于泌尿系统的保健，还有利于整个机体的祛病强身。

模特在 T 型台上的猫步，其特点是双脚脚掌呈"一"字形走在一条线上。走猫步能增强体质，缓解心理压力，又由于姿势上形成了一定幅度的扭胯，所以对人体会阴部能起到一定程度的挤压和按摩作用。

男性每天抽出一定时间走走猫步，能补肾填精，增强性功能。

此外，每天做收腹提肛运动也是提高性功能的好方法之一，对耻骨尾骨肌的锻炼非常有效，同时还可以减少盆腔充血。

【8.】认识肾衰的几种表现

"肾气"，是指肾精所化之气，它反映了肾的功能活动，对人体的生命活动尤为重要。若肾气不足，不仅早衰、损寿，而且会引发各种病证，对健康

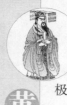

极为不利。主要表现为以下五个方面:

（1）封藏失职

肾气不足，精关不固，男性易发生遗精、早泄、滑精；老年女性则会出现带下清稀而多、清冷。肾气不足，膀胱失控，会表现为小便频数而清长，严重时还会出现小便余沥不尽或失禁。

（2）主水失职

肾气有调节人体水液代谢的作用。老年人肾气不足，水液代谢紊乱，就会造成水失所主，导致水肿发生。还会引起尿频、尿失禁、尿少、尿闭。

（3）肾不纳气

肾主气，肾气不足，则气失所主，气逆于上，会表现为喘息气短，气不接续，呼多吸少，唯以呼气为快，动则喘甚，四肢发冷，甚而危及生命。

（4）耳鸣失聪

肾气不足，不能充养于耳，就会造成肾虚耳鸣、听力减退，甚至耳聋。

（5）衰老提前

肾气在推动人体生、长、壮、老、死中起着重要作用。肾气不足，五脏六腑的功能随之减退，则会出现诸如性功能减退、精神疲惫、腰膝酸痛、须发早白等衰老的现象。

第五节
脾者，仓廪之官

脾胃者，仓廪之官，五味出焉。

——《素问·灵兰秘典论》

1. 为何脾为"仓廪之官"

《素问·六节藏象论》中讲："脾、胃、大肠、小肠、三焦、膀胱者，仓廪之本，营之居也，名曰器，能化糟粕，转味而入出者也；其华在唇四白，其充在肌，其味甘，其色黄，此至阴之类，通于土气。"翻译过来就是：脾、胃、大肠、小肠、三焦、膀胱，是仓廪之本，为营气所居之处，因为其功能像是储藏食物的器皿，所以称为器。脾受纳水谷而化生精微，然后将糟粕排泄而出，管理饮食五味的变化、吸收和排泄。其荣华在口唇四旁的白肉，其滋养在肌肉，喜甘味，颜色对应为黄色。脾居中焦大腹，交通上下，可以使周身之气得以升降往复，为阴中至阴。

脾主运化，胃主受纳，脾胃为后天之本，气血生化之源，故脾胃强弱是决定人之健康和寿夭的重要因素。金元医家李东垣认为，人体的元气依赖脾胃滋生，这个元气是人体精神的根蒂，气逐渐积累起来成为精，精充足人才有神，相反，脾胃功能下降，即使未见大病，却"已损其天年"。

【2.】脾的生理功能有哪些

（1）脾主运化

脾运化水谷的精微。饮食入胃，经过胃的腐熟后，由脾来消化吸收，将其精微部分，通过经络，上输于肺。再由心肺输送到全身，以供各个组织器官的需要。脾还可以运化水液。水液入胃，也是通过脾的运化功能而输布全身的。若脾运化水谷精微的功能失常，则气血的化源不足，易出现肌肉消瘦、四肢倦怠、腹胀便溏，甚至引起气血衰弱等症。若脾运化水液的功能失常，可导致水液潴留，聚湿成饮，湿聚生痰或水肿等症。

（2）脾主升清

升，即上升的意思。脾气的运动特点是以上升为主，因此说"脾气主升"。清，是指水谷精微。脾主升清，是指脾气上升，并将其运化的水谷精微，向上传输至心、肺、头、目，通过心肺的作用化生气血，以濡养全身，所以说"脾宜升则健"。

（3）脾主统血

心生血，并输送到全身。而在血液的运行过程中却是由脾脏统摄的。脾气固摄功能正常，则血液流通正常，血液就会循规蹈矩，不致溢出血脉之外；如脾气不足，运化无力，不仅气血生化无源，而且可能让血液溢出脉外。这说明脾脏固摄功能不足，无力控制血液，而让血液妄行，离经叛道，离开正常的运行轨道，从而出现各种慢性出血性疾病，如流鼻血、牙龈出血、便血、尿血、皮下出血、紫癜、女子月经过多、崩漏等。如出现这些病象，止血摄血只是治其标，通常不会收到理想的效果，健脾益气才是治其本，我们应该重点强化脾脏的固摄功能。

3. 脾的中医意象

(1) 开窍于口

脾开窍于口，口腔是消化道的最上端。我们都知道，食物的摄入一般都要经过唇、齿，然后才从口腔进入食管，经胃和肠的消化运动，吸收其精微，将糟粕从肛门排出体外。从整个消化道来说，共有七道关隘，《难经》称之为"七冲门"。《难经·四十四难》中说："七冲门何在？然：唇为飞门，齿为户门，会厌为吸门，胃为贲门，太仓下口为幽门，大肠小肠会为阑门，下极为魄门，故曰七冲门也。"可见，脾开窍之"口"至少连接着飞门和户门。接下来，我们再来看看开窍于口是什么意思。

说脾开窍于口，是指饮食口味等与脾的运化功能有着密切的关系。换句话说，口味的正常与否，全赖于脾胃的运化功能。若脾失健运，则可能出现口淡无味、口甜、口腻、口苦等口味异常的感觉，从而影响食欲。脾胃健运，则口味正常，食欲有所增进。所以《灵枢·脉度》中说："脾气通于口，脾和则口能知五谷矣。"说到食欲的增进，有必要再多说两句，很多人喜欢吃甜食，认为甜味益脾，这并没有错，但多食甜又会伤肾，令人气闷、骨骼酸软、毛发脱落。这是因为脾属土、肾属水，土克水之故。

(2) 在液为涎

脾在液为涎，涎为口津，唾液被人们俗称为口水，是一种无色、透明、有泡沫、稍混浊的液体。唾液的分泌量和尿量相似，平均每日约为 1500 毫升。其中，颌下腺的分泌量约占 62%，腮腺的分泌量约占 25%，舌下腺的分泌量约占 3%，小唾液腺的分泌量低于 10%。虽然在现代，很多人将其看作是不洁不雅之物，但在古代，唾液却被人们称为"金津玉液"。研究发现，人的唾液中含有许多有益于人体健康的物质，所以，从养生的角度出发，每天吞咽自己的唾液就可以祛病延寿。这一点甚至被人们本能地在加以利用，比如，很多小孩子都知道，手上出现了一个小口子，就吐点口水抹一抹，这样伤口不但不会感染，反而会很快愈合。这是因为唾液中含有淀粉酶、溶菌酶、过氧化物酶、黏液蛋白、磷脂、磷蛋白氨基酸、钠、钾、钙、镁等物质。这些物质不仅具有消化食物、杀菌、抗菌、保护胃黏膜等作用，还能促进人体细胞的生长分裂，缩短皮肤伤口的愈合时间，具有保护皮肤弹性的功能。《素问·宣明五气》中说："脾为涎。"故有"涎出于脾而溢于胃"之说。在正常情况下，涎液上行于口，但不溢于口外。若脾胃不和，则往往导致涎液分泌急剧增加，而发生口涎自出等现象，故说脾在液为涎。因此，一个人若是口水外流，除了要注意口腔清洁，还需要考虑脾是不是处于不健康的状态。

（3）在华为唇

《素问·五藏生成》中说："脾之合肉也，其荣唇也。"所以，口唇的色泽是否红润，不但是全身气血状况的反映，实际上也是脾胃运化水谷精微的功能状态的反映。口唇的色泽，与全身的气血是否充盈有关。脾气健旺，则口唇饱满，红润光泽；脾气衰弱，则口唇黯淡乏泽，干燥起皮。

所以，这里要奉劝那些涂抹口红的朋友，如果对自己口唇的本色不满意，由于工作的原因淡淡地涂抹一下，于人是一种尊重，于自我是一种美丽的展现。但这些只是表面工作，更为重要的是你需要关注你的脾是否健康。

【4.】怎样调养脾

（1）神养

中医说"忧思伤脾"，即过分的忧愁或思虑，会损伤脾胃的消化功能。现代医学也认为，只有保持良好的情绪，才能使中枢神经系统兴奋与抑制的功能更加协调，支配胃肠功能的副交感神经也才能发挥应有的作用。

（2）食养

养脾首先要做到饮食有节。要遵从详尽的饮食规矩，除了节制饮食不要过量之外，吃饭时还要专心于食物，细嚼慢咽，不要偏食，饭前饭后不宜喝水。且不可吃过多的高营养食物，因为这些食物如果不能完全被身体消化和吸收，就很容易成为身体的垃圾，从而影响脾脏的健康。其次，养脾还要多喝粥。温暖、易消化的粥是健脾好帮手，煮粥时如能再加入些山药、大枣，效果会更好。最后，养脾还可以多吃豆类，如绿豆、白扁豆、红豆、豌豆等。

（3）动养

所谓"动则不衰"，养脾最主要的方法就是"多动"。可以去健身房做一些适合自己的运动。平时也要每隔1小时站起来伸伸懒腰或是做做简单的伸展运动。年长有闲暇时间者也可以跑跑步或是打打太极拳。

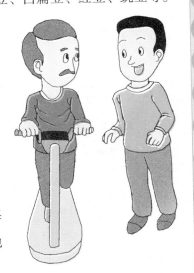

（4）按摩

以肚脐为中心，用双手顺时针摩擦腹部，每次 20～30 下，每天 2 次即可。此法可以很好地调顺脾胃。

【5.】 养脾的其他小技巧

所谓技巧就是在最适当的时间进行脾的养生。一天中最佳的养脾时间是上午的 9：00～11：00，脾脏虚弱的人可以把午饭时间提前到 11：00，因为此时脾气最旺，所以，这个时间段吃饭，脾消化食物、吸收营养也最充分。而一天中脾脏最弱的时间是晚上的 19：00～23：00。甘味可健脾，所以，晚饭1小时后可以吃 1 个水果，这样也能帮助健脾。

长夏气候比较潮湿，容易引发脾胃病。脾胃受湿邪的困阻就会使消化吸收功能低下，令人胃口不开、不爱吃东西。暮夏初秋，人往往容易患腹泻等胃肠道疾病，这主要在于脾胃功能为暑湿所困。此外，夏季人们多吃生冷之物，而此时细菌繁殖力强，食物易被污染，也容易导致人脾胃受损。因此，夏季养生，尤其是长夏养生，绝对不能忽视对脾胃的保护。

长夏时多吃一些豆类食物，也有健脾利湿的作用。适宜夏天吃的豆类包括绿豆、白扁豆、四季豆、赤小豆、荷兰豆、青豆、黑豆等，这些豆与粳米一起熬粥最宜健脾。此外，我们还要注意饮食卫生，节制饮食，不贪食生冷和肥甘厚味，不贪凉，这样才能更好地保护好我们的脾胃。

【6.】营养过剩和运动不足对脾的危害

营养过剩与运动不足都对脾脏有着非常不好的影响。如果吃饱了不运动，天天坐着胡思乱想、生闷气，就算营养到了肌肉也没有用，而且无形中还会增加脾的工作量。如果总有一些营养无法消化，慢慢地身体内就会凝滞出湿气。而人体是不需要这种湿气的，最终只能多调一份元气上来把它化掉。这就告诉我们：不运动也会耗散元气，营养过剩是导致现在大多疑难杂症的一大原因。此外，如果吃了过多的生冷食物，也会使寒气积存在脾胃，影响消化功能。遇到这种情况可以先炒热 100 克食盐，之后用较厚的纱布袋将其装起来并放在脐上 3 横指处，可以收到很好的暖脾散寒效果。

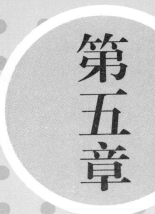

第五章

情志养心，精神内守病自安

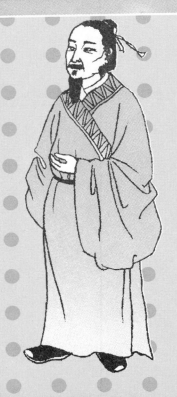

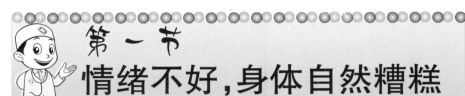

第一节

情绪不好，身体自然糟糕

节首语

是故怵惕思虑者则伤神，神伤则恐惧，流淫而不止。因悲哀动中者，竭绝而失生。喜乐者，神惮散而不藏。愁忧者，气闭塞而不行。盛怒者，迷惑而不治。恐惧者，神荡惮而不收。

——《灵枢·本神》

【1.】 情志对健康的影响

《内经》认为："心，怵惕思虑则伤神，神伤则恐惧自失，破䐃脱肉，毛悴色夭，死于冬。脾，愁忧而不解则伤意，意伤则悗乱，四肢不举，毛悴色夭……恐惧而不解则伤精，精伤则骨酸痿厥，精时自下。"也就是说，惊惕思虑能伤害心的功能，心藏神，神伤则会失其自主，久而消瘦，皮色枯悴，死于冬季。忧愁不解能伤脾，脾藏意，意伤便胸膈烦闷，手足无力，皮色憔悴……恐惧已久能伤肾，肾藏精，精伤则筋骨酸痛，足软发凉，并有遗精、滑精等症状出现。这就说明人的情绪与健康长寿有着密切的关系，控制好七情特别是喜、怒、哀、乐，保持稳定的情绪，对维持正常的脏腑功能十分重要。

中医认为，过度的心理刺激都会导致脏腑功能失调。如：喜乐过度，能使心气涣散。暴怒或经常愤怒，能使肝气上逆，出现头晕、头痛、面红、目赤，甚至呕血或昏厥，以致死亡（如高血压因怒而中风）。思虑太过，可使脾气郁结，运化功能失常，出现食欲不振、腹胀便溏，甚至肌肉消瘦等症。悲哀、忧愁太过，可使肺气郁结，出现胸闷、气短等症。恐惧过度，可使气、血下趋，出现面色苍白，头晕欲倒，甚至出现二便失禁等症。

【2.】哪些因素影响情志的变化

（1）社会因素

人们的社会地位和生活条件的变迁，可引起情志变化而生病。男女之间的婚恋纠葛、家庭生活不协调，或家庭成员的生离死别等精神创伤，均可引起强烈的情志变化。正如《素问·疏五过论篇》中说："切脉问名，当合男女，离绝菀结，忧恐喜怒，五脏空虚，血气离守。"此外，社会动乱、流亡生活、饥饿灾荒、经济危机、战争等，都会导致人们精神的异常变化。社会因素十分复杂，对人精神上的影响也很复杂。

（2）环境因素

在自然环境中，有些非特异性刺激因素作用于人体，也可使情绪发生相应变化，引起情绪变化的机理在于它们影响了人体的生理功能活动，通过"心神"的主导作用而反馈在精神方面。例如，四时更迭、月廓圆缺、声音、气味、颜色、食物等，都可影响情绪的变化。异常气候的剧烈变化更易对人的情绪产生明显影响。月相与人体生理密切相关，人的情绪也随月相的盈亏，而有不同的变化；安静、幽雅、协调的生活环境，令人喜悦的气味，优美动听的乐曲，均可使人清爽舒畅，精神振奋，提高工作效率。在喧嚣吵闹、杂乱无章、气味腥臭的环境中，人会感到心情不舒畅，压抑、沉闷，或厌倦、烦躁，工作和学习的效率都明显下降；不仅如此，不同的色彩也会使人产生不同的感觉，从而直接影响人的精神状态。由于环境和人类是一个不可分割的有机整体，因此，环境因素也是影响人情绪变化的重要方面。

【3.】 浮躁心态危害健康

随着社会的发展越来越快，人们的浮躁心理也变得越来越强。浮躁使人们享受不到平淡的生活，它就如一株无根的浮萍，使人们远离真实，过着虚妄的生活。

浮躁是一种冲动性、焦虑性、盲动性相交织的社会心理。当浮躁使人失去对自我的准确定位，随波逐流、盲目行动时，就会给自己甚至家人、朋友以及社会带来一定的危害。

经常浮躁的人们，要尽快使自己脱离导致浮躁的环节，在生活和工作中学会创造乐趣、树立目标，激发自己生活的热情和工作的干劲，使内心放松，培养出欢乐的心情。

【4.】 敌视情绪有损健康

敌视情绪是人们对他人仇恨并欲进攻的情绪，包括对他人的厌恶感和不信任感。专家们认为，持有这种处世思维的人，常常容易生气，从而会导致人体一系列的生理、病理改变。

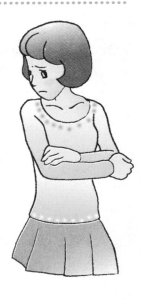

美国著名的心血管疾病专家威廉斯博士对 225 名医科大学生进行了长达 30 年的追踪观察，发现其中"敌视情绪"强或较强的人，死亡比例高达 14%；而性情随和的人，死亡比例仅为 2.5%。

马里兰大学的詹姆斯·林兹做了一项调查后也发现，不愿意耐心听别人讲话，一味地等待机会进行反驳的人，往往是一些高血压病患者。

与敌视情绪相反，帮助别人或被别人帮助会产生情感上的良性感染与反馈，使人获得精神上的舒畅和快慰。这种良好的心境能促使人体内的免疫球蛋白 A、5 - 羟色胺和多种酶的生物活性水平增高，改善机体的生化代谢和神经调节功能，有益于心身健康。

【5.】 长期情绪不调容易引发癌症

在现代生活中，工作和学习上的长期紧张、人际关系的不协调、生活中的重大不幸是致癌的三个重要因素。90% 以上的肿瘤患者患病均与精神、情绪有直接或间接的关系。精神创伤、不良情绪都可能成为患癌症的先兆。

精神因素与人体免疫功能密切相关，人体免疫系统受神经和内分泌的双重调控。可以这样认为：刺激是通过人的情绪影响大脑边缘系统、自主神经系统、内分泌系统、内脏器官而起作用。

在消极情绪的作用下，中枢神经系统的自主神经功能和内分泌功能会失调，使机体的免疫功能受到抑制。机体内的平稳被打破，就会使细胞失去正常的状态和功能，不断变异，产生癌细胞。另外，消极情绪会减少体内抗体的产生，阻碍淋巴细胞对癌细胞的识别和消灭，使癌细胞成功突破免疫系统的防御，过度地增殖，无限制地生长，形成恶性肿瘤。

精神因素对癌细胞的发生、发展、扩散来讲至关重要。美国专家做过这样的实验：在受到刺激的老鼠臀部种植的肿瘤细胞，很快就扩散到了肺部和肠道。这是因为，恶劣的精神因素起到了唤醒沉睡的"狮子"（癌细胞）的作用，使它得以疯长，肆无忌惮地吞噬机体。

就拿乳腺癌来说，1000 多年前，古罗马的盖伦医生就知道患乳腺癌的妇女常患有忧郁症，可见不良情绪就像装满子弹的枪，任何微小的刺激就像扣动了它的扳机。因此他总结说，"不良情绪是癌细胞的活化剂"。

现代医学已经证明，抑郁消极的情绪可使催乳素分泌过多，从而导致乳腺癌。

情绪就像是水，人就像舟，水可载舟，亦可覆舟。同样，情绪可以杀人，也可以救人。因此，治病要治心，恶劣的情绪、忧郁的精神，对人健康的损害，甚至比细菌、病毒更厉害。马克思曾经说过："一种美好的心情，比十副良药更能解除生理上的疲惫和痛楚。"每天都保持良好的情绪吧，它犹如一剂心药，对癌细胞有强大的杀伤力，是任何药物都不能代替的。

【6.】 心存嫉妒对健康有哪些危害

在各种心理问题中，嫉妒对人伤害最大。因为嫉妒他人，内心会产生严重的怨恨，又不能得到有效的沟通，时间一长，心中的压抑就会聚集成心理问题，对健康造成极大的伤害。

嫉妒者表现为争强好胜；不能树立正确的目标；对自己的现状不满，爱发牢骚；自我评价低，自卑感强烈；自我感觉良好，希望别人不如自己，通过别人的不好来体现自己的优越感；感到别人的存在对自己构成了威胁。

远离嫉妒的心理，就要懂得自我宣泄，拥有正确的人生观，正确地评价竞争，正确地对待他人的成绩，并找到正确认识事物的方法，这样才能拥有健康的心态。

【7.】 嫉妒对个人造成的不利影响

(1) 会造成个人的内心痛苦

一个人若心存嫉妒，常常会陷入苦恼之中不能自拔。时间长了会自卑，甚至可能采取不正当的手段去伤害别人，使自己陷入更恶劣的处境。法国文学家巴尔扎克曾经说过："嫉妒者比任何不幸的人更为痛苦，因为别人的幸福和他自己的不幸，都将使他痛苦万分。"

（2）会破坏正常的人际关系

当一个人对另一个人产生嫉妒之心时，就不会再对那个人表现出友善、热情，两个人的关系必然会因此而冷淡起来。嫉妒的对象越多，关系冷淡的对象也随之越多，这就为人际交往造成很大的障碍。而且，这并不仅是个人问题，还会破坏到整个集体的团结，影响良好的心理氛围。

（3）会引起生理改变

一些生理及心理学专家经研究发现，人的下丘脑边缘系统及邻近部位存在着"痛苦"与"快乐"的情绪中枢。嫉妒会刺激痛苦中枢，造成人体内分泌系统紊乱、肾上腺素分泌增加、消化腺活动下降、肠胃功能失调、外周血管收缩等，从而出现相对的躯体症状，如胃痛、背痛、皮肤及肌肉松弛等。

【8.】偏激、固执不利健康

性格和情绪上的偏激是一种心理疾病。偏激的人喜欢用绝对的、片面的眼光来看待问题，并且按照个人的好恶来论人论事，并喜欢走极端，我们要学会改变偏激和固执地看问题的方法，否则会危害身心健康。

1）可以加强自我控制，要善于克制自己的抵触情绪及无礼的言语和行为。

2）要养成接受新事物的习惯，要乐于接触新鲜的人和事，学习其新颖和精华的部分。

3）要克服虚荣心，每个人都会有缺点，要以真诚的态度处理生活中的问题。

4）还可以从书籍中获得抚慰，经常阅读一些伟人的人物传记，从而得到心灵的慰藉。丰富的知识会使人更加聪慧，思想开阔，从而不拘泥于教条。

总之，如果您意识到自己有一些偏激，那就需要学会心理调节，控制自己的情绪。

9. 愤世嫉俗对健康的影响

首先，愤世嫉俗的人，对他人的信任程度低，因此经常处在警觉的状态，而且易暴怒，体内激素分泌失调，易引起多种疾病。

其次，愤世嫉俗的人总是会遭受许许多多的不如意，因而很容易产生失落感，由失落感衍生悲观、失望、自卑等消极心理，有损身心健康。

最后，愤世嫉俗的人常会产生焦虑情绪，致使情绪压抑，造成人际交往障碍。

总之，愤世嫉俗的人应积极地融入社会生活，培养自己健康的心态。

10. 老年人不宜过于伤感

"笑一笑，十年少。"性格开朗乐观是长寿的重要一环，对老年人来说也是一种宝贵的心境。

老来伤感，是老年养生之大忌，需时刻提防。老来防伤感，一要善寻趣。生活中乐趣很多，理应闲中求乐，不可自寻烦恼。二要能超脱。三要会随和，遇事不要逞强，得糊涂处便糊涂，不要生闷气、认死理。

伤感是老年人的养生大忌。老年人要善于寻求乐趣。人生不可能事事如愿，过去的无法挽回，眼光要放得远些，面对现实。遇事不强求，不与晚辈争高低，得糊涂时且糊涂。也不要生闷气，更不要认死理，因小事而大发脾气。舒畅的心情环境，固然要靠社会和家庭提供，但也要靠老年人自己调节、创造。如果遇事乐观，性格开朗，就一定会拥有一个幸福的晚年。

11. 大悲大喜均有损健康

人的情绪经常表现为两种，一种是愉快的，一种是悲伤的，但是不管哪种情绪，都要适度控制，大悲大喜都不利于身体健康。

要明白心理活动和生理活动是相互关联的，心情好的时候，生理机能也处于最佳状态，情绪低落的时候，生理功能也会随之下降。长此以往，会引发很多疾病。人类的疾病中有一半以上都与不良的心态、恶劣的情绪有关。

因此，大怒的时候要善于疏导自己，使情绪平静下来；过喜的时候要注意收敛、抑制；忧愁的时候要懂得释放和自我宽解；悲伤的时候要记得转移和娱乐；恐惧的时候要积极寻找支持和帮助。总之，控制好自己的情绪才能保证身心的健康。

12. 敏感易导致心理衰老

心理学家研究发现，敏感多疑的人常常使自己处于忧愁、焦虑的心理状态中，总担心自己会遭到别人的伤害，并不断给自己的心理加压，以至终日处于紧张、焦虑的心理状态之中，最终就会导致心理崩溃、自信心丧失，出现种种"心衰"症状。

这种"心衰"并非生理上所说的心力衰竭，而是一种心理衰老的象征。敏感多疑的性格常常表现为个性好强、固执刻板、因循守旧、性格内向、心胸狭隘，看问题缺乏灵活、变通的思路和方法，而且往往是以想当然的态度对待周围的人和事。

所以，过于敏感的人总是在不良的心理暗示作用下，怀疑自己疾病缠身，或处在一种惊恐不安和消极的状态中。如果不能及时地调整心态，长期处于这种"心衰"的状态中，人体的免疫力就会降低，影响身体健康。

13. 精神紧张可诱发疾病

紧张反应是人体对外界刺激的一种保护性机制，对人体健康一般没有太大影响。但如果外界刺激过分强烈，人较长时间处在紧张状态中，就有可能

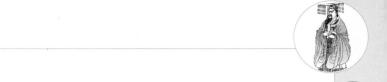

引起疾病和死亡。

从心理学角度看，紧张是外部因素施于机体的刺激超出了机体的反应能力而引起的心理不平衡。一个人处在极度紧张状态时，往往会表现出惊慌、恐惧、愤怒、苦闷、忧愁、焦虑等情绪。这种情况也叫做紧张反应，常伴有植物神经系统的变化、行为改变和心理活动异常等。

现代医学认为，精神紧张可以导致多种疾病，例如胃溃疡、胸腺退化、神经衰弱、免疫功能低下等。有调查表明，平时到医院看病的人当中，有60%以上的人是由于精神紧张而患病的。有些人的疾病是由于长期处在紧张状态之中形成的，这种情况大多发生在中老年人的身上。所以，中老年人应该学会应对紧张情绪，进行自我调节，避免因此而生病。

现实生活中，人们总是难以避免各种刺激。从社会角度讲，新事物、新问题、新矛盾、意外情况和意外变化，都会使人感到精神紧张；从个人角度来讲，生老病死、天灾人祸、迫害诬陷、伴侣去世、子女遇到意外伤害等情况都是难以预料的，有时甚至是难免的。所以，尤其是老年人，要特别注意学会应对紧张情绪。

〔14.〕 什么是老年心理恐惧症

人到老年，由于生理机能的日渐衰退，容易产生一系列心理变化，其中，"心理恐惧症"便是这些变化过程中产生的一种常见情绪。

(1) 对身体健康的恐惧

老年人由于体力不足，自己有许多心理要求不能实现，导致心理上的不平衡，便开始对自己每况愈下的身体状况表示担心，久而久之，则形成了一种无形的心理压力——心理恐惧。

(2) 对家庭成员的恐惧

首先，是对配偶健康的担心，无论对方身体怎样，他都会由己及人，在自己身上寻找对方的影子。其次，是对子女生活情况的担心，也常对其表现出不必要的过分关注。

（3）对家庭兴衰的恐惧

辛苦经营了大半生，老年人在思想上自然十分关心家庭的变化。一方面，他们害怕家境衰落；另一方面，又恐怕孩子们的冒险行为会使家庭"暴富"。这种矛盾心理的交织，使他们常常表现得焦灼不安。

（4）对性机能减退的恐惧

老年人的性机能从减退到衰竭，也正是老年人心理恐惧发展的过程，且会愈来愈重。

老年人应充分认识心理恐惧的消极作用，努力加以克服，使自己能安定、健康地度过晚年。

第二节
七情太过,容易惹"祸"

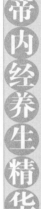

节首语

百病生于气也,怒则气上,喜则气缓,悲则气消,恐则气下,寒则气收,炅则气泄,惊则气乱,劳则气耗,思则气结。

——《素问·举痛论》

1. 七情太过易引发疾病

七情是人人都有的生理表现,一般不会使人致病。只有在突然的、强烈的或持久的精神刺激下,引起情志急剧波动,如暴怒、狂喜、大惊、悲哭、过思、忧郁等,超过了人体的生理范围,加之人们又不能正确对待外来刺激,不能自我调节适应,使人体气机紊乱,脏腑气血阴阳失调,最终导致疾病发生,这时,七情才成为致病因素。

情志活动以五脏精气作为物质基础,外界的各种精神刺激接踵而来,只有在五脏精气充足,功能协调的状态下,人体才能做出相应的、适度的情感反应。

在生理上,情志活动需要气的振奋,血的濡养。如果脏腑气血失调,则会影响情志活动,进而出现异常的情感变化。反之,情志异常亦可影响气血的正常运行。总之,情志活动与内脏、气血都密切相关。

【2.】乐极生悲——大喜伤心

按理说，在七种情绪里，喜是一种好的情绪，怎么会伤心呢？这里的"喜"其实说的是大喜，是指过分的高兴、兴奋。欢喜过分就会损伤心气，因为"喜则气缓"，大喜之后这个气就缓，就会涣散开来。太高兴、太兴奋，气往往就会散掉，而产生嘻笑不休、心悸、失眠等症，严重者甚至会发疯。

"心为君主之官"，统辖五脏六腑和机体的运行，因而喜乐之情作用于心，主要体现在调和一身气血的运行。

"心主血脉"，喜乐之情还能促进血脉的流通。高兴时会满脸喜气，满面红光，正是血脉畅通的原因。

"心主神明"，内心充满喜乐之情时，往往注意力集中，思维清晰敏捷。但是，如果喜乐过度，就会导致疾病的产生，从而影响到人体生理的健康，甚至"乐极生悲"。

《灵枢·本神》中说："喜乐者，神惮散而不藏。"就是说暴喜甚至可能导致心神的耗尽，从而终结其生命。如宋代周密《齐东野语·解颐》记载：一个读书人以榜眼登第，结果"其父喜甚，解颐而卒"。解颐多指因喜悦而笑逐颜开。他的父亲因为太高兴了，竟大笑而死。清代喻昌的《寓意草》中也记载有一个暴喜亡身的案例："昔有新贵人，马上扬扬得意，未及回寓，一笑而逝。"

这样的例子还有很多，古希腊有位名叫蒂亚高拉·德罗特的老人，在运动场上大笑着与3个头戴桂冠的儿子热烈拥抱时，竟气绝身亡；古罗马喜剧诗人菲利庇德出乎意料地获得梦寐以求的成功，却因兴奋过度窒息而死；岳家军中的大将牛皋活捉了金国四太子、侵宋元帅金兀术后，喜极大笑，最后也因乐暴亡；三国时期的蜀将赵子龙，百战沙场，未曾受伤，可是在庆功宴上，竟死于大笑之中。

所以中老年人一定要谨防这种因过度兴奋造成的猝死。因为人过中年，全身的动脉均会发生程度不同的硬化，营养心肌的冠状动脉当然也不例外。如若心脏剧烈地跳动，必然增加能耗，使心肌发生相对的供血不足，从而引发心绞痛甚至心肌梗死或心搏骤停。此外，"乐极生悲"还可致血压骤然升高，健康的人尚可代偿，若已患原发性高血压，过度兴奋则会导致"高血压危象"，造成头晕目眩、恶心呕吐、视物模糊、烦躁不安，甚至会引发脑血管破裂发生猝死。

因此，当我们在生活中遇到特别高兴的事时，要善于调节自己的情绪，保持正常的心态平衡。

【3.】 喜伤心者，以恐胜之

《黄帝内经》认为："喜伤心，恐胜喜。"也就是说，过度喜悦，则会对心造成损害。而恐惧可以战胜过喜过散的心。

根据《黄帝内经》关于五行相胜的说法，我们可以利用情绪之间的对抗来调节喜情过极。所谓的恐胜喜，说到底，是五行中"水克火"原理的具体运用，具体说来就是因为恐在肾属水，喜在心属火，因此而推知恐胜喜。有一段"恐胜喜"的医话解析说的正是这个道理：有一位患者，由于喜乐过度，得了一种笑病，整天嘻笑不止。一位姓庄的医生为其诊脉后不觉失声叫道："不好！"接着就借口回去取药而离去。这个人眼巴巴等了几天也不见医生再来，觉得自己病已无救，害怕得哭泣不止，便伤心地向亲友交代后事。医生听说了这个情况后，认为这是他的病快要痊愈的表现，便又来安慰他。果不出所料，不久这个人就痊愈了。从这段医语中我们不难分析，医生的治疗方法是"以恐惧死亡之言怖之"，即利用其恐惧心理，诉说死亡之事来吓唬诸如欣快症、情感型精神病、表演型人格障碍等喜症患者，使其从狂喜病态中解脱出来。可见，切中要害的以情胜情的方法，胜过针药之疗效。

【4.】病生于气——过怒伤肝

中医认为，怒伤肝，怒气直接影响着肝。这是因为发怒的时候，气是往上冲的。大家可能都有过这样的感觉，当遇到一些非常愤怒的事情时，就会觉得血往上涌。因此有心脑血管方面疾病的人一定要注意，千万不要发怒。因为怒的时候，气血一下子往上冲，就容易导致一些不良的后果。《黄帝内经》上讲，肝脏是藏血的，发怒的时候肝脏受到直接影响，肝血、气血拼命往上冲、往上涌，对于人而言非常危险，有的人甚至会脑出血。

最为典型的案例无疑就是《三国演义》中诸葛亮三气周公瑾了，周瑜年纪轻轻就已身为东吴大都督，可谓雄姿英发，春风得意，但他有一个致命的弱点，那就是器量狭小，最终被智高一筹的诸葛亮气得仰天长叹："既生瑜，何生亮！"最后呕血而亡。而在《三国演义》第九十三回"武乡侯骂死王朗"中，诸葛亮又一次运用心理战法，杀人于无形，一番说辞，就让魏国的司徒王朗怒气填膺，大叫一声，撞死于马下。

《素问·举痛论》中说："怒则气逆，甚则呕血及飧泄，故气上矣。"怒气属木，木旺就会克制脾土，肝气横逆则克犯脾土，致使脾胃之气下陷，清气不升，入胃的食物不能被完全消化就直接排泄出去，时间一久就会犯泄泻（飧泄）的疾病。经常发怒的人脾胃功能通常也不会好，茶饭不思、食欲不振、胃肠痉挛、腹胀腹痛。

【5.】怒伤肝者，以悲胜之

根据《黄帝内经》五志相胜的原理，我们可以采取"悲胜怒疗法"，因为怒在肝属木性，悲在肺属金性，悲胜怒疗法就是利用"金克木"的原理来治疗怒症，即人们通常所说的躁狂症、焦虑症、爆发式人格障碍等。治疗方法是用悲伤的心情和诉说苦衷之情来感动怒症患者，使其从怒狂的病态中解脱出来。

明代黄学海在《筼斋漫录》中就记载了一则"以悲治怒"的案例：鄱阳杨贲亨擅长以意治病，一位官员性情暴躁，经常发怒生气，患上白内障。他请医生来治疗的时候，也是急脾气，天天揽镜自照，恨不得马上病愈，因而一直都没能治好。后来请来杨贲亨，杨说："您眼睛的毛病完全可以治疗，只是您服药过多，药的毒性已经下注到您的左腿，恐怕早晚会暴发，我只担心您这条腿早晚得废了。"这位官员天天抚摩着自己的左腿，为之悲愁不已，时间一长，眼睛渐渐好了，而所谓的药毒也并没有发作，腿也好好的。官员召来杨贲亨，杨说："医者，意也。您性情暴躁，经常生气发怒，怒火上炎，眼睛如何好得了？我让您凝神于足，让您为腿病而悲，引火下降，而眼睛也就自然好了。"

据《景岳全书》记载，两个女人发生口角后，燕姬"叫跳撒赖"，大怒装死。张景岳对着装死的燕姬说，要对她施行令人十分痛苦并且会使容颜受到损害的火灸。燕姬感到十分悲伤，于是就不再装出"气厥若死"的行为了。

一个人如果平日里肝火旺，容易发怒或生闷气，不妨尝试用"怆恻苦楚"的事情让自己沉浸在悲忧的情绪氛围之中，看看悲剧，让自己心有所感，与悲剧主人公一起感受命运的悲愁，或者干脆让自己哭出来，因为"悲则气消"，悲能平抑怒气，调整气机，使身体气机恢复平衡，从而达到治病的目的。

【6.】 思则气结——常思伤脾

脾之情志为思，人生天地间，不能无思，活在这个社会上，我们需要面对各种问题，人无远虑，必有近忧，现实生活中有太多的琐碎事务需要我们去面对，也会有许多困惑需要我们去思考。但是一个人若思虑过度，就会使神经系统功能失调，消化液分泌减少，即可出现食欲不振、面容憔悴、气促、神疲力乏、郁闷不舒等。的确，人如果思虑过度，精神就会受到一定的影响，思维也就更加紊乱了；这样一来，还容易造成失眠多梦、神经衰弱等病证。

现代医学认为，思虑过多还会引起肠胃的神经官能症、消化不良症，甚至引起胃溃疡。从中医学观点来说，脾运化不好，容易引起气结，导致腹部胀满，从而出现气血不足、四肢乏力的症状，形成气郁，并进一步发展为血瘀、痰瘀。

清代魏之琇《续名医类案》载有这样一个案例：一个刚满周岁还不会讲话的小孩，忽然不吃饭，也不吃奶，肌肉日渐消瘦，医生都认为是肠胃方面出了毛病，名医薛东明却说："这是相思病啊。"大家都嘲笑他，这自然是一句玩笑话，一个刚满周岁的孩子情窦未开，如何晓得男女之情？薛东明让家人拿出这孩子平日里喜欢的玩具，全部摆在他面前，孩子一看到其中的一个小木鱼，就笑逐颜开，不吃不喝的毛病也就好了。原来让这孩子害相思病的，正是他喜欢的玩具——小木鱼。

思虑过度就会损伤脾土，而脾土受伤，其他脏腑也会受到影响。因脾气虚弱，运化不及，其他脏腑也就失去了水谷滋养，就会伤及气血，导致气虚、血虚。久之，则将百病丛生。《红楼梦》第十回"张太医论病细穷源"，论及将死的秦可卿时说："据我看这脉息：大奶奶是个心性高强，聪明不过的人，聪明忒过，则不如意事常有，不如意事常有，则思虑太过。此病是忧虑伤脾，肝木忒旺，经血所以不能按时而至。"这也说明了过度思虑会伤及脾脏。

[7.] 思伤脾者，以怒胜之

思虑过度可使人神疲、懒言、失眠、心悸、腹胀，而以怒则可以胜之。这是利用发怒时肝气升发的作用，来解除体内气机之郁滞的一种疗法，它适用于长期思虑不解，气结成疾或情绪异常低沉的病证。

《儒门事亲》记载，一个富家妇女，因为常常思虑过度，导致两年来睡不着觉，张子和问诊后，收取了妇女大量的礼金，每日在妇女家饮酒作乐，但是却并不给她开处方。这位妇女大怒，出了很多汗，结果，在当晚就能安然入睡了。

《三国志·方技传》中也记载了一个典型的案例：有一个郡守因思虑太过而得病，华佗故意收了这位郡守很多钱财，却并不给他治病，反而还留下一封信骂他，说他不仁不义，一下子就激怒了郡守，结果令他"吐黑血数升而愈"。

过度思虑会使人的精神处于高度紧张状态，肌体为了适应这种"紧急状态"，肾上腺会释放大量激素。紧张一旦超过机体承受的限度，体内分泌过多的激素，就会对身体的健康造成危害，容易导致消化性溃疡、心脏病、高血压以及精神功能障碍等疾患的发生。因此为了我们的健康，一定要避免过度思虑。

【8.】忧伤过度，伤肺伤身

传统中医认为，情志的异常变化对肺脏的功能会产生很大的影响，特别是人们在忧伤的时候，很容易损害肺脏。

《素问·阴阳应象大论》云："在脏为肺……在志为忧，忧伤肺。"忧指忧愁而沉郁。表现为忧心忡忡，愁眉苦脸而整日长吁短叹，垂头丧气。若忧伤过度，不仅会损伤肺气，还会波及脾气，影响人的食欲。

我国古典名著《红楼梦》里的林黛玉，性情孤僻，多愁善感，稍有不适，就暗自哭泣流泪，最后忧伤而死。宋代著名诗人陆游与他表妹唐婉的故事，也说明了忧郁过度能杀人的道理。

【9.】忧伤肺者，以喜胜之

根据《黄帝内经》五志相胜的方法，可以采取喜胜忧疗法。这是因为喜在心属火性，忧（悲）在肺属金性。喜胜忧疗法就是利用五行中"火克金"的原理，用喜来治疗诸如抑郁症、孤独症和调摄悲观心理、绝望情绪、自杀意念等忧症。如元代有一个孝子因父亲被贼杀死而悲哭过度，常常心痛不已，多方寻医都没有见效。后来，名医张子和便学着巫婆的样子，以各种方法取笑巫婆，揭露其骗人的把戏，患者看后大笑不止。不日，竟不药而愈。可见，这里采用的以喜胜忧实际上是中医情志相胜的一种应用，即用喜悦心理和戏说调皮之言来逗乐忧症患者，使其从悲忧病态中解脱出来。

明代名医汪机在《石山医案》中也记载有一个"喜胜忧"的案例：一个县差拘拿犯人，途中犯人挣脱，投河而死，犯人家属控告县差，说他索要钱财，威逼致死，这个县差有口莫辩，花了一笔银子上下打点，方才脱罪，却也因此忧愤成疾。汪机为他诊断："此因费财而忧，必得喜乃愈，药岂能治哉？"于是他让人用白锡熔铸成一堆假的银锭，放到县差身边，县差一见，果然心生喜悦，紧紧抓在手中不放，病也就渐渐好了。

笑则气缓，紧张的气氛消失了，悲哀的情绪自然也被抑制住了。此外，经常笑一笑还能使胸部扩张，肺活量增大。特别是清晨锻炼时，若能开怀大笑，可使肺吸入足量的大自然中的氧气，呼出二氧化碳，加快血液循环，从而达到心肺及脏腑气血调和，保持人的情绪稳定。所以，对于经常忧伤的人来说，笑是最佳的治病良药。不过，笑虽可祛病健身，但也应适度，过分而失常地笑，对心肺也是有害的。

[10.] 恐则气下，过度伤肾

中医认为，肾脏是人们表达惊恐之志的主要脏器。惊恐是人对外界突发刺激的应激反应。人在受到剧烈惊恐之时，会出现大小便失禁，这与肾主前后二阴、主二便的功能相符。人受到惊吓后，会突然昏厥，不省人事，这与肾藏精、生髓充脑有关系。惊恐在正常情况下对机体是有一定益处的，可以引起警觉，避免机体遭到危害，但惊恐过度会耗伤肾气，使得肾气下陷、二便失禁、遗精滑泄，严重的惊恐还会致人死亡。

《续名医类案》中记载了一个吓死医生的病案：明代嘉靖年间，宫女作乱，企图用帛布勒死嘉靖皇帝。当时嘉靖帝已然气绝，供职于御药房的许绅受命去救治。惶恐不安的许绅知道，自己要是不能把皇帝救活，说不定就会有性命之虞。后来，皇帝被他救活，对他赏赐丰厚，又为他加官晋爵，按理许绅应该春风得意才对，但是过了不久他就病倒了。许绅对自己的分析是：这是当时救治皇帝的时候惊惧不安落下的病根，不是药石所能救治的，果然过了不久他就死了。

[11.] 恐伤肾者，以思胜之

思，可以治恐。《素问·阴阳应象大论》云："肾者主蛰，封藏之本。"喜静而不喜动，恐则气下，偏能动之。如张子和云："恐气所致，为骨酸痿厥，为暴下清水，为阴痿，为惧而脱颐，凡此诸症，非伤肾之明验欤？若善思者处此，即非常临之，自有定识，岂得以恐惧摇其意见哉？况思虑之志出乎脾，以思胜恐，亦即以土制水，论情论理，亦适也。"而按照五行相生相克的理论，肾属水，土克水，恐伤肾，思胜恐。综上所述，"思"确实是一个制恐的好方法。

肾气虚弱的人大多疑心重，疑神疑鬼，总是担心无妄之灾降临在自己头上。其实只要深入思考，把问题弄明白，也就能化解心头的疑虑。有一个成语"杯弓蛇影"，典出《晋书》，说的是乐广有一个很要好的朋友，好久没有见到了。一打听才知道，原来这位朋友前次来自己家喝酒，隐约看见杯中有一条小蛇，但这位朋友碍于情面还是硬着头皮喝下了，结果回去后一病不起。乐广的厅堂上悬挂了一把弓，弓上还用油漆画了一条蛇，乐广猜想，杯中之蛇可能只是弓的影子，却把自己的朋友吓着了，于是请来这位朋友，还原当时的情景，重新设宴饮酒，问他是否又见到了蛇。朋友回答说见到了，乐广指着墙上的弓解释说杯中蛇只是弓的影子，友人恍然大悟，病也就豁然而愈了。

当一个人过分恐惧的时候，要注意定住心神，要理智，同时要学会分析情况。如果问题能解决，就赶快落实执行，去解决。如果解决不了，就暂时放下心来，恐惧也没有用。

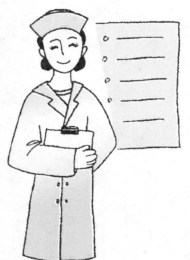

第三节
静心养神，精神调则疾病消

节首语

有圣人者，处天地之和，从八风之理，适嗜欲于世俗之间，无恚嗔之心，行不欲离于世，被服章，举不欲观于俗，外不劳形于事，内无思想之患，以恬愉为务，以自得为功，形体不敝，精神不散，亦可以百数。

——《素问·上古天真论》

〖1.〗 如何疏泄不良情绪

情志活动是人体正常的生理现象，如果是短暂的不良情绪，机体很快就可以恢复正常，但如果不良情绪过分强烈或持久，就可能造成脏腑功能失调而引起疾病，正如《黄帝内经》所说的"百病皆生于气"。因此，有了不良情绪时，我们要采用正确的方法进行疏泄，以使人从苦恼、抑郁的消极心理中解脱出来，恢复心理平衡，维护身体健康。

疏泄法，又称宣泄法，是常用的心理调节方法之一。主要是使心态失衡者把心中的苦闷或思想矛盾以科学的方法倾诉出来，以减轻或消除个体的心理压力，避免引起精神崩溃，使之更好地适应社会环境。这种方法不但对神经症、精神障碍、情绪反应性精神疾病有较好的疗效，就是对心身疾病的治疗亦有好处。

《黄帝内经》提倡"不治已病治未病"的预防思想，强调"防患于未然"。在情志养生方面，运用疏泄法进行心理调节，主要就是为了"防患于未然"。那么，当不良情绪产生时，正确合理的疏泄方式主要有哪些呢？

（1）写作疏泄法

写作疏泄法即运用写信、留条倾诉、写日记等方法疏泄心中的不快。

（2）哭泣疏泄法

哭泣可以改善呼吸和循环，伴随全身肌肉的颤抖，大哭之后，机体可获得一种快感，心胸憋闷、不适等症状也会随着哭泣的宣泄而缓解。因此，哭泣不仅是个体内心痛苦的流露，也是一种精神发泄。

（3）言谈疏泄法

即指通过谈话聊天的方式进行宣泄。当遇到不顺心和烦恼的事时，不可把痛苦埋藏在心底，而应该将这些烦恼倾诉给自己所信赖的人。

（4）自言自语疏泄法

自我交谈可以发泄心中的不满、郁闷、愤怒、悲伤等不良情绪，它有助于消除紧张，恢复心理平衡。生活中，面对各种不良心境的困扰，而又没有合适的倾诉对象时，可以选择此法，也不无裨益。

（5）行为疏泄法

行为疏泄法是指通过机体的活动宣泄心理紧张、心中愤怒的一种方法，如运动、舞蹈、捶打等，可以起到缓解愤怒、宣泄不满的效果。但打人、毁物等不明智的行为不应提倡。

【2.】 不生气的智慧

《内经》说："怒伤肝"、"百病生于气"、"怒则气上"。一个人如果大怒不止，就会出现面红、耳赤、气逆，重者吐血，甚至导致心脑血管病急性发作，危及生命。古代很多养生有素的人，都非常宽容大度，遇事不怒。孙真人在《养生百字铭》中说："怒多偏伤气，思多大损神，神伤疲易役（疲劳），气弱病来侵。"且指出了"安神易悦乐，惜气保和纯"的科学道理。

　　该如何制怒呢？苏格拉底说，"在你发怒的时候，要紧闭你的嘴，免得增加你的怒气。"说的是要学会忍耐。屠格涅夫说："凡事只要看得淡些，就没有什么可忧虑的了；只要不因愤怒而夸大事态，就没有什么事情值得生气了。"要用平和的心态去看待发生在眼前的不平事。最简单的方法就是做几次深呼吸，消灭心里的无名火。也可泡茶品茗，让茶香漫到心里，把所有的不舒服都抛到脑后，让它随风散了。人生的欲望太多，得到了还想要；得不到便怨此怨彼，徒增无聊之气。若无法限制，就会冲昏头脑，于小害了自身，于大害了别人，所以应谨记制怒。

【3.】乐观是心理养生的"灵丹妙药"

　　乐观的情绪能够调动机体的潜力，使内分泌发生变化，进而消除对健康有害的神经紧张感，增强机体的抗病能力。乐观的情绪能够使体内的肾上腺分泌量增加，使血糖含量因此增高，加速糖类的代谢进程，加强肌肉的活动能力。

　　乐观是一个人心情愉悦、情绪健康的"灵丹妙药"，是心理平衡的表现。对于每个人来说，乐观有一部分是与生俱来的，但更多的是善于从生活中发现和创造。因为我们身边并不缺少快乐，我们缺乏的只是一种发现和创造快乐的心境而已。人生到处充满着矛盾，同时也到处充斥着快乐。人生路上不可能一帆风顺，面对挫折和不幸，应尽快调整好心态，尽早走出困境。漫漫人生路上，如果能够常怀一颗乐观之心，心存感激，心理就会长期处于一种平衡的状态，快乐也会因此而变得无处不在、无时不有。

　　其实，养生保健是否能够成功，关键在于是否能够正确处理忧愁和烦恼，能否长期保持一种乐观的心态。只要能做到化忧为乐，"寿比南山"就不再是奢望。

我国著名的文学家冰心健康地活到了99岁高龄。她在生前曾说："我确实没有特别的养生之道，也不搞什么养生，就是心里豁达一点，从不跟人计较，也不跟自己过不去。"

在日常生活中，保持坦荡乐观的精神状态至关重要。良好的心态，肯定会与豁达和幽默相伴随。倘若一个人每天都郁郁寡欢、愁肠百结，对健康必然会有弊无利。道理很简单，忧愁和烦恼只能促使人的心境变得更加灰暗，阻碍人们向长寿迈进。

【4.】 逐步摆脱抑郁症的妙方

(1) 别给自己太多压力

不要定下难以达到的目标或承担太重的责任。可以分解你的目标和任务，然后按照轻重缓急，优先顺序，尽力而为。

(2) 不要对自己期望过高

对自己的期望过高会让目标难以实现，容易导致对自己能力的怀疑，增加自己的挫折感，容易产生抑郁的情绪。

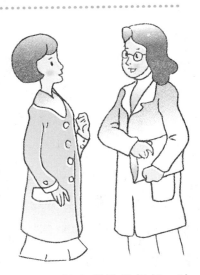

(3) 多参加社交活动

看电影、打球等轻松愉快的社交活动，会让你的心情变得愉快轻松，让你远离抑郁感。

(4) 及时问询心理医生

忧郁只是忧郁症病情的一部分，如果你发觉自己抑郁的症状严重，最好立即去找心理医生就诊。如果只是轻微的抑郁，可以通过休假、运动、发展自己的爱好等方法来摆脱。

造成抑郁症的原因有很多，比如遗传、性格、饮食、社会环境等。总之，只要用积极的心态对待它，相信你很快就会摆脱抑郁症的纠缠。

【5.】有助于放松心情的良方

注意生活中的一些细节，对缓解紧张情绪、减轻心理压力及焦虑不安的心情有意想不到的帮助。

（1）轻轻松松入睡

晚上入睡前，躺在床上用5分钟放松全身。尽量不要想白天发生的事情，以免影响睡眠。

（2）利用呼吸吐故纳新

在呼吸过程中，感受将压力排出的畅快，放松原本紧张的心情，体会新鲜空气进入体内时带来的愉悦。

（3）适当地放慢呼吸

放慢呼吸5分钟，用5秒吸气、5秒呼气。由于这个节奏和血压波动的10秒自然循环相一致，所以这一方法很有效。人在紧张时通常呼吸得既快又浅，进行几次这样的慢呼吸就可以放松肌肉，减缓压力。

（4）多想一些美好的事情

我们经常感觉有精神负担是因为无法摆脱不满、委屈和忧虑等负面情绪，多想些让你喜欢的人和让你高兴的事，从某种程度上也可以消除心理上的压力。

（5）会心一笑

在感觉有心理压力的时候，可以回忆一些喜剧场景或令你发笑的画面。当你发自内心地笑时，体内因紧张产生的激素就会下降，人体免疫力也会得到增强。

（6）静坐休息

每天用 5 ~ 10 分钟安静地坐一坐，把精神集中到自己的感觉上。静坐时，心跳放慢、血压下降，精神紧张的症状自然会得到明显的改善。

【6.】学会用微笑面对生活

这里所说的微笑是表里如一的微笑，是充满真诚的微笑，是发自内心的微笑，绝不是那种心里满是怨愤和憎恨而脸上却故作笑颜的"微笑"。

事实证明，一个人倘若能经常带着微笑投入生活，就会发现生活的确是美好的。他在生活中发现的美好事物越多，他就会用更多的微笑去迎接生活的挑战。对人对己，微笑都是有百利而无一害的。当一个人向他人（包括那些陌生的人和对自己并不友好的人）微笑的时候，他并没有失去什么，却会毫不费力地得到很多，比如他会发现人与人之间的关系并不是冷冰冰的，人与人之间的沟通也并不是很难。在他把微笑慷慨地赠予别人的时候，他会得到许多令人愉快的回报。

请你注意观察一下你身边那些善于微笑的人，他们通常都是情绪波动不大的人。我们可以这样理解：微笑有助于防止情绪的大幅度波动。诚然，要想成为一个善于微笑的人，关键在于建立对人、对己、对生活的合理认知。除此之外，我们还要树立起积极利用微笑来调控情绪的意识。

【7.】解除精神压抑的方法

（1）一分为二法

人生的历程中不可避免会有挫折和失败，在遭遇挫折和打击时，要有坚强的意志和良好的心理承受能力，要让自己的情绪处于乐观、理智、积极的状态中，这样才能迅速走出情绪的"低谷"，保持身心的健康。

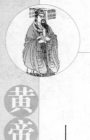

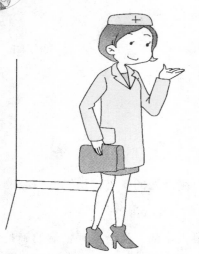

困境和挫折，绝非人们所希望的，因为它们会给人带来心理上的压抑和焦虑。善于心理自救者，能把这些消极情绪升华为一种力量，转变为对己、对人、对社会都有利的方向，在获得成功的满足时，清除压抑和焦虑，培养积极的心态。

（2）补偿法

人无完人，一个人在生活或心理上难免有某些缺陷，因而会影响某一目标的实现。人会采取另一种方法弥补这一不足，以减轻、消除心理上的困扰。这种行为在心理学上称为补偿作用。这里所说的"补偿"，一方面是以另一个目标来代替原来尝试失败的目标。如日本著名指挥家小泽征尔，原来他是专攻钢琴的，但他手指摔伤后十指的灵敏度受到影响，这曾一度令他十分苦恼。后来他改学指挥而一举成名，成功地摆脱了心理困扰；另一种补偿是凭借新的努力，转弱为强，达到原来的目标。希腊政治家狄塞西尼斯因发音微弱和轻度口吃，而不能演讲。后来他下决心苦练口才。他把小卵石放在嘴里练习讲话，并对着大海高声呼喊，最终成为闻名世界的大演说家。

（3）回避法

当人们陷入心理困境时，最先也最容易采取的便是回避法，躲开、不接触导致心理困扰的外部刺激。在心理困境中，人的大脑中往往有一个较强的兴奋中心。回避了相关的外部刺激，就可以使这个兴奋中心让位给其他刺激以引起新的兴奋中心。兴奋中心转移了，也就摆脱了心理困境。

（4）语言调节法

语言对情绪有重要的影响，当你悲伤、愤怒、焦虑不安时，可以朗读一些幽默的诗句，或颇有哲理性的格言，如"留得青山在，不怕没柴烧"，"比上不足，比下有余"，"难得糊涂"，或用"制怒"、"思"、"冷静"等字句来自我提醒、自我安慰、自我解脱，以解除自己的精神压抑。

【8.】负面情绪的消除妙招

（1）釜底抽薪法

当一方气盛难平时，另一方要心平气和，冷静沉着，以使对方怒气消散，即力求釜底抽薪，切忌火上浇油，针尖对麦芒。实践证明，退一步海阔天空，忍一时风平浪静。

（2）疏泄释放法

因想不通而心烦不安或心情不快时，可找自己要好的朋友或亲友倾诉，以求得到劝解与帮助，或哭出来，切不可闷在心里使之积聚成一颗"定时炸弹"。

（3）松弛训练法

心理亚健康的人可以把一只气球吹得很大，然后将所有的负面情绪、自己的感受全写在气球上，最后用针轻轻一戳，气球破了，你随之也会放松下来。所有的负面情绪就会像破碎的气球一样消亡了。

（4）"小事糊涂"法

在实际生活中，许多人往往不能控制自己的情绪，遇到不顺心的事，要么借酒消愁，要么以牙还牙，更有甚者轻生厌世，这些都是错误的做法。而"小事糊涂"，于人于己睁一只眼，闭一只眼，既能使非原则的矛盾悄然化解，也可使紧张的人际关系变得宽松，使人以开阔的胸怀接纳他人而不致挑起无谓的争端。

（5）自嘲自解法

即嘲弄自己的愚昧、无知、缺陷，甚至狼狈相。这样不仅不会贬低自己，还会缓解情绪，分散自己的精神压力。要多看别人的长处，多想自己的短处，自觉调整自己的意识和行为。

当遇到烦恼时，要学会暗示自己"一切都将过去"、"破财免灾"、"知足常乐"等，这样心情就会放松，头脑也会冷静下来。

【9.】 放松心情学会慢工作

现代化的工作节奏的确是"慢"的大敌，但并不是没有办法克服的。下面就给大家介绍几个慢招，让你在不误事的前提下把工作放慢下来。

（1）做好计划

凡事预则立，不预则废。要放慢工作就要提前做好计划，对每天要做什么、达到什么目的等都制订出详细的计划，这样才能避免重复性的工作，提高工作效率，为慢生活积累更多的时间。

（2）学会放松

了解自己身体的压力反应，如心跳、头痛、出风疹等，一旦出现这些反应，就要尽量松弛，放松自己。如果不顾疲劳地继续工作，人体就会吃不消，久而久之更会引发疾病。

（3）让自己偶尔不做

终于忙完了手头的一件工作，如果下面还有许多工作等着你，那么也不要着急，就当做已没有什么工作了，然后什么事也不做，就那么静静地坐着。沉思、冥想，或干脆什么也不想，发一会儿呆。

（4）适当休息

俗话说，"磨刀不误砍柴工"。人在工作了一段时间之后就会感到疲劳，这时要适当休息一下，等精力恢复了再工作，这样往往能收到事半功倍的效果。例如，望望窗外的景致、盯着桌子上的一朵小花看、听听音乐等，一切顺其自然、不加控制，都有助于恢复精力。

（5）周末和全家人去郊游

现代上班族几乎没有大量时间用于休假，那么就在周末带上全家人去郊游吧，感受大自然的清新，体验"农家乐"的趣味，这也许会带给整日待在写字楼里的你别样的感受和感动，让你觉得新鲜而有趣。更重要的是，回到一种原始状态之后，你会发觉，周围的一切就如同儿童眼中的世界，又都变得有趣起来。这样，你就可以在不知不觉中清理自己的内心，回去后以更饱满的精神投入到工作中去。

工作着，享受着，快乐着，这样的状态比起那些为了工作而工作，一刻不得清闲的忙碌狂，哪个更好呢？

10. 精神空虚，学会自我调控

精神空虚是一种社会病，也是一种心理疾病，它一害国家，二害集体，三害个人，但归根到底，受害最大的还是个人。这种病是可以通过自我调控加以去除的。

（1）对社会持有一种现实的认识

社会既有积极的方面，也有消极的方面。应当看主流，看社会发展的方向，绝不能以偏概全，只看到社会的消极方面，从而不求上进，委靡不振。应提高战胜挫折的心理承受能力和把握自己的能力。做人要有理想与抱负，做事要有恒心，要正确对待失误与挫折，不以一事一时的成败论英雄。

（2）以名人的奋斗史作为借鉴

正确认识自我，反思自我，并及时记录自己的成长轨迹，从中感悟选择的得失、理想与现实的差距，从而确立一种"积极有为"的人生哲学。

（3）积极参与社会实践

以实践的成绩强化个人价值，满足个人自尊、自爱、自信的需要。运用音乐来调节自己的情绪和行为。节奏鲜明的音乐能振奋人的情绪，旋律优美的乐曲能使人情绪松弛和愉快，使人增加对生活的乐趣，了解生活的意义，从而增强人们对生活的能动性和自信心。

〔11.〕 对抗心理疲劳的计划

心理疲劳正在成为现代社会、现代人的"隐形杀手"。

那么，怎样才能有效地消除心理疲劳呢？下列 8 种方法值得一试。

1）健康的开怀大笑是消除疲劳的最好方法，也是一种愉快的发泄方法。

2）高谈阔论会使血压升高，听别人说话同样是一件惬意的事情。

3）放慢生活节奏，把无所事事的时间也安排在日程表中。

4）沉着冷静地处理各种复杂问题，有助于舒缓紧张压力。

5）做错了事，要想到谁都有可能犯错误，不要耿耿于怀。

6）不要害怕承认自己的能力有限，学会在适当的时候说"不"。

7）夜深人静时，悄悄地讲一些只给自己听的话，然后酣然入梦。

8）遇到困难时，坚信"车到山前必有路"。

〔12.〕 练习书法绘画对心情的作用

书法绘画作为一种心理审美追求的文化活动，是中医中保精、益气、养心性的具体方法之一，也是人的心理、生理与自然世界相联系的有效途径，对人的健康有重要的影响。

首先，书法绘画予人以平和的心态，可排除杂念、控制欲望、平衡阴阳，进而调整心理的不平衡状态。

其次，此时大脑皮层处于抑制和保护状态，而潜意识活跃，有利于各个功能器官自主发挥作用，疏通筋脉，使全身细胞有序化。

再次，经常练书法、习绘画可以培养人的气质和修养，有利于形成良好的心理状态。

最后，经常练书法、习绘画，对各个功能器官的协调以及体内的新陈代谢有积极的作用，有利于人的健康长寿。

当然，要培养书法绘画的艺术涵养，不仅需要学习书法绘画的基本理论和常识，同时还要学会欣赏，深入感悟，充分调动想象力。

13. 保持心理平衡的方法

保持心理平衡是保证心理健康的必要前提和关键，如果心理失衡，就会使人产生很多不良情绪，影响心理健康。

（1）正确、客观地认识自己和他人

要对自己和他人有正确客观的认识，才能充分认识周围人的能力、性格、品德，对自己有信心，不妄自尊大，凡事量力而行。

（2）学会控制自己的情绪

面对突如其来的惊喜和打击，要控制自己的情绪波动，努力维持平和的态度。

（3）获得他人的帮助

一个人的智慧毕竟有限，通过和朋友的交流和沟通，不仅能够舒解心中的积郁，还能够获得心灵上的慰藉，得到多种良好的建议和启示，从而有效地解决问题。

14. 退休老人的心态调整方法

对退休后的老年人来说，善于排除不良的心理因素，保持良好的心理状态是身心健康的重要保障。而健康的心理状态要靠自己把握。

（1）保持和树立乐观的心境

豁达、乐观是保持心理健康的"妙药"。心理学家认为，90%的长寿者都是胸怀宽广、性格开朗、待人和蔼、情绪稳定的人。

（2）心理上保持年轻

应当树立一种比实际年龄小几岁的心理状态，如60岁的人应该就当自己50岁。

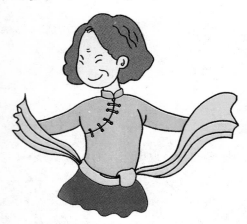

（3）自找乐趣

结合自身爱好，做自己想做的事，如种花、编织、学书画、听音乐、下棋等。自找乐趣，自我调整，这样才有益于心理和躯体的健康。

（4）广交朋友

朋友多了，聊天的人就多，就能保持轻松愉快的心情，减少孤独感，赶走压抑情绪。多和朋友促膝谈心，有不顺心的事，就吐露、宣泄出来，以保持良好的心境。

（5）多参加文娱、体育活动

看电影、看球赛、看文艺节目、去公园晨练，都会使人心情舒畅，精神轻松愉悦。

（6）建立良好的生活习惯

健康的生活方式，是身心健康的根本保证，而不良的生活习惯会带来情绪上的波动，进而影响心理健康。

15. 克服嫉妒，优化心灵

嫉妒心不仅会给自身造成很大的痛苦，使心理失重，同时也会给被嫉妒者造成一定的困扰和打击。嫉妒心是一种于人于己都极具伤害性的负面心理，那么，怎样才能克服这种不良心理呢？

（1）承认差异，提高自我意识水平

承认差异就是承认现实，要使自己在某方面好起来，只有靠自己奋进努力，才能不断超越。同时，要提高自我意识水平，为自己树立追赶的榜样，多看别人的长处。一个人如果能经常这样去想问题，嫉妒心理就会慢慢消除，做到客观地自我评价，客观地评价别人。

（2）积极进取，化嫉妒为竞争

要使生活充实起来，不断奋进以期取得不亚于对手的成功。培根说过："每一个埋头沉入自己事业的人，是没有工夫去嫉妒别人的。"人应接受自己，同时还要客观地看待别人的长处，这样才能化嫉妒为竞争，从而提高自己。

（3）发掘自己的长处

大凡聪明之人都善于扬长避短，寻找和开拓有利于充分发挥自身潜能的新领域，这样会在很大程度上补偿先前所没有满足的欲望，缩小与对手之间的差距，从而很好地减弱乃至消除嫉妒心理。

（4）学会自我宣泄

在内心苦闷之时，最好能够找到一位知心朋友或者亲人痛痛快快地将烦恼说出来，这样可帮助自己不往嫉妒的方向发展。另外，还可以选择借助于参加各种娱乐活动来宣泄和疏导情绪，比如唱歌、跳舞、练书法、下棋等。

16. 怎样驱逐恐惧心理

恐惧心理是人们在日常生活中常见的一种心理，一般来说无需治疗，但如果时常产生恐惧，或者在一般人眼里没什么可恐惧的情况下也产生恐惧，这就应该引起注意了，因为你可能已经患上了恐惧症。那么，这时候应该怎样处理呢？方法有很多，应根据具体情况和个人特点而定。以下方法简单易行，适合每个人采用。

(1) 注意力集中法

不必过多在意自己留给别人的印象。告诉自己，就像你不会去过分关注别人一样，别人也不会过分关注你，把注意力放在你现在应该做的事情上。比如，你正在工作，不用过分担心老板怎么看待你，同事怎么看待你，而应该把注意力集中在手头的工作上。

(2) 设想法

当心里过分恐惧时，不妨问一问自己，再坏能坏到哪里去呢？最糟糕的结果会怎样呢？难道会死吗？不会。那就鼓起勇气迎接最坏的结果吧！

(3) 暗示法

在心中鼓励自己"我能行"、"我真棒"，经常这样做，这样的暗示语就会进入你的潜意识，弥补你从小因为受否定而形成的心灵黑洞。

(4) 钟摆法

恐惧时，我们心里不妨这样想：钟摆摆向一边，必须先要往另一边使劲。例如，"心跳快些有什么了不起，我还想它跳得比摇滚乐鼓点还快呢！"结果你会发现，实际情况远远没有你想象得那么严重，而注意力则被转移到正题上去了。

(5) 脱敏法

比如你恐惧当众讲话，可以通过循序渐进的方法克服自己的恐惧。最开始时，你可以先在人少的地方讲，也可以先在自己熟悉的人面前讲，然后再逐渐向人稍微多一点的地方过渡，直到最后敢于在很多人面前讲话为止。

(6) 自我欣赏法

努力发现自己的特长和优点，并加以开发，使自己拥有超出他人的地方，从而获得自信。这样不知不觉间，恐惧就会为你让路，直到最后彻底消失。

[17.] 如何驱逐焦虑

在心理学中，情绪指身体对行为成功的可能性乃至必然性做出好生理反应上的评价和体验，包括喜、怒、忧、思、悲、恐、惊七种。其中，怒、忧、思、悲、恐、惊都会产生焦虑。

焦虑是一种没有明确原因的、令人不愉快的紧张状态。适度的焦虑可以提高人的警觉度，充分调动人的身心潜能。但如果焦虑过火，则会妨碍我们应付、处理面前的危机，甚至妨碍正常的日常生活。

有位心理学家曾说过："我们生活中80%以上的情绪问题都是由自己造成的。"自然，焦虑的产生也不例外。俗话说："解铃还须系铃人"，既然焦虑大都是由我们自己造成的，那么我们也可以通过一些方法掌控自己的情绪，把焦虑驱赶出去。

你可以通过以下四步有效控制自己的焦虑情绪：

（1）评估

我焦虑什么？

我为什么会焦虑？

要对这些问题，做直截了当的探索，越具体越好，最好拿出纸笔，清楚地写下来，这样才能让问题变得明朗，仅用头脑想是不够的。

（2）理解

就算我所焦虑的事情真的发生了，或是最坏的结果发生了，是否真的有那么可怕？

他人是不是也有过类似的遭遇？他们是不是就此完蛋了？

如果真的发生了，我就无法再活下去了吗？

评估及理解是消除焦虑很重要的两大步骤，因为只有敢于面对可能发生的最坏后果，我们才能从容地面对现在。有句话说："人死不过如此，砍头也不过碗大的疤，20年后又是一条好汉。"连死都不怕了，还焦虑什么呢？人需要看破看透，才能放得下。只有放得下欲念，才有自信。

(3) 再次评估现在的情况

现在的真正问题是什么？问题的起因是什么？解决的办法有哪些？什么时候开始？

(4) 方法的有效度评估

进行这一步的目的是了解此方法有没有帮助，若没有，就立刻改变。

18. 老年人更要补好心神

很多人到老年后，精神总处于敏感状态，承受不良刺激的能力减弱，就连见到枯叶落地都会引发垂暮之感。对此，药物无济于事，唯有神补可治。神补的办法很多：

(1) 培养兴趣

人到老年，退休后不妨找点事情做做，使生活充实一些。例如一些艺术家、科学家到年龄退休后，事业却没退休，仍热衷于自己喜爱的事业，全然不知老之将至。作为平头老百姓的我们也可以培养自己的兴趣爱好，重找一个"工作"，或琴棋书画，或种花养鸟。既有了事做，也利于养神健身。

(2) 养成运动的习惯

进行适度的、力所能及的体育锻炼，如打太极拳、舞剑、慢跑、散步，体育锻炼会使人进入一种忘我的境界，使人体产生"快乐素"，既增强了体质，又调整了情绪，何乐而不为呢？

(3) 多参加社交活动

闲下来了，接触人的机会也会相应减少，应有意识地多参加一些社交活动，与人交流思想，获得信息。

(4) 及时调整心态

我们不要用传统的思维模式去看待转型期的社会现象，要不断学习，努力去适应变化了的社会环境。在家庭中，也不要搞家长作风，注意平等待人，大事要清楚，小事可糊涂。

19. 四季情志如何调节

《素问·四气调神大论》指出，调摄精神活动，应顺应自然界四时气候的变化，以适应自然界生、长、化、收、藏的规律，从而达到养生防病的目的。

（1）春季情志调节

春季调神，一定要合乎春天的气候特点，适应春生之气，用以调节情志，使体内的阳气得以疏发，保持与外界环境的协调与和谐，避免恼怒或闷生郁气，使肝气保持正常生长的状态。我国历来有春游的传统，意即在此。在春季风和日丽之时，如果能与家人、亲友一道，踏青问柳，登山赏花，临溪戏水，行歌舞风，抒发情怀，沐浴在融融春日之中，以天地间升发之气助人身阳气之生长，自然会令心情舒畅无比，肝气通达，乐观愉快，令身体生气勃勃，合乎顺时养神的道理。

（2）夏季情志调节

酷暑难耐的夏日，往往使人感到心烦急躁，易怒发火，危害身心健康。夏季的3个月，是万物繁荣秀丽的季节，天气与地气上下交合，万物成熟结果。此时，在精神上，人易厌倦，但是夏主长气，人气不宜惰，所以应保持情志愉快不怒，如含苞植物开放成秀，以使体内阳气宣泄，向外开发，这样才可以使情志和"夏长"之气相适应。《养生论》中说得好："夏季炎热更宜调息静心，常如冰雪在心，炎热亦于吾君少减，不可以热生热，更生热矣。"

经常保持一种淡泊宁静的心境，对于神志养生非常重要。

（3）秋季情志调节

立秋后，阴气转盛，阳气始衰，气候由热转凉，天气也渐渐出现清凉劲疾、万物肃杀的"天气以急，地气以明"的自然状态，容易使人生出悲愁伤感的情绪，而悲忧最易伤肺。养生家指出，秋季养生首先要保持神志安宁，情绪乐观，千万不可恐伤悲思。应收敛神气，为冬令潜阳做好准备，使情志与"秋收"之气相适应。

（4）冬季情志调节

冬令内应于肾，主封藏，所以冬季养神，应固密心志，保持精神安静自如。此时，在精神方面，要使意志内藏不宜外露，像有私意存于胸中不欲吐露告人一样，又像已有所获而内心愉快，这样就能使情志与"冬藏"之气相应，符合冬季保养"藏"之机的道理。

经络腧穴，
所谓通则不痛

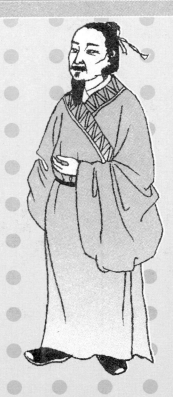

第一节
中医关于经络的说法

夫十二经脉者，人之所以生，病之所以成，人之所以治，病之所以起，学之所以始，工之所以止也。粗之所易，上之所难也。

——《灵枢·经别》

【1.】 中医关于经络的理解

《素问·调经论》中说："五脏之道皆出于经隧，以行血气，血气不和，百病乃变化而生，是故守经隧焉。"把经络形象地比喻为经隧，认为内脏的信息是由管道向外传递的，这个管道即是经络。经络受阻，则气血不调和，内脏的功能就必定失调，那么内脏就会发生一系列病理改变而形成疾病，所以，古代医家强调要保持经络的正常功能，以达到养生防病的目的。

经络是经脉与络脉的总称，意指周身气血运行的通道。经络是古人在长期的生活保健和医疗实践中逐渐发现并形成的理论，它是以手、足三阴和三阳经以及任、督二脉为主体，网络遍布全身的一个综合系统，它内联五脏六腑，外布五官七窍、四肢百骸，沟通表里、上下、内外，将人体的各部分连

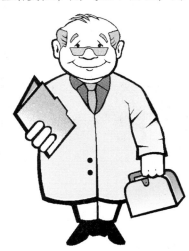

接成有机的、与自然界阴阳属性密不可分的整体。经络穴位养生法是运用针刺、艾灸、点穴、按摩等方法，刺激经络上的穴位，以激发经气，达到调和气血、旺盛代谢、通利经络、增进人体健康等目的的一种养生方法。

【2.】 经络的生理功能有哪些

（1）内属脏腑，外络肢体

经络系统中十二经脉及其分支纵横交错，入里出表，通上达下，联系脏腑器官、奇经八脉又沟通于十二经之间。经筋、皮部连结了肢体筋肉皮肤。经络的这种相互联系，使人体五脏六腑、四肢百骸、五官九窍、皮肉筋骨等组织器官保持协调统一，构成了一个有机的整体。

（2）输布气血，营养调身

气血是人体生命活动的物质基础，必须依赖经络的传注，才能输布周身，以温养濡润全身各脏腑组织器官，维持机体的正常功能。

（3）抗御外邪，保卫机体

经络能行血气而营阴阳，营气运行脉中，卫气运行脉外，如果经络功能正常，营卫之气密布周身，营气调和，卫气固密，就能发挥抗御外邪、保护机体的作用。

【3.】 十二经脉都包括哪些

十二经脉即对手三阴经、手三阳经、足三阴经、足三阳经的总称。它们是经络系统的主体，所以又称为"正经"。十二经脉的名称分别为手太阴肺经、手阳明大肠经、足阳明胃经、足太阴脾经、手少阴心经、手太阳小肠经，足太阳膀胱经、足少阴肾经、手厥阴心包经、手少阳三焦经、足少阳胆经和足厥阴肝经。

【4.】 十二经脉的名称和含义

十二经脉的名称由手足、阴阳和脏腑三部分组成。手足表示经脉在上、下肢分布的不同，手经表示其外行路线分布于上肢，足经表示其外行路线分布于下肢。脏腑表示经脉的脏腑属性，如肺经表示该经脉属肺脏，胃经表示该经脉属胃腑。阴阳表示经脉的阴阳属性及阴、阳气的多寡。一阴一阳衍化为三阴三阳，以区分阴阳气的兴衰（多少），阴气最盛为太阴，其次为少阴，再次为厥阴；阳气最盛为阳明，其次为太阳，再次为少阳。《素问·至真

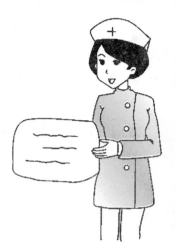

要大论》说："愿闻阴阳之三也何谓""气有多少异用也""阴明何谓也""两阴合明也""厥阴何也""两阴交尽也"。根据阴阳气的多少，三阴三阳之间组成了对应的表里相合关系。三阴三阳的名称广泛应用于经络的命名、经别、络脉，经筋也是如此。

【5.】 十二经脉的表里属络

十二正经源于脏腑，通于经别或别络，相互沟通，相互络属，互为表里。

一阴一阳，互为表里；阴经属脏络腑，阳经属腑络脏。手太阴肺经与手阳明大肠经互为表里，手太阴肺经属肺络大肠，手阳明大肠经属大肠络肺；足阳明胃经与足太阴脾经互为表里，足阳明胃经属胃络脾，足太阴脾经属脾络胃；手少阴心经与手太阳小肠经互为表里，手少阴心经属心络小肠，手太阳小肠经属小肠络心；足太阳膀胱经与足少阴肾经互为表里，足太阳膀胱经属膀胱络肾，足少阴肾经属肾络膀胱；手厥阴心包经与手少阳

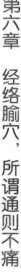

三焦经互为表里，手厥阴心包经属心包络三焦，手少阳三焦经属三焦络心包；足少阳胆经与足厥阴肝经互为表里，足少阳胆经属胆络肝，足厥阴肝经属肝络胆。如此则脏腑的气血相互沟通，彼此联络，脏之气行于腑，腑之精达于脏。

【6.】 十二经脉的走向和流注

十二经脉的循行有一定的方向，或上行，或下行，形成"脉行之逆顺"，其走向规律是：手三阴经从胸走手，手三阳经从手走头，足三阴经从头走足，足三阴经从足走腹（胸）。这就是《灵枢·逆顺肥瘦》所说的"手之三阴从藏走手，手之三阳从手走头，足之三阴从头走足，足之三阳从足走腹（胸）"。这种"脉行之逆顺"，后来称为"流注"。有了逆顺，十二经脉之间就可连贯起来，构成"如环无端"的气血流注关系。十二经脉主运行气血，营气行于脉中，卫气行于脉外，营气的运行顺序也就是十二经脉的顺序，而且与前后正中的督脉和任脉也相通。

【7.】 奇经八脉

奇经八脉，包括督脉、任脉、冲脉、带脉、阳跷脉和阴跷脉、阳维脉和阴维脉。它们与十二正经不同，既不属于脏腑，又无表里配合关系："别道奇行"。这是具有特殊作用的经脉，对其余经络起统率、联络和调节气血盛衰的作用。奇经八脉的分布部位与十二经脉纵横交互。督脉行于后正中线，任脉行于前正中线，任、督脉各有本经所属穴位，故与十二经脉相提并论，合称为"十四经"。其余的冲、带、跷、维六脉的穴位均交会于十二经和任督脉中。冲跷行于腹部第一侧线，交会足少阴肾经穴。任、督、冲三脉皆起于胞中，同时会阴而异行，称为"一源三歧"。带脉横斜地行于腰腹，交会足少阳经穴。阳跷行于下肢外侧及肩、头部，交会足太阳等经穴。阴跷行于下肢内侧及眼，交会于足少阴经穴。阳维行于下肢外侧、肩和头项，交会足少阳等经及督脉穴。阴维行于下肢内侧、腹第二侧线和项部，交会足少阴等经及任脉穴。

[8.] 奇经八脉的功能

奇经八脉和十二经脉纵横交错地分布于人体内部。八脉中的督脉、任脉、冲脉皆起于胞中，同出于会阴，其中督脉行于背正中线；任脉行于前正中线；冲脉行于腹部会于足少阴经。

奇经中的带脉横行于腰部，阳跷脉行于下肢外侧及肩、头部；阴跷脉行于下肢内侧及眼；阳维脉行于下肢外侧、肩和头项；阴维脉行于下肢内侧、腹和颈部。它是除了十二经脉之外，人体内又一重要的经脉，在人体内发挥着重要的作用。

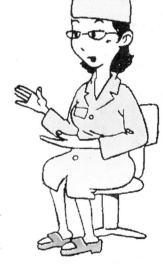

（1）沟通十二经脉之间的联系

奇经八脉不仅跟十二经脉纵横交错，而且还将十二经脉密切联系了起来。除了补充了十二经脉在循行分布上的不足，还对十二经脉的联系起到了分类组合的作用。它将部位相近、功能相似的经脉联系起来，对经脉的气血起到了很好的统摄作用，同时在协调阴阳上发挥了重要作用。

（2）对十二经脉的气血有蓄积和渗灌作用

十二经脉的血气就好比江河中的水，而奇经八脉就像湖泊和水库，很好地将这些血气储存了起来，并且适时调节。正如《十四经发挥》中所云："人之气血常行于十二经脉，诸经满溢则八奇经焉。"这说明当十二经脉气血有余时，就会溢入而蓄于奇经八脉，以备不时之需；当十二经脉气血不足时，奇经中所储蓄的气血则溢出给予补充，以保持十二经脉气血在总体上的相对恒定状态，有利于维持机体生理功能的需要。由此可见，奇经八脉对十二经脉的气血调节有着至关重要的作用。

(3) 跟某些脏腑的关系密切

虽然奇经八脉跟脏腑没有直接络属关系，但是在分布过程中，却跟脑、髓、肾脏等器官存在着密切的联系。

【9.】十二经别

十二经别，是从十二经脉另行分出，深入体腔，以加强表里相合关系的支脉，又称"别行之正经"。十二经别多从四肢肘膝上下的正经分出，分布于胸腹腔和头部，其间有"离、入、出、合"的分布特点。从十二脉分出称"离"，进入胸腹腔称"入"，在头颈部出来称"出"；出于头颈部后，阳经经别合于原经脉，阴经经别合于相表里的阳经经脉称"合"，手阳明经别合于手阳明经脉。手足三阴三阳经别，按阴阳表里关系组成六对，称为"六合"。经别通过离、入、出、合的分布，沟通了表里两经，加强了经脉与脏腑的联系，突出了心和头的重要性，扩大了经脉的循行联系和经穴的主治范围。

【10.】十五络脉

十二经脉在四肢部各分出一络，再加躯干前的任脉络、躯干后的督脉络及躯干侧的脾之大络，共十五条，称"十五络脉"。十二络脉在四肢部从相应络穴分出后均走向相应表里经，躯干部三络则分别分布于身前、身后和身侧。四肢部的十二络，主要起沟通表里两经和补充经脉循行不足的作用，躯干部的三络，起渗灌气血的作用。络脉和经别都是经脉的分布，均有加强表里两经的作用，所不同者，经别主内，无所属穴位，也无所主病证；络脉则主外，各有一络穴，并有所主病证。络脉按其形状、大小、深浅等的不同又有不同的名称，"浮络"为浮行于浅表部位的络脉，"孙络"是络脉中最细小的分支，"血络"则指细小的血管。

第六章 经络腧穴，所谓通则不痛

第二节
腧穴基础知识

节首语

五脏五腧，五五二十五腧；六腑六腧，六六三十六腧。经脉十二，络脉十五，凡二十七气，以上下，所出为井，所溜为荥，所注为腧，所行为经，所入为合，二十七气所行，皆在五腧也。

——《灵枢·九针十二原》

【1.】 腧穴与经络的关系

腧穴是脏腑经络气血输注于躯体外部的特殊部位，也是疼病的反应点和针灸等治法的刺激点。腧通"输"，有输注、传输的意思。穴，原意为"土室"，引申指孔隙、空窍、凹陷处。腧穴在《内经》中又有"节"、"会"、"气穴"、"气府"、"骨空"等名称。《针灸甲乙经》称"孔穴"，《太平圣惠方》称"穴道"，《铜人腧穴针灸图经》通称"口腧穴"，《神灸经纶》则称为"穴位"。

腧穴与经络有密切的关系。《素问·气府论》将腧穴解释为"脉气所发"。《灵枢·九针十二原》说："节之交，三百六十五会。所言节者，神气之所游行出入也，非皮肉筋骨也"。《灵枢·小针解》作了解释说："节之交，三百六十五会者，络脉之渗灌诸节者也"。腧穴归于经络，经络属于脏腑，故腧穴与脏腑脉气相通。《素问·调经论》："五藏之道，皆出于经隧，以行血气"；《灵枢·海论》："夫十二经脉者，内属于府藏，外络于支节"，明确指出了"脏腑——经络——腧穴"之间的关系。《千金翼方》进一步指出："凡孔穴者，是经络所行往来处，引气远入抽病也。"说明如果在体表的穴位上施以针或灸，就能够"引气远入"而治疗病证。脏腑病变又可从经络反映到相应的腧穴。《灵枢·九针十二原》说："五脏有疾也，应出十二原，十二原各有所出，明知其原，睹其应，而知五脏之害矣。"

经络腧穴学，是在经络学说指导下论述腧穴的具体内容和应用，腧穴部分，将分述其定位、主治、刺灸方法、解剖及古今文献选录等。

【2.】 腧穴的分类

分布在人体的腧穴很多，大体分为十四经穴、奇穴、阿是穴三类。凡归属于十二经脉与任、督二脉的腧穴，称十四经穴，简称"经穴"，全身共有361个经穴。奇穴是指没有归于十四经的腧穴，因其有特效，古称"经外奇穴"。那些既无具体名称，也无固定部位，而是以痛处为穴的腧穴，称为阿是穴。

【3.】 腧穴的命名

腧穴各有一定的部位和命名。《素问·阴阳应象大论》说："气穴所发，各有处名。"腧穴的名称都有一定的意义。故孙思邈在《千金翼方》上说："凡诸孔穴，名不徒设，皆有深意。"

古人对腧穴的命名，取义十分广泛，可谓上察天文，下观地理，中通人事，远取诸物，近取诸身，结合腧穴的分布特点、作用、主治等内容赋予一定的名称。

(1) 天象地理类

以日月星辰命名：如日月、上星、璇玑、华盖、太乙、太白、天枢等。

以山、谷、丘、陵命名：如承山、合谷、大陵、梁丘、丘墟等。

以大小水流命名：如后溪、支沟、四渎、少海、尺泽、曲池、曲泉、经渠、太渊等。

以交通要冲命名：如气冲、水道、关冲、内关、风市等。

（2）人事物象类

以动植物名称命名：如鱼际、鸠尾、伏兔、犊鼻、攒竹、禾髎等。

以建筑居处命名：如天井、玉堂、巨阙、曲垣、库房、府舍、天窗、地仓、梁门、紫宫、内庭、气户等。

以生活用具命名：如大杼、地机、颊车、阳辅、缺盆、天鼎、悬钟等。

以人事活动命名：如人迎、百会、归来、三里等。

（3）形态功能类

以解剖部位命名：如腕骨、完骨、大椎、曲骨、京骨、巨骨等。

以脏腑功能命名：如神堂、魄户、魂门、意舍、志室等。

以经络阴阳命名：如三阴交、三阳络、阴都（腹）、阳纲（背）、阴陵泉、阳陵泉等。

以穴位作用命名：如承浆、承泣、听会、迎香、廉泉、劳宫、气海、血海、光明、水分等。

【4.】腧穴的作用

腧穴的作用与脏腑、经络有密切关系，每个腧穴都有较广泛的主治范围，均能治疗该穴所在部位及邻近组织器官的病证。还可以治疗本经循行所及的远隔部位的脏腑、组织器官的病证，邻近经穴能配合治疗局部病，各经的主治既有其特殊性，又有其共同性。

5. 腧穴的主治规律

每个腧穴都有较广泛的主治范围，这与其所属经络和所在部位的不同有直接关系。无论是腧穴的局部治疗作用，还是远隔部位的治疗作用，都是以经络学说为依据的，用一句话概括就是"经络所通，主治所及"。一般可以从腧穴的分经、分部两方面作用来归纳。

分经指的是本经循行所过部位的病证，如：督脉以头项部为重点，任脉以下腹部为重点，体现阴升阳降的作用。分部指的是本穴所在的局部病证。此外，还有特定穴主治以及穴位的其他主治。

6. 腧穴的定位方法

常用的腧穴定位方法，可分体表标志定位法、骨度分寸定位法、手指比量定位法和简便取穴法四种。

（1）体表标志定位法

是以人体解剖学的各种体表标志为依据来确定腧穴的方法，可分为固定的标志和活动的标志。

固定的标志指各部位由骨和肌肉形成的凸起、凹陷、五官轮廓、发际、指（趾）甲、乳头、肚脐等，是在自然姿势下形成的可见标志。例如，腓骨小头前下方1寸取阳陵泉穴；足内踝尖上3寸，胫骨内侧缘后方取三阴交穴；脐旁开2寸取天枢穴等。

活动的标志指各部位的肌肉、关节、肌腱、皮肤随着活动而出现的空隙。例如，耳屏与下颌关节之间转口呈凹陷处取听宫穴；下颌角前上方约一横指当咀嚼肌隆起，按之凹陷处取颊车穴。

（2）骨度分寸定位法

骨度分寸法，古称"骨度法"，即以骨节为主要标志测量周身各部的大

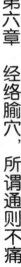

小、长短、并依其尺寸按比例折算作为定穴的标准。

（3）手指比量定位法

"手指比量法"又称"手指同身取穴法"或"同身法"，即以手指的宽度为标准来测量身体其他部位的长度，进而取穴的方法。可分为以下几种。

一夫法。"夫"，《礼记》中注释为："铺四指曰夫"，故一夫法又称为"横指同身法"。即将食指、中指、无名指、小指并拢，以四个手指第二节总的宽度为一夫，也即 3 寸。

中指同身法。即中指第二节的上端横纹与下端横纹之间为 1 寸。

拇指同身法。即拇指第一节的宽度为 1 寸。

（4）简便取穴法

简便取穴法是一种简便易行的定位方法，此法只适用于少数腧穴的量取。例如，两耳尖直上连线中点，定百会穴；两手虎口自然平直交叉，食指端处，取列缺穴；直立垂手时中指的尖端到达处，定风市穴；两髂嵴上缘连线中点，定腰阳关穴等。

第三节
经脉养生,求医不如求己

> 经脉者,所以能决死生、处百病、调虚实,不可不通。
>
> ——《灵枢·经脉》

[1.] 手太阴肺经的循行部位

《灵枢·经脉》云:"肺手太阴之脉,起于中焦,下络大肠,还循胃口,上膈属肺。从肺系横出腋下,下循臑内,行少阴心主之前,下肘中,循臂内上骨下廉,入寸口、上鱼,循鱼际,出大指之端。其支者从腕后直出次指内廉,出其端。"

这段话的意思是:肺经起自腹部的中焦,向下联络大肠,回过来沿着胃的上口贯穿膈肌,入属肺脏,从肺系(气管、喉咙)横行出胸壁外上方,走向腋下,沿上臂前外侧,至肘中后再沿前臂桡侧下行至寸口(桡动脉搏动处),又沿手掌大鱼际外缘出拇指桡侧端。其支脉从腕后桡骨茎突上方分出,经手背虎口部至食指桡侧端。脉气由此与手阳明大肠经相接。

[2.] 手太阴肺经上有哪些穴位

手太阴肺经穴起于中府终于少商,分布于前胸的外上方,上肢掌面桡侧,计11穴，左右共22穴，包括中府、云门、天府、侠白、尺泽、孔最、列缺、经渠、太渊、鱼际、少商。其中，中府是手、足太阴经交会穴，肺的募穴。侠白是手太阴的别络。尺泽是本经合穴，也是临床常用穴位。列缺是本经络穴，也是八脉交经穴之一，通任脉。太渊是临床常用穴，还是本经腧穴，肺之原穴，八会穴中的脉会穴。鱼际是本经荥穴。少商是本经井穴。

【3.】 发生在手太阴肺经的证候

《灵枢·经脉》曰："是动则病肺胀满，膨膨而喘咳，缺盆中痛，甚则交两手而瞀，此为臂厥。是主肺所生病者，咳，上气喘渴烦心，胸满，臑臂内前廉痛厥，掌中热。气盛有余，则肩背痛风寒汗出中风，小便数而欠，气虚则肩背痛风寒，少气不足以息，溺色变。"

这段话的意思是：本经异常表现为肺部胀满，膨膨气喘、咳嗽，锁骨上窝"缺盆"内（包括喉咙部分）疼痛；严重的则交捧着两手而视觉模糊，这是前臂部的气血阻逆发生的臂厥。本经所属腧穴能主治有关"肺"方面所发生的病证，如咳嗽，气上逆而不平，喘息气粗，心烦不安，胸部满闷，上臂、前臂的内侧前边疼痛或厥冷或掌心发热。本经气盛有余多见肩背疼痛，感冒风寒自汗出，伤风，小便频数，呵欠；本经气虚不足多见肩背疼痛，怕冷，气短、呼吸急促，小便颜色异常。

【4.】 手太阴肺经的主要养生穴位

●位 置●位于胸前壁外上方，当锁骨下缘，前正中线旁开6寸，云门下1寸，平第一肋间隙处。

●**功效**●宣肺理气，止咳平喘，清泻肺热，和胃利水，健脾补气。

●**主治**●肺脏及呼吸道系统的疾病，如肺炎、肺结核、支气管炎、咳嗽、哮喘、胸痛、胸闷、烦热等。

尺泽

●**位置**●肘横纹中，肱二头肌腱桡侧凹陷处。微曲肘仰掌取穴。

●**功效**●调理肺气，疏经止痛。

●**主治**●咽喉肿痛，咳嗽，憋气，哮喘，咳痰带血，肘臂挛痛，急慢性乳腺炎，腹胀。

孔最

●**位置**●前臂掌侧面桡侧，尺泽穴与太渊穴的连线上，腕横纹上7寸处。

●**功效**●调理肺气，疏经止痛。

●**主治**●咽喉肿痛，咳嗽，憋气，哮喘，咳痰带血，肘臂挛痛，急慢性乳腺炎，腹胀，腹泻，痔疾。

列缺

●**位置**●前臂桡侧缘，桡骨茎突上方，腕横纹上1.5寸。简便取穴法：两手虎口交叉，一手食指按在桡骨茎突上，指上凹陷中即是该穴。

●**功效**●宣肺理气，止咳定喘，利咽宽胸，通经活络。

●**主治**●咽喉肿痛，咳嗽，憋气，哮喘，口眼歪斜，牙齿疼痛，手腕无力，头痛。

太 渊

● **位 置** ● 掌后腕横纹桡侧三分之一处的中立点，桡动脉桡侧凹陷中。

● **功 效** ● 润肺止咳，清热利咽，通调血脉，扶正祛邪。

● **主 治** ● 肺炎，肺气虚弱，少气乏力，咳嗽气喘，咯血呕血，外感风寒，胸痛胸闷以及咽喉肿痛等疾病。

鱼 际

● **位 置** ● 大拇指第一掌指关节后凹陷处，赤白肉际处。

● **功 效** ● 清肺理气，定喘利咽。

● **主 治** ● 肺热引起的支气管哮喘、咳嗽气短、咯血、咽喉肿痛、扁桃腺炎、胸痛等疾病，也可以用于预防感冒。

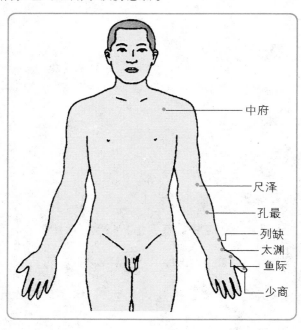

少 商

- **位置** 在手拇指末节桡侧指甲角旁约0.1寸。

- **功效** 调理肺气，泻热利咽。

- **主治** 咳嗽，咽喉肿痛，热病，鼻衄，齿衄，神经疾病。

【5.】 手阳明大肠经的循行部位

《灵枢·经脉》曰："大肠手阳明之脉，起于大指次指之端，循指上廉，出合谷两骨之间，上入两筋之中，循臂上廉，入肘外廉，上臑外前廉，上肩，出髃骨之前廉，上出于柱骨之会上，下入缺盆，络肺，下膈，属大肠。其支者，从缺盆上颈贯颊，入下齿中；还出挟口，交人中，左之右，右之左，上挟鼻孔。"

这段话的意思是：手阳明大肠经从食指末端起始，沿食指桡侧缘，出第一、第二掌骨间，进入两筋（拇长伸肌腱和拇短伸肌腱）之间（阳溪），沿前臂桡侧（偏历、温溜、下廉、上廉、手三里），进入肘外侧（曲池、肘髎），经上臂外侧前边（手五里、臂臑），上肩，出肩峰部前边（肩髃、巨骨、会秉风），向上交会颈部（会大椎），下入缺盆（锁骨上窝），络于肺，通过横膈，属于大肠。它的支脉：从锁骨上窝上行颈旁（天鼎、扶突），通过面颊，进入下齿龈，出来挟口旁（会地仓），交会人中部（会水沟）——左边的向右，右边的向左，上挟鼻孔旁（锁骨上窝），络于肺，通过横膈，属于大肠。

【6.】 手阳明大肠经上有哪些穴位

手阳明大肠经的腧穴起于商阳终于迎香，计20穴，左右共40穴。分布

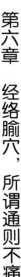

于食指的桡侧，上肢背面的桡侧及颈部、面部，主要包括商阳、二间、三间、合谷、阳溪、偏历、温溜、下廉、上廉、手三里、曲池、肘髎、手五里、臂臑、肩髃、巨骨、天鼎、扶突、口禾髎、迎香。

[7.] 发生在手阳明大肠经的证候

《灵枢·经脉》曰："是动则病齿痛，颈肿。是主津液所生病者，目黄，口干，鼽衄，喉痹，肩前臑痛，大指次指痛不用。气有余则当脉所过者热肿；虚则寒栗不复。"

这段话的意思是：本经异常变动为牙齿痛，颈部肿胀。本经所属穴能主治有关"津液"方面所发生的病证，如眼睛昏黄、口干、鼻塞、流清涕或出血、喉咙痛、肩前、上臂部痛、大指侧的次指（食指）痛而活动不利。气盛有余时，经脉所过部位发热和肿胀；气虚不足时，则发冷，战栗而不容易回暖。

[8.] 手阳明大肠经的主要养生穴位

商 阳

- **位 置** 在食指末节桡侧指甲旁约0.1寸。

- **功 效** 疏通经络，泻热止痛。

- **主 治** 咽喉肿痛，牙齿疼痛，高烧不退，不发汗，昏迷，颌肿，目赤，腹痛，吐泻。

合 谷

- **位 置** 在手背，第一、第二掌骨之间，约平第二掌骨中点处，稍靠近食指侧。简便取穴法：以一手的拇指指关节横纹，放在另一手拇指、食指之间指蹼缘上，当拇指上即是穴。

●**功 效** 清热解表，开窍醒神，通经活络，镇静止痛。

●**主 治** 一切头面诸症，如头痛、口眼歪斜、牙齿疼痛、牙关紧闭、面肿、目赤肿痛、鼻衄、咽喉肿痛、热证无汗、多汗、腹痛、便秘、风疹等。

阳 溪

●**位 置** 在手腕背横纹桡侧，拇指跷起时，拇短伸肌腱和拇长伸肌腱之间的凹陷处。

●**功 效** 清热祛风，通利关节。

●**主 治** 头痛、齿痛、面肌神经麻痹、心胸烦闷、目赤肿痛、咽喉肿痛、耳聋耳鸣、扁桃腺炎、中风、癫痫、肩臂挛急疼痛、手腕肿痛等疾病。

手 三 里

●**位 置** 在前臂背侧面桡侧的上端，阳溪穴与曲池的连线上，曲池穴下2寸处。

●**功 效** 疏经通络，理肠通腑。

●**主 治** 牙龈疼痛，口腔炎，上肢活动不利，腹痛腹泻，头痛，牙痛，颈淋巴结结核，疟腮，高血压，感冒。

曲 池

●**位 置** 在肘横纹桡侧凹陷处，屈肘时处尺泽与肱骨外上髁的连线中点。

●**功 效** 调和营卫，通经活络，清热解表，祛风燥湿。

●**主 治** 半身不遂，热病，神经疾病，上肢活动不利、肿痛，风疹，湿疹，皮肤瘙痒症，颈淋巴结结核，腹痛，吐泻，便秘，神经衰弱，高血压，无脉症，伤寒感冒，发热，月经不调。

肩髃

●位 置● 在肩前部，三角肌上部，肩峰与肱骨大结节之间，上臂外展平举时肩前呈现凹陷处。

●功 效● 调和气血，祛风活络，通利关节。

●主 治● 肩臂痛，上肢活动不利，风疹，中风半身不遂，甲状腺肿等。

迎香

●位 置● 在面部，鼻翼旁0.5寸，鼻唇沟中点。

●功 效● 疏经祛风，利窍止血。

●主 治● 鼻不闻香臭，鼻塞，鼻衄，口眼歪斜，面痒，面肿痛，胆道蛔虫症，伤风，荨麻疹。

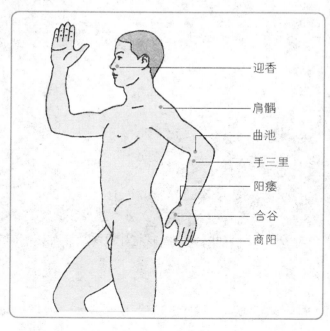

【9.】 足阳明胃经的循行部位

《灵枢·经脉》云："胃足阳明之脉，起于鼻之交頞中，旁纳太阳之脉，下循鼻外，入上齿中，还出挟口环唇，下交承浆，却循颐后下廉，出大迎，循颊车，上耳前，过客主人，循发际，至额颅。其支者，从大迎前下人迎，循喉咙，入缺盆，下膈，属胃，络脾；其直者，从缺盆下乳内廉，下挟脐，入气冲中；其支者，起于胃口，下循腹里，下至气冲中而合，以下髀关，抵伏兔，下膝膑中，下循胫外廉，下足跗，入中指内间；其支者，下廉三寸而别，下入中趾外间；其支者，别跗上，入大趾间出其端。"

这段话的意思是：足阳明胃经起于鼻两侧，上行至鼻根部，入目内眦与足太阳膀胱经交会，沿鼻外侧下行至上齿龈，绕口唇，向下于颏唇沟内与任脉交会，然后再沿下颌骨出大迎穴，沿下颌角颊车上行耳前，沿发际至额颅，于神庭与督脉相交会。其面部支脉从大迎穴下行，沿着喉咙入锁骨，深入胸腔，向下穿过横膈膜，属胃，与脾脏相络。其足背部支脉直下足部二趾与中趾缝，此支又分两支：一支自膝膑下三寸处分出，下行至足中趾外侧；另一支从足背分出，进入大趾内侧，与足太阴脾经交会。

【10.】 足阳明胃经上有哪些穴位

足明阳胃经的腧穴起于承泣，止于厉兑，分布于头面、颈、胸腹、下肢的前外侧面，左右各 45 穴。足明阳胃经的腧穴包括承泣穴、四白穴、巨髎穴、地仓穴、大迎穴、颊车穴、下关穴、头维穴，人迎穴、水突穴、气舍穴、缺盆穴、气户穴、库房穴、屋翳穴、膺窗穴、乳中穴、乳根穴、不容穴、承满穴、梁门穴、关门穴、太乙穴、滑肉门穴、天枢穴、外陵穴、大巨穴、水道穴、归来穴、气冲穴、髀关穴、伏兔穴、阴市穴、梁丘穴、犊鼻穴、足三里穴、上巨虚穴、条口穴、下巨虚穴、丰隆穴、解溪穴、冲阳穴、陷谷穴、内庭穴、厉兑穴。

11. 发生在足阳明胃经的证候

《灵枢·经脉》上说："是动则病洒洒振寒，善呻，数欠，颜黑，病至则恶人与火，闻木声则惕然而惊，心欲动，独闭户塞牖而处，甚则欲上高而歌，弃衣而走；贲响腹胀，是为骭（gàn，胫骨）厥。是主血所生病者，狂疟温淫，汗出，鼽衄，口㖞，唇胗，颈肿，喉痹，大腹水肿，膝膑肿痛，循膺乳、气冲、股、伏兔、骭外廉、足跗上皆痛，中趾不用。气盛则身以前皆热，其有余于胃，则消谷善饥，溺色黄；气不足则身以前皆寒栗，胃中寒则胀满。"

这段话的意思是：本经异常则会表现为飕飕颤抖发冷，好呻吟，屡屡呵欠，面色暗黑。病发时厌恶别人和火光，听到木器声音就惕惕惊慌，心欲跳出，独自关闭门窗而睡。严重的则可能登高而歌，不穿衣服就走。胸膈部响，腹部胀满。这是小腿部气血阻逆导致的骭厥症。本经穴能主治有关"血"方面所发生的病证：躁狂，疟疾，温热病，自汗出，鼻塞流涕或出血，口㖞，唇生疮疹，颈部肿，喉咙痛，大腹水肿，膝关节肿痛；胸前、乳部、气街（气冲穴部）、腹股沟部、大腿前、小腿外侧、足背上均痛，足中趾不能运用。气盛有余则身体前面发热，表现在胃部则为消化强而容易饥饿，小便色黄；气虚不足则身体前面发冷、寒战，胃部受寒则感到胀满。

12. 足阳明胃经的主要养生穴位

承泣

●位置●在面部眼下方，目正视，瞳孔直下，当眶下缘与眼球之间。

●功效●疏经祛风，明目止痛。

●主治●流泪，目赤肿痛，夜盲，眼皮肌肉痉挛跳动，口眼歪斜。

四白

●位置●在下眼睑下方，目正视，瞳孔直下，当眶下孔凹陷中。

●功效●疏经祛风，明目止痛。

●主治●目赤痒痛，视物模糊，眼皮肌肉痉挛跳动，口眼歪斜。

地仓

●位置●在面部，口角旁0.4寸，巨髎直下方。

●功效●疏通经络，祛风镇痛。

●主治●口角歪斜，流涎，眼皮肌肉痉挛跳动。

颊车

●位置●在下颌角前上方约一横指处的凹陷中。上下牙齿咬紧时在隆起的咬肌高点处。

●功效●祛风镇痛，通经活络。

●主治●头面部位的疾患，如牙痛、咬肌痉挛、颊肿、腮腺炎、面瘫、面肌神经麻痹、口眼歪斜、口噤不语等。

下关

●位置●在面部耳前方，颧弓下缘凹陷处，下颌骨髁状突的前方，闭口有孔，张口即闭。

●功 效●祛风通络，消肿止痛，通利关窍。

●主 治●面肌神经麻痹，齿痛，牙龈肿痛，牙关紧闭，口眼歪斜，下颌疼痛等疾病。

天枢

●位 置●在中腹部，脐旁 2 寸。

●功 效●疏经止痛，理肠通腑。

●主 治●腹痛，泄泻，痢疾，便秘，腹胀，肠鸣，脐周围痛。

气冲

●位 置●在下腹部，腹股沟稍上方，脐下 5 寸，曲骨穴旁开 2 寸。

●功 效●疏经理气，调气止痛。

●主 治●月经不调，胎产诸症，外阴肿痛，小肠疝气，腰痛不能仰俯，腹积水。

足三里

●位 置●在小腿前外侧的上部，犊鼻穴下 3 寸，胫骨前缘外侧 1 横指处。

●功 效●扶正培元，通经活络，健脾和胃，益气和血，疏风除湿。

●主 治●胃痛，腹胀肠鸣，呕吐，便秘，腹泻，水肿，神经疾病，急、慢性乳腺炎，肠痈。

上巨虚

●位 置●在小腿前外侧，足三里下 3 寸。

●**功效**●疏经止痛，理肠通腑。

●**主治**●肠痛，胃痛，腹胀肠鸣，便秘，泄泻，腰膝酸痛，下肢不遂，冷痛。

下巨虚

●**位置**●在小腿前外侧，距胫骨前缘一横指处。

●**功效**●通肠化滞，理气通络，安神定志。

●**主治**●肠胃系统的疾病，如腹痛腹胀、肠炎、胃肠冷痛、泄泻等，以及便血、下肢痿痹、腰脊疼痛、癫狂、癫痫、肋间神经痛等疾病。

丰隆

●**位置**●外踝高点上8寸，条口穴外1寸。

●**功效**●止咳化痰，开窍醒神。

●**主治**●头痛，眩晕，痰多咳嗽，呕吐，便秘，水肿，癫狂，癫痫，下肢痿痹。

解溪

●**位置**●足背踝关节横纹的中央，拇长伸肌腱与趾长伸肌腱之间。

●**功效**●疏经祛痰，健脾和胃。

●**主治**●面部浮肿，头痛，眩晕，腹胀，便秘，下肢肿痛，神经疾病，心烦。

陷谷

●**位置**●在足部，内庭穴上方，第二、第三跖趾关节后方凹陷处。

● 功 效 ● 疏经止痛，调理胃肠。

● 主 治 ● 面部浮肿，腹痛肠鸣，足背痛，高烧不退，不发汗，疟疾。

内 庭

● 位 置 ● 在足背第二、第三趾间的缝纹端。

● 功 效 ● 疏经止痛，调理胃肠。

● 主 治 ● 口歪斜，鼻出血不止，咽喉肿痛，腹胀，胃痛，痢疾，便秘，热病，牙龈疼痛，足背红肿疼痛。

厉 兑

● 位 置 ● 在足第二趾末节外侧，趾甲角旁开约一分处。

● 功 效 ● 清降胃热，通经活络，醒心宁神。

● 主 治 ● 热病，眩晕，面部肿痛，口眼歪斜，齿龈炎，咽喉肿痛，鼻衄，扁桃腺炎，腹胀腹痛，足胫厥冷，多梦，惊悸怔忡，癫狂等疾病。

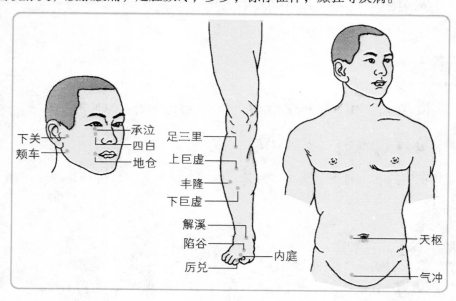

13. 足太阴脾经的循行部位

《灵枢·经脉》云："脾足太阴之脉，起于大趾之端，循趾内侧白肉际，过核骨后，上内踝前廉，上踹内，循胫骨后，交出厥阴之前，上膝股内前廉，入腹，属脾，络胃，上膈，挟咽，连舌本，散舌下。其支者，复从胃，别上膈，注心中。"

这段话的意思是：足太阴脾经，起于足大趾内侧端的隐白穴，沿大趾内侧赤白肉际，上行至内踝前面，再上小腿内侧，沿胫骨内缘，交出足厥阴经之前，上行经膝、股部内侧前缘，进入腹部，归属于脾脏，联络胃，向上通过横膈，沿着食道的旁边，连系舌根，散布于舌。其支脉，再由胃分出，向上通过横膈，流注于心中，与手少阴心经相连接。

14. 足太阴脾经上有哪些穴位

足太阴脾经起于隐白，至于大包。分布于大趾、内踝、小腿、大腿内侧、胸腹部第3侧线。左右各21穴。足太阴脾经的腧穴包括隐白穴、大都穴、太白穴、公孙穴、商丘穴、三阴交穴、漏谷穴、地机穴、阴陵泉穴、血海穴、箕门穴、冲门穴、府舍穴、腹结穴、大横穴、腹哀穴、食窦穴、天溪穴、胸乡穴、周荣穴、大包穴。

15. 发生在足太阴脾经的证候

《灵枢·经脉》云："是动则病舌本强，食则呕，胃脘痛，腹胀善噫，得后与气则快然如衰，身体皆重。是主脾所生病者，舌本痛，体不能动摇，食不下，烦心，心下急痛，溏瘕泄、水闭、黄疸，不能卧，强立，股膝内肿厥，足大趾不用。

脾之大络……实则身尽痛，虚则百节皆纵。"

这段话的意思是：如果本经异常就会有如下表现：舌根部发强，吃了就要呕，胃脘痛，腹胀，好嗳气，大便或矢气后则感到轻松，全身沉重无力。本经穴主治"脾"方面所发生的病证：舌根部痛，身体不能活动，吃不下，心胸烦闷，心窝下急痛，大便溏，腹有痞块，泄泻或小便不通，黄疸，不能安睡，勉强站立大腿和小腿内侧肿、厥冷，足大趾不能运用。

脾大络病证：实证为浑身酸痛；虚证为百节松弛软弱。

16. 足太阴脾经的主要养生穴位

隐 白

● **位 置** ● 在足大拇指，趾内侧趾甲角旁约 0.1 寸。

● **功 效** ● 疏经安神，健脾理血。

● **主 治** ● 腹胀，哮喘难卧，便血，尿血，崩漏，神经疾病，多梦，惊风，足冷不温。

太 白

● **位 置** ● 在足内侧缘，第一跖骨小头后缘，赤白肉际。

● **功 效** ● 疏经利湿，健脾和中。

● **主 治** ● 身热烦满，消化不良，胃痛，腹胀，身体沉重，肠鸣，泄泻，便秘，呕吐。

公 孙

● **位 置** ● 在足内侧缘，第一跖骨基底部的前下缘，赤白肉际。

● **功 效** ● 疏经止痛，健脾和胃。

● 主治 胃痛，呕吐，腹痛，腹胀如鼓，泄泻，消化不良，痢疾，失眠，精神疾患。

三阴交

● 位 置 在小腿内侧，内踝上 3 寸，胫骨内侧后缘。

● 功 效 疏经利湿，调理肝肾。

● 主治 脾胃虚弱，腹胀，肠鸣，泄泻，不思饮食，消化不良，月经不调，痛经，经闭，尿路感染，小肠疝气，阳痿，遗尿，水肿，失眠。

地机

● 位 置 在小腿内侧，内踝尖与阴陵泉的连线上，阴陵泉穴下 3 寸。

● 功 效 疏经利湿，健脾理血。

● 主治 腹肋气胀，不思饮食，痢疾，尿频，尿急，尿痛，月经不调，水肿，遗精。

阴陵泉

● 位 置 在小腿内侧面的上部，胫骨内侧踝下缘凹陷中。

● 功 效 疏经利湿，健脾和胃。

● 主治 腹寒，腹胀，消化不良，水肿，黄疸，尿频，尿急，尿痛，尿失禁，憋气，哮喘难卧，腰痛不可仰俯。

血海

● 位 置 在大腿内侧，屈膝，髌骨内上缘上 2 寸。

● 功 效 疏经祛风，健脾理血。

●**主治** 月经不调，痛经，崩漏，闭经，阴部瘙痒，湿疹，风疹，荨麻疹。

府舍

●**位置** 在下腹部，脐中下4寸，冲门外上方0.7寸，任脉旁开4寸处。

●**功效** 疏经止痛，调理胃肠。

●**主治** 腹痛，肠鸣，消化不良，吐泻，便秘，痢疾，腹满积聚，小肠疝气。

大包

●**位置** 在侧胸部，腋中线上，第六肋间隙中。

●**功效** 疏经理气，宽胸利膈。

●**主治** 中气不和，胸胁痛，憋气，哮喘，全身疼痛，四肢无力。

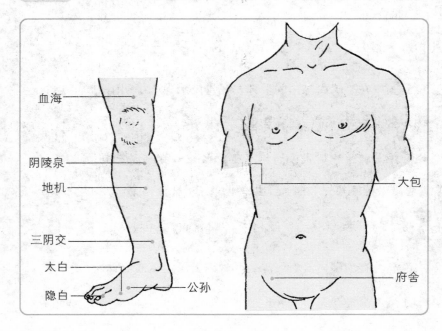

[17.] 手少阴心经的循行部位

《灵枢·经脉》云："心手少阴之脉，起于心中，出属心系，下膈，络小肠。其支者，从心系，上挟咽，系目系。其直者，复从心系却上肺，下出腋下，下循臑内后廉，行太阴心主之后，下肘内，循臂内后廉，抵掌后锐骨之端，入掌内后廉，循小指之内，出其端。"

这段话的意思是：手少阴心经从心中开始，出属"心系"（心与其他脏器相联系的部位），下过横膈，络于小肠。上行支脉从"心系"向上，挟食道旁，联系于"目系"（眼和脑相连的部位）。直行主干从"心系"上行至肺，向下出于腋下（极泉），向下沿上臂内侧后缘，走手太阴、手厥阴经之后（青灵），下到肘内（少海），沿前臂内侧后缘（灵道、通里、阴郄、神门），到掌后豌豆骨部进入掌内后边（少府），沿小指桡侧出其末端（少冲穴，接手太阳小肠经）。

[18.] 手少阴心经上有哪些穴位

手少阴心经经穴起于极泉，终于少冲，计9穴，左右共18穴。包括极泉、青灵、少海、灵道、通里、阴郄，神门、少府、少冲。

[19.] 发生在手少阴心经的证候

《灵枢·经脉》云："是动则病嗌干，心痛，渴而欲饮，是为臂厥。是主心所生病者，目黄，胁痛，臑臂内后廉痛厥，掌中热痛。"

也就是说，本经的异常表现为：咽喉干燥，心口痛，口渴而欲喝水，这是前臂部气血阻逆发生的"臂厥"。本经穴主治"心"方面所发生的病证：眼睛昏黄，胸胁疼痛，上臂、前臂内侧后边痛或厥冷，手掌心热痛。

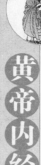

20. 手少阴心经的主要养生穴位

极 泉

- ●位 置●腋窝正中，腋动脉搏动处。

- ●功 效●疏经利筋，活血散结。

- ●主 治●胸痛，呕吐，胁下满痛，肘臂冷痛，颈、腋淋巴结结核、肿痛，腋臭。

少 海

- ●位 置●在肘内侧，横距肘端5分的肘横纹尺侧纹头的凹陷处。

- ●功 效●理气通络，清心宁神。

- ●主 治●头痛、眩晕、齿痛、齿龈肿痛、癫狂、癫痫、神经衰弱等疾病。也用于治疗本经循行所经部位的疾病，如头风、项强、胸痛、心绞痛、臂肘痉挛、手颤、手指厥冷。

灵 道

- ●位 置●在前臂，腕横纹上1.5寸，尺侧腕屈肌腱桡侧。

- ●功 效●疏经祛风，宁心安神。

- ●主 治●心脏疾患，悲恐，善笑，抽搐，哑嗓失音，不能言语。

通 里

- ●位 置●在前臂，腕横纹上1寸，尺侧腕屈肌腱桡侧。

- ●功 效●疏经祛风，宁心安神。

●**主治**● 心悸怔忡，头晕，目眩，面赤热，咽喉肿痛，哑嗓失音，不能言语，舌强不语，腕臂痛，扁桃体炎，遗尿，月经过多，失眠。

少府

●**位置**● 在手掌第四、第五掌骨之间，屈指握拳时，小指尖所指处，平劳宫。

●**功效**● 疏经止痛，益阴安神。

●**主治**● 心脏疾患，心悸，小指挛痛，子宫脱垂，阴部瘙痒，阴痛，痈疡。

少冲

●**位置**● 在小指桡侧指甲角旁约0.1寸。

●**功效**● 疏经活血，泻热利窍。

●**主治**● 心脏疾患，心悸，胸胁痛，神经疾病，口中热，掌中热，昏迷。

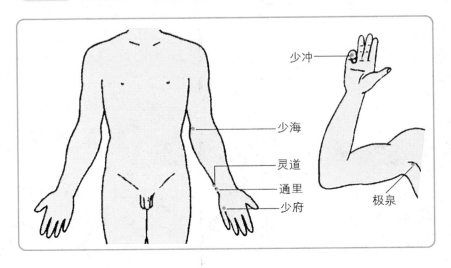

21. 手太阳小肠经的循行部位

手太阳小肠经从小指外侧末端开始，沿手掌尺侧，上向腕部，出尺骨小头部，直上沿尺骨下边（支正），出于肘内侧，经肱骨内上髁和尺骨鹰嘴之间（小海），向上沿臂外侧后廉，出肩关节部（肩贞、臑俞），绕肩胛（天宗、秉风、曲垣），交会肩上（肩外俞、肩中俞；会附分、大杼、大椎），进入缺盆（锁骨上窝），络于心，沿食管，通过膈肌，到胃（会上脘、中脘），属小肠。颈部支脉从缺盆上行，沿颈旁（天窗、天容），上向面颊（颧髎），至外眼角（会瞳子髎），弯向后（会禾髎），进入耳中（听宫）。面颊部支脉从面颊部分出，上向颧骨，靠鼻旁到内眼角（会睛明），接足太阳膀胱经（此外，小肠下合于足阳明胃经的下巨虚穴）。

22. 手太阳小肠经上有哪些穴位

手太阳小肠经的腧穴起于少泽，止于听宫。分布于指掌尺侧、上肢背侧面的尺侧缘、肩胛、侧颈部及颊部。左右各 19 穴。手太阳小肠经的腧穴包括少泽穴、前谷穴、后溪穴、腕骨穴、阳谷穴、养老穴、支正穴、小海穴、肩贞穴、臑俞穴、天宗穴、秉风穴、曲垣穴、肩外俞穴、肩中俞穴、天窗穴、天容穴、颧髎穴、听宫穴。

23. 发生在手太阳小肠经的证候

《灵枢·经脉》云："是动则病嗌痛，颔肿，不可以顾，肩似拔，臑似折，是主液所生病者，耳聋、目黄、颊肿，颈、颔、肩、臑、肘、臂外后廉痛。"

这段话的意思是：本经异常表现为咽喉痛，颔下肿，不能回顾，肩部痛得像牵着，上臂痛得像折了一样。本经穴主治"液"方面所发生的病

证，如耳聋、眼睛昏黄、面颊肿，颈部、颔、肩胛、上臂、前臂的外侧后缘痛。

[24.] 手太阳小肠经的主要养生穴位

少泽

●**位 置**●在小手指末节指骨尺侧，指甲角旁开约 1 寸处。

●**功 效**●通络下乳，清热开窍，养心醒神。

●**主 治**●发热、头痛、目翳、颈项强痛、中风昏迷、呃逆、咽炎、咽喉肿痛、扁桃腺炎、牙痛、鼻衄、黄疸等疾病。此穴还具有通乳的功效，可用于治疗乳腺炎、产后缺乳、乳痈等疾病。

前谷

●**位 置**●在手小指外侧，握拳，第五掌指关节前尺侧，横纹头赤白肉际。

●**功 效**●疏经祛风，利节止痛。

●**主 治**●精神疾患，耳聋，耳鸣，咽喉肿痛，热病，产后无乳，手指麻木，鼻塞，鼻出血。

后溪

●**位 置**●在手背外侧，握拳，第五掌骨小头后方，当小指展肌起点外缘。

●**功 效**●疏经祛风，利节止痛。

●**主 治**●头项强痛，目生云翳，视物模糊，耳聋，鼻衄，咽喉肿痛，神经疾病，热病，疟疾，手指挛急，小便赤涩，神经衰弱。

阳谷

- **位置** ● 在手腕尺侧，尺骨茎突与三角骨之间的凹陷处。

- **功效** ● 明目安神，通经活络。

- **主治** ● 耳聋耳鸣，口疮（口腔炎），齿龈炎，头晕目眩，颊颌疼痛，腮腺炎，胸痛，前臂疼痛，小儿抽搐，癫狂，癫痫。

养老

- **位置** ● 在前臂背面外侧，以掌向胸，当尺骨茎突桡侧缘凹陷中。

- **功效** ● 疏经祛风，明目止痛。

- **主治** ● 视物模糊不清，肩、背、肘、腕痛，落枕，呃逆，肩背酸麻冷痛。

支正

- **位置** ● 在前臂中部外侧，在阳谷与小海的连线上，阳谷穴上5寸。

- **功效** ● 疏经止痛，泻热安神。

- **主治** ● 神经疾病，颈项强痛，肘臂疼痛，手指挛痛，热病，头痛目眩，消渴。

小海

- **位置** ● 屈肘，当尺骨鹰嘴与肱骨内上髁之间凹陷中。

- **功效** ● 疏经通络，祛风止痛。

- **主治** ● 头目眩晕，眼睛发黄，颌肿，颈痛，肩臂疼痛，癫痫。

肩 贞

- **位 置** 在肩关节后下方，腋后皱襞上 1 寸。

- **功 效** 疏经通络，祛风止痛。

- **主 治** 伤寒感冒，发热恶寒，肩胛痛，手臂痛，颈、腋淋巴结结核及淋巴肿痛，耳聋耳鸣。

天 宗

- **位 置** 在肩胛骨冈下窝的中央凹陷处，与第四胸椎平。

- **功 效** 宽胸理气，舒筋活络，散风解表，消肿止痛。

- **主 治** 本经循行所经部位的疾患，如肩周炎、肩胛疼痛、肘臂外后侧痛、上肢痛不能举、颈项强痛、颊颌肿痛等。

天 容

- **位 置** 在颈外侧部的上部，下颌角后、胸锁乳突肌前缘。

- **功 效** 疏经止痛，祛风利窍。

- **主 治** 耳鸣，耳聋，咽喉肿痛，喉痹，口腔炎，口眼歪斜，面颊肿痛。

听 宫

- **位 置** 在面部，耳屏前，下颌骨髁状突的后缘，张口呈凹陷处。

- **功 效** 疏经祛风，利窍止痛。

- **主 治** 耳鸣，耳聋，耳中肿痛，化脓性中耳炎，颊痛。

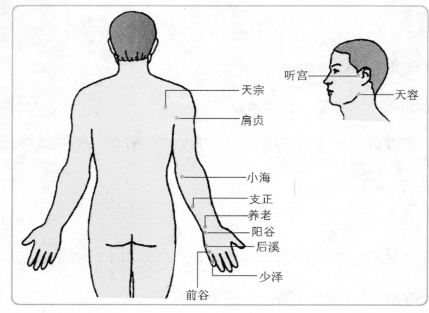

天宗

肩贞

小海

支正

养老

阳谷

后溪

少泽

前谷

听宫

天容

25. 足太阳膀胱经的循行部位

《灵枢·经脉》云："膀胱足太阳之脉，起于目内眦，上额，交巅。其支者，从巅至耳上角。其直者，从巅入络脑，还出别下项，循肩髆内，挟脊，抵腰中，入循膂，络肾，属膀胱。其支者，从腰中下挟脊，贯臀，入腘中。其支者，从髆内左右，别下，贯胛，挟脊内，过髀枢，循髀外，从后廉，下合腘中，以下贯踹内，出外踝之后，循京骨，至小趾外侧。"

这段话的意思是：足太阳膀胱经从内眼角开始，上行额部（会神庭、头临泣），交会于头顶（会百会）。头顶部支脉从头顶分出至耳上方（会曲鬓、率谷、浮白、头窍阴、完骨）。直行主干从头顶入内络于脑（会脑户、风府），回出项部（天柱）分开下行，一支沿肩胛内侧，挟脊旁（会大椎、陶道）到达腰中，进入脊旁筋肉，络肾属膀胱；一支从腰中分出，挟脊旁，通过臀部，进入腘窝中。背部另一支脉从肩胛内侧分别下行，通过肩胛，经过髋关节部（会环跳穴），沿大腿外侧后缘下行，会合于腘窝中（委中），向下通过腓肠肌部，出外踝舌方，沿第五跖骨粗隆，至小趾外侧（至阴，接足少阴肾经）。

26. 足太阳膀胱经上有哪些穴位

足太阳膀胱经的腧穴起于睛明，终于至阴，计67穴，左右共134穴。分布于眶周、前头、头顶、颈部、背腰部的脊椎两侧、下肢后外侧及小趾末端。足太阳膀胱经的腧穴分别包括睛明穴、攒竹穴、眉冲穴、曲差穴、五处穴、承光穴、通天穴、络却穴、玉枕穴、天柱穴、大杼穴、风门穴、肺俞穴、厥阴俞穴、心俞穴、督俞穴、膈俞穴、肝俞穴、胆俞穴、脾俞穴、胃俞穴、三焦俞穴、肾俞穴、气海俞穴、大肠俞穴、关元俞穴、小肠俞穴、膀胱俞穴、中膂俞穴、白环俞穴、上髎穴、次髎穴、中髎穴、下髎穴、会阳穴、附分穴、魄户穴、膏肓穴、神堂穴、譩譆穴、膈关穴、魂门穴、阳纲穴、意舍穴、胃仓穴、肓门穴、志室穴、胞肓穴、秩边穴、承扶穴、殷门穴、浮郄穴、委阳穴、委中穴、合阳穴、承筋穴、承山穴、飞扬穴、跗阳穴、昆仑穴、仆参穴、申脉穴、金门穴、京骨穴、束骨穴、足通谷穴、至阴穴。

27. 发生在足太阳膀胱经的证候

《灵枢·经脉》云："是动则病冲头痛，目似脱，项如拔，脊痛，腰似折，髀不可以曲，腘如结，踹如裂，是为踝厥。是主筋所生病者，痔、疟、狂、癫疾，头囟项痛、目黄、泪出，鼽衄，项、背、腰、尻、腘踹、脚皆痛，小趾不用。"

这段话的意思是：本经异常表现为头重痛，眼睛像要脱出，后项像被牵引，脊背痛，腰好像折了一样，股关节不能弯曲，腘窝像要凝结，小腿肚像要裂开，这是经脉循行小腿部气血厥逆引起的踝厥证。本经穴主治"筋"方面所发生的病证：痔，疟疾，躁狂，癫痫，头囟后项痛，眼睛昏黄，流泪，鼻塞多涕或出血，后项、背腰部、骶尾部、腘窝、小腿肚、脚皆痛，小脚趾不好运用。

28. 足太阳膀胱经的主要养生穴位

睛 明

● **位 置** ● 在面部，目内眦角上方 0.1 寸处。

● **功 效** ● 疏经祛风，明目止痛。

● **主 治** ● 一切眼病，如目赤肿痛，内眦痒痛，流泪，目眩，雀目，色盲，青少年假性近视，青光眼，白内障等。

攒 竹

● **位 置** ● 在面部，眉毛内侧端凹陷处。

● **功 效** ● 疏经祛风，泻热明目。

● **主 治** ● 一切眼病，头痛，眉棱骨痛，流泪，目赤肿痛。

玉 枕

● **位 置** ● 在后头部，脑户穴旁开 1.3 寸。

● **功 效** ● 疏经祛风，明目止痛。

● **主 治** ● 头颈项疼痛，目痛，鼻塞，远视不明。

天 柱

● **位 置** ● 在项部，哑门穴旁开 1.3 寸，当斜方肌外缘凹陷中。

●**功效**●疏经祛风，泻热利窍。

●**主治**●头痛，颈项疼痛，落枕，咽喉肿痛，鼻塞，热病，肩背痛，神经疾病。

风门

●**位置**●于背部，从朝向大椎下的第2个凹洼（第2胸椎与第3胸椎间）的中心，左右各2厘米左右之处（或以第二胸椎棘突下，旁开1.5寸）。

●**功效**●祛风清热，宣肺解表。

●**主治**●风邪为病，如伤风咳嗽、头痛发热、鼻塞、项强、胸背疼痛等疾病。

肺俞

●**位置**●在背部，第三胸椎棘突下旁开1.5寸。

●**功效**●宣肺理气，止咳平喘。

●**主治**●胸满胸痛，潮热盗汗，吐血咯血，咳嗽气喘，鼻塞等肺脏及呼吸道系统的疾病。

心俞

●**位置**●在背部，第五胸椎棘突下旁开1.5寸。

●**功效**●清心宁神，宽胸止痛。

●**主治**●胸闷心痛，心烦心悸，失眠健忘，遗精，盗汗，癫狂，癫痫等以及心脏病、冠心病、心绞痛、心律不齐、心跳过速等心血管方面的疾病。

肝俞

● 位　置● 在背部，第九胸椎棘突下旁开 1.5 寸。

● 功　效● 舒肝利胆，养血明目。

● 主　治● 目赤肿痛、目眩、近视、视物不清、夜盲症、青光眼、结膜炎、眼睑下垂等眼部方面的疾病。

胆俞

● 位　置● 在背部，第十胸椎棘突下旁开 1.5 寸。

● 功　效● 舒肝利胆，宽胸理气，和胃化湿。

● 主　治● 黄疸、呕吐、口苦、胸胁胀痛、胸闷恶心、胆囊炎等疾病。

脾俞

● 位　置● 在背部，第十一胸椎棘突下旁开 1.5 寸。

● 功　效● 强化后天之本，健脾利湿，和胃降逆。

● 主　治● 脾胃虚弱、腹痛腹胀、脾肿大、胃炎、胃溃疡、消化不良、泄泻痢疾、呕吐恶心、肢体乏力等脾胃方面的疾病。

胃俞

● 位　置● 在背部，第十二胸椎棘突下旁开 1.5 寸。

● 功　效● 强化后天之本，和胃理气，化湿消滞。

● 主　治● 脾胃虚弱、胃痛腹胀、胃炎、胃溃疡、胃痉挛、胃下垂、消化不良、肠鸣腹泻、呕吐恶心等脾胃方面消化系统的疾病。

肾俞

- **位置** 腰部，第二腰椎棘突下旁开 1.5 寸。

- **功效** 益肾助阳，强腰利水。

- **主治** 遗精，阳痿，遗尿，小便频数，月经不调，腰、膝酸软，目昏，耳鸣，耳聋，小便不利，水肿，洞泄不化，喘咳少气，头晕。

委中

- **位置** 在膝腘窝横纹中央，股二头肌腱与半腱肌的中间点处。

- **功效** 通经活络，散瘀活血，清热解毒，清利肠腑。

- **主治** 感冒发热、汗出不止、鼻衄、霍乱、腹痛肠鸣、呕吐泄泻、食物中毒、疔疮、痈疽、风疹、痔疮出血等疾病。

膏肓俞

- **位置** 在背部，第四胸椎棘突下旁开 3 寸处。

- **功效** 补虚止损，益气理肺。

- **主治** 肺结核、支气管炎、肺气肿、哮喘、气短气促、吐血咯血等疾病。

承山

- **位置** 在腓肠肌腹下，伸小腿时肌腹下出现的交角处。

- **功效** 固化脾土，运化水湿，舒筋缓急，化痔止痛。

- **主治** 腓肠肌痉挛（也就是通常所说的小腿肚转筋）以及筋脉损伤造成的腰背疼痛、腿膝疼痛、落枕、肩周炎、坐骨神经痛等疾病。

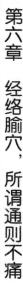

昆仑

- **位 置** 在足外踝后缘，跟腱与外踝之间的凹陷处。

- **功 效** 清利头目，通络止痛。

- **主 治** 颈项强痛、肩背挛急、腰痛、坐骨神经痛、足跟疼痛、头晕目眩、鼻衄等疾病。

申脉

- **位 置** 在外踝正下方的凹陷处。

- **功 效** 清心宁神，舒筋通络。

- **主 治** 癫狂、癫痫、头晕目眩、失眠、梦魇等疾病。

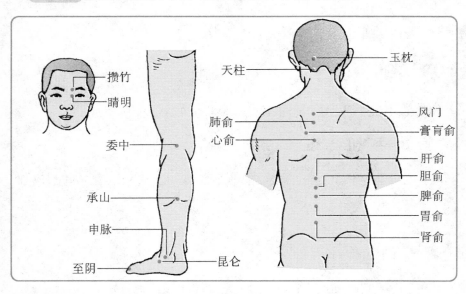

至阴

- **位 置** 在足小趾末节趾骨外侧，趾甲角旁开约 1 寸处。

- **功 效** 通经活络，清热降火。

●**主 治**●头晕目眩、目赤、目翳、鼻塞、鼻衄、半身不遂、足关节疼痛
等疾病。

[29.] 足少阴肾经的循行部位

《灵枢·经脉》云："肾足少阴之脉，起于小趾之下，邪走足心，出于然
谷之下，循内踝之后，别入跟中，以上踹内，出腘内廉，上股内后廉，贯脊，
属肾，络膀胱。其直者，从肾上贯肝膈，入肺中，循喉咙，挟舌本。其支者，
从肺出络心，注胸中。"

这段话的意思是：足少阴肾经起于足小趾之下，斜向足心（涌泉），
出于舟骨粗隆下，沿内踝后，进入足跟中，再向上行于腿肚内侧，出腘窝
的内侧，向上行股内后缘，通向脊柱（长强，属督脉），属于肾脏（腧穴
通路：还出于前，向上行腹部前正中线旁开 0.5 寸，胸部前正中线旁开 2
寸，终止于锁骨下缘俞府穴），联络膀胱。直行的主干脉，从肾向上通过
肝和横膈，进入肺中，沿着喉咙，挟于舌根部。肺部支脉：从肺部出来，
络心，流注于胸中，与手厥阴心包经相接。

[30.] 足少阴肾经上有哪些穴位

足少阴肾经的腧穴起于涌泉，终于俞府，计 27 穴，左右共 54 穴。足少
阴肾经的腧穴分别包括涌泉穴、然谷穴、太溪穴、大钟穴、水泉穴、照海穴、
复溜穴、交信穴、筑宾穴、阴谷穴、横骨穴、大赫穴、气穴穴、四满穴、中
注穴、肓俞穴、商曲穴、石关穴、阴都穴、腹通谷穴、幽门穴、步廊穴、神
封穴、灵墟穴、神藏穴、彧中穴、俞府穴。

31. 发生在足少阴肾经的证候

《灵枢·经脉》云："是动则病饥不欲食，面如漆柴，咳唾则有血，喝喝而喘，坐而欲起，目䀮䀮如无所见，心如悬若饥状。气不足则善恐，心惕惕如人将捕之，是为骨厥。是主肾所生病者，口热，舌干，咽肿，上气，嗌干及痛，烦心，心痛，黄疸，肠澼，脊股内后廉痛，痿厥嗜卧，足下热而痛。"

这段话的意思是说：本经异常表现为饥饿而不想进食，面色黯黑如漆炭，咳嗽痰唾带血，喝喝气急，坐下又想站起，两眼昏花，视物模糊不清，心如悬空而不安，犹如饥饿状；肾气虚则易生恐惧，心中怦怦跳动好像有人要捉捕他，是为骨厥。本经穴主治"肾"方面所生病证：口热，舌干燥，咽部发肿，气上逆，咽喉发干而痛，心内烦扰且痛，黄疸，腹泻，脊柱、大腿内侧后边痛，足痿弱不收，喜躺，脚心发热而痛。

32. 足少阴肾经的主要养生穴位

涌 泉

● **位 置** ● 在足底部，于足底（去趾）前1/3处，足趾跖屈时呈陷处。

● **功 效** ● 疏经止痛，泻热利窍。

● **主 治** ● 咽喉肿痛，足心热痛，小儿惊风、抽搐，尿频、尿急、尿痛，休克，中暑，昏迷，便秘，神经疾病，心烦心痛，腰酸腰痛，消渴，尿闭，风疹，高血压。

然 谷

● **位 置** ● 在足内侧缘，足舟粗隆前下缘陷中。

●**功　效**●疏经泻热，调理下焦。

●**主　治**●阴部瘙痒，中气下陷，冲任不能固摄，阴部坠胀疼痛，月经不调，遗精，咳痰带血，黄疸，消渴，泄泻，足背肿痛，小儿惊风、抽搐，失音不语。

太　溪

●**位　置**●在足内侧，内踝与跟腱之间凹陷中，平内踝取穴。

●**功　效**●疏经泻热，益阴利窍。

●**主　治**●咽喉疼痛，牙齿疼痛，耳聋，耳鸣，遗精阳痿，尿频尿急，月经不调，失眠，哮喘，咳痰带血。

照　海

●**位　置**●在足内侧，内踝下缘凹陷中。

●**功　效**●疏经益阴，明目安神。

●**主　治**●眼病，月经不调，尿闭，神经疾病，痛证。

复　溜

●**位　置**●在小腿前内侧面的下部，太溪穴上2寸。

●**功　效**●滋阴益肾，温阳利水。

●**主　治**●腹胀如鼓，四肢肿胀，水肿，泄泻肠鸣，消渴，遗精，泌尿系统感染，足部发凉，感觉下降，盗汗，热病，高烧不退。

气　穴

●**位　置**●在下腹部，脐下3寸，关元穴旁开0.5寸。

●**功 效**●疏经益气，调理下焦。

●**主 治**●小腹逆气引两胁疼痛，经闭，月经不调，崩漏，赤白带下，宫冷不孕，尿频、尿急、尿痛，泄泻，目赤肿痛。

通 谷

●**位 置**●在上腹部，脐上5寸，上脘穴旁开0.5寸。

●**功 效**●疏经止痛，调理胃肠。

●**主 治**●口眼歪斜，胸满胁痛，腹痛，腹胀，呕吐，脾胃虚弱，消化不良，急、慢性胃炎。

神 封

●**位 置**●在胸部，第四肋间隙、膻中穴旁开2寸处。

●**功 效**●疏经安神，利气通乳。

●**主 治**●咳嗽，憋气，哮喘，心悸，胸满，急、慢性乳腺炎。

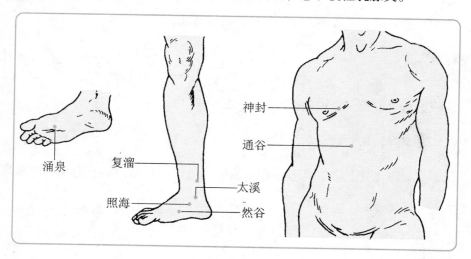

[33.] 手厥阴心包经的循行部位

《灵枢·经脉》曰："心主手厥阴心包络之脉，起于胸中，出属心包络，下膈，历络三焦。其支者，循胸出胁，下腋三寸，上抵腋下，循臑内，行太阴、少阴之间，入肘中，下臂，行两筋之间，入掌中，循中指，出其端。其支者，别掌中，循小指次指，出其端。"

这段话的意思是：手厥阴心包经从胸中开始，浅出属于心包，通过膈肌，历经胸部、上腹和下腹络于上、中、下三焦。胸中支脉：沿胸出胁部，在腋下三寸处（天池）向上至腋下，沿上臂内侧（天泉），于手太阴、手少阴之间，进入肘中（曲泽），下向前臂，走两筋（桡侧腕屈肌腱与掌长肌腱）之间（郄门、间使、内关、大陵），进入掌中（劳宫），沿中指出于末端（中冲）。掌中支脉：从掌中分出，沿无名指出于末端（接手少阳三焦经）。

[34.] 手阙阴心包经上有哪些穴位

手厥阴心包经的腧穴起于天池，终于中冲，计9穴，左右共18穴。包括天池穴、天泉穴、曲泽穴、郄门穴、间使穴、内关穴、大陵穴、劳宫穴、中冲穴。

[35.] 发生在手阙阴心包经的证候

《灵枢·经脉》曰："是动则病手心热，臂肘挛急，腋肿，甚则胸胁支满，心中澹澹大动，面赤，目黄，喜笑不休。是主脉所生病者，烦心，心痛，掌中热。"

这段话的意思是：本经异常表现为心中热，前臂和肘弯掣强拘挛，腋窝部肿胀，甚至胸中满闷，心跳不宁，面赤，眼睛昏黄，嘻笑不止。本经穴主治"脉"方面所发生的病证：心胸烦闷，心痛，掌心发热。

36. 手阙阴心包经的主要养生穴位

曲 泽

- **位 置** 在肘部，肘横纹中，肱二头肌腱尺侧缘。

- **功 效** 疏经理血，泻热止呕。

- **主 治** 心脏疾患，心悸，衄血，呕血，烦渴，口干，逆气，呕吐，胃痛，肘臂痛。

间 使

- **位 置** 在前臂掌面的中部，腕横纹上 3 寸，掌长肌腱与桡侧腕屈肌腱之间。

- **功 效** 疏经理血，宁心安神。

- **主 治** 心脏疾患，心悸，热病，神经疾病，痫症，烦躁，疟疾，呕吐。

内 关

- **位 置** 在前臂掌侧，腕横纹上 2 寸，掌长肌腱与桡侧腕屈肌腱之间。

- **功 效** 疏导水湿，宽胸镇痛，和胃安神，降逆止呕。

- **主 治** 胸满胸闷、胸胁疼痛、心绞痛、心烦心悸、失眠、癫狂、癫痫等疾病。

大 陵

- **位 置** 在腕掌横纹正中，掌长肌腱与桡侧腕屈肌腱之间。

- **功 效** 清心宁神，理气和胃，燥湿生气。

- **主 治** 一切癫狂病，如心痛、目赤肿痛、惊悸怔仲、心烦焦躁、失眠多梦、嘻笑不定、癫狂、癫痫等疾病。

劳宫

● 位 置 ● 在手掌心横纹中，第二、第三掌骨之间而偏于第三掌骨，屈指握拳时中指指尖所点处。

● 功 效 ● 清热燥湿，清心安神。

● 主 治 ● 心火偏热引起的中风、中暑、昏迷休克、心痛、鼻衄、口舌生疮、口臭、黄疸、呕吐、呃逆、癫狂、癫痫等疾病。

中冲

● 位 置 ● 在手中指尖端的中央。

● 功 效 ● 疏经祛风，泻热利窍。

● 主 治 ● 中暑，中风昏迷，不省人事，小儿惊风、抽搐，掌中热，舌强不语，耳鸣，小儿夜啼、心烦，高烧不退，呕吐泄泻。

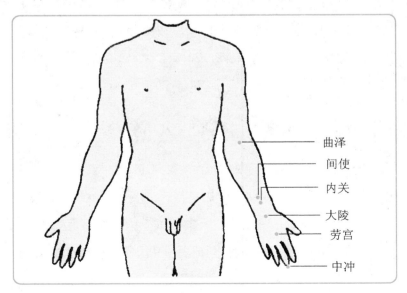

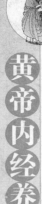

[37.] 手少阳三焦经的循行部位

《灵枢·经脉》曰："三焦手少阳之脉，起于小指次指之端，上出两指之间，循手表腕，出臂外两骨之间，上贯肘，循臑外，上肩，而交出足少阳之后，入缺盆，布膻中，散落心包，下膈，循属三焦。其支者，从膻中上出缺盆，上项系耳后，直上出耳上角，以屈下颊至䪼。其支者，从耳后入耳中，出走耳前，过客主人前，交颊，至目锐眦。"

上面这段话的意思是：手少阳三焦经起于无名指末端（关冲），上行小指与无名指之间（液门），沿着手背（中渚、阳池），出于前臂伸侧两骨（尺骨、桡骨）之间（外关、支沟、会宗、三阳络、四渎），向上通过肘尖（天井），沿上臂外侧（清冷渊、消泺），向上通过肩部（臑会、肩髎），交出足少阳经的后面（天髎，会秉风、肩井、大椎），进入缺盆（锁骨上窝），分布于膻中（纵隔中），散络于心包，通过膈肌，广泛遍属于上、中、下三焦。胸中支脉：从膻中上行出锁骨上窝，上向颈旁联系耳后（天牖、翳风、瘈脉、颅息），直上出耳上方（角孙；会颔厌、悬厘、上关），弯下向面颊，至眼下（颧髎）。耳后支脉：从耳后进入耳中，出走耳前（耳和髎、耳门；会听会），经过客主人（即上关穴）前交面颊至外眼角（丝竹空；会瞳子髎，接足少阳胆经）（此外，三焦下合于足太阳膀胱经的委阳穴）。

[38.] 手少阳三焦经上有哪些穴位

起于关冲，终于丝竹空，计23穴，左右共46穴。手少阳三焦经的腧穴分别包括关冲穴、液门穴、中渚穴、阳池穴、外关穴、支沟穴、会宗穴、三阳络穴、四渎穴、天井穴、清冷渊穴、消泺穴、臑会穴、肩髎穴、天髎穴、天牖穴、翳风穴、瘈脉穴、颅息穴、角孙穴、耳门穴、耳和髎穴、丝竹空穴。

[39.] 发生在手少阳三焦经的证候

《灵枢·经脉》云："是动则病耳聋浑浑焞焞，嗌肿，喉痹。是主气所生病者，汗出，目锐眦痛，颊痛，耳后、肩、臑、肘、臂外皆痛，小指次指不用。"

这段话的意思是：本经异常表现为耳聋，耳鸣，咽喉肿，喉咙痛。本经穴主治"气"方面所发生病证：自汗出，目外眦痛，面颊痛，耳后、肩部、上臂、肘弯、前臂外侧皆痛，小指、次指（无名指）不好用。

[40.] 手少阳三焦经的主要养生穴位

关 冲

- **位 置** 在手无名指末节指骨尺侧，指甲角旁开约 1 寸处。

- **功 效** 清热泻火，疏风解郁，通络活血。

- **主 治** 头痛发热，头晕目眩，五心烦热，口干口苦，咽喉肿痛，目赤肿痛，舌强不语，中暑休克，臂肘挛急，肩背疼痛等疾病。

液 门

- **位 置** 在手背，第四、第五指间赤白肉际处，近小指一侧。

- **功 效** 通调三焦，清利头目，通经活络。

- **主 治** 头痛头晕，目赤肿痛，耳聋耳鸣，口干舌燥，咽喉肿痛，齿龈炎，肘臂痉挛，颈椎疼痛，肩周炎等疾病。

阳 池

- **位 置** 在手腕背侧面，腕背横纹中，指总伸肌腱尺侧缘凹陷中。

- **功 效** 疏经止痛，调理二焦。

- **主 治** 腕痛无力，肩臂及肘部疼痛，疟疾，消喝，水肿，手腕外伤。

外 关

- **位 置** 在前臂背侧，腕背横纹上2寸，桡骨与尺骨之间。

- **功 效** 疏经止痛，调理三焦。

- **主 治** 发热，头痛，鼻出血，牙痛，耳鸣，耳聋，两眼红肿，胁肋痛，手指疼痛，水肿，颈、腋淋巴结结核及淋巴结肿痛。

支 沟

- **位 置** 在前臂背侧，腕背横纹上3寸，桡骨与尺骨之间。

- **功 效** 疏经止痛，泻热利窍。

- **主 治** 伤寒发热，便秘，肩臂痛，胁肋疼痛。

天 井

- **位 置** 在前臂外侧，屈肘，尺骨鹰嘴上1寸许的凹陷处。

- **功 效** 疏经祛风，止痛散结。

- **主 治** 目赤红，偏头痛，耳聋，颈项肩臂痛，癫痫，颈部、腋下淋巴结结核。

丝 竹 空

- **位 置** 在眉毛外端的凹陷处。

- **功 效** 清热明目，祛风化湿，止痛安神。

- **主 治** 头晕目眩，目赤肿痛，牙齿疼痛，面部肌肉痉挛，癫痫等疾病。

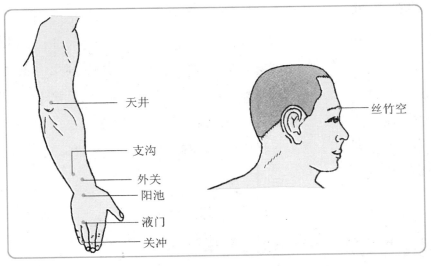

天井

支沟

外关

阳池

液门

关冲

丝竹空

41. 足少阳胆经的循行部位

《灵枢·经脉》云："胆足少阳之脉，起于目锐眦，上抵头角，下耳后，循颈行手少阳之前，至肩上却交出手少阳之后，入缺盆；其支者，从耳后入耳中，出走耳前，至目锐眦后；其支者，别锐眦，下大迎，合于手少阳，抵于颇下，加颊车，下颈，合缺盆，以下胸中，贯膈，络肝，属胆，循胁里，出气冲，绕毛际，横入髀厌中；其直者，从缺盆下腋，循胸，过季胁下合髀厌中，以下循髀阳，出膝外廉，下外辅骨之前，直下抵绝骨之端，下出外踝之前，循足跗上，入小趾次趾之间；其支者，别跗上，入大指之间，循大指歧骨内，出其端，还贯爪甲，出三毛。"

上面这段话的意思是：足少阳胆经起于目外眦（瞳子髎），向上到达额角部（颔厌），下行至耳后（风池），沿颈部行于手少阳经前面，到肩上交出手少阳经的后面，向下进入缺盆；耳部的支脉从耳后进入耳中，出走耳前，到目外眦后方；外眦部的支脉从目外眦处分出，下走大迎，会合于手少阳经到达目眶下，向下覆盖于颊车部，由颈向下会合前脉于缺盆，向下进入胸中，通过横膈，联络肝属胆，沿着胁肋内出于少腹两侧腹股沟动脉部，经过外阴部毛际横行入髋关节部（环跳）；缺盆部直行的脉从缺盆下行腋部，沿侧胸部经过季胁，向下会合前脉于髋关节部（环跳），向下沿大腿外侧出于膝外侧，下行经腓骨前面，直下到腓骨下段，再下到外踝的前面，沿足背部进入足第四趾外侧端（足窍阴）；足背部支脉从足临泣处分出，沿着第一、第二跖骨之间，出于大趾端，穿过趾甲，回过来到趾甲后的毫毛部（大敦，属肝经），与足厥阴肝经相接。

42. 足少阳胆经上有哪些穴位

起于瞳子髎，终于窍阴，计 44 穴，左右共 88 穴。足少阳胆经的腧穴包括瞳子髎穴、听会穴、上关穴、颔厌穴、悬颅穴、悬厘穴、曲鬓穴、率谷穴、天冲穴、浮白穴、头窍阴穴、完骨穴、本神穴、阳白穴、头临泣穴、目窗穴、正营穴、承灵穴、脑空穴、风池穴、肩井穴、渊腋穴、辄筋穴、日月穴、京门穴、带脉穴、五枢穴、维道穴、居髎穴、环跳穴、风市穴、中渎穴、膝阳关穴、阳陵泉穴、阳交穴、外丘穴、光明穴、阳辅穴、悬钟穴、丘墟穴、足临泣穴、地五会穴、侠溪穴、足窍阴穴。

43. 发生在足少阳胆经的证候

《灵枢·经脉》云："是动则病口苦，善太息，心胁痛，不能转侧，甚则面微有尘，体无膏泽，足外反热，是为阳厥。是主骨所生病者，头痛，颔痛，目锐眦痛，缺盆中肿痛，腋下肿，马刀侠瘿，汗出振寒，疟，胸、胁、肋、髀、膝外至胫、绝骨、外踝前及诸节皆痛，小趾次趾不用。"

这段话的意思是：本经异常表现为口苦，时常叹息，胸胁痛不能转动翻身，病重的面孔像蒙着微薄的灰尘，身体没有脂润光泽，小腿外侧热，这是足少阳经气阻逆的阳厥证。本经穴主治"骨"所发生的病证：头痛、颔痛、眼外眦痛、缺盆（锁骨上窝）中肿痛、腋下肿、马刀、侠瘿等症，及汗出战栗发冷、疟疾。胸部、胁肋、大腿及膝部外侧以至小腿腓骨下段（绝骨）、外踝的前面，以及各骨节酸痛，小趾侧的次趾（足无名趾）不好使用。

[44.] 足少阳胆经的主要养生穴位

听 会

- **位 置** 在面部，耳屏间切迹前方，下颌骨髁状突后缘，张口呈凹陷处。
- **功 效** 清热降浊，祛风止痛，通利耳窍。
- **主 治** 耳聋耳鸣，聤耳流脓，中耳炎，头面部疼痛，口眼歪斜，齿痛，腮腺炎，下颌关节炎等疾病。

完 骨

- **位 置** 在耳后乳突后缘直下凹陷处。
- **功 效** 清心宁神，散热祛风。
- **主 治** 头风，头痛，颈项强痛，口眼歪斜，齿龈肿痛，颊肿，面瘫，腮腺炎，失眠，癫狂，癫痫。

风 池

- **位 置** 在颈项部，耳后枕骨之下凹陷处，与风府持平，胸锁乳突肌与斜方肌上端之间的凹陷处。
- **功 效** 壮阳益气，醒脑开窍，清热祛风，聪耳明目。
- **主 治** 中风偏瘫，颈项强痛，口眼歪斜，头晕目眩，目赤肿痛，迎风流泪，鼻衄，鼻渊，耳聋耳鸣，感冒发热，落枕，神经衰弱等疾病。

肩 井

●**位 置** 在肩上，前直乳中，大椎与肩峰端连线的中点上。

●**功 效** 疏导水液，活络消肿，祛风清热。

●**主 治** 肩周炎，肩背痹痛，颈椎炎，头痛项强，手臂不举，中风偏瘫，落枕，高血压，乳腺炎，眼目酸痛，耳鸣等疾病。

日 月

●**位 置** 在上腹部，乳头正下方，第七肋间隙，前正中线旁开4寸处。

●**功 效** 疏肝利胆，化湿止痛。

●**主 治** 肝胆方面的疾病，如胁肋疼痛、黄疸、胆囊炎、反胃吞酸、呕吐、呃逆等疾病。

带 脉

●**位 置** 在侧腹部，第十一肋端直下平脐处。

●**功 效** 行气活血，调经止带，止痛化瘀。

●**主 治** 带脉和女子经带疾病，如月经不调、闭经腹痛、赤白带下、腰胁疼痛、子宫内膜炎、盆腔炎等疾病。

环 跳

●**位 置** 侧卧曲股时，在股骨大转子最高点与骶骨裂孔的连线上约三分之一处。

●**功 效** 通经活络，祛风散寒，利腰健膝，健脾益气。

●主治●腰腿疼痛，腰胯转侧不能，腿脚屈伸不得，中风偏瘫，半身不遂，风寒湿痹，下肢痿痹，坐骨神经痛等疾病。

风 市

●位 置●在大腿外侧的中线上，腘横纹上7寸，股外斜肌与股二头肌之间，直立垂手时中指指尖所点之处。

●功 效●祛风通络，祛湿除痹，活血止痒。

●主治●风邪为病，如中风瘫痪、面瘫、痉挛抽搐、下肢风痹麻木、半身不遂、坐骨神经痛、类风湿、膝关节炎、腿膝无力等疾患。

阳 陵 泉

●位 置●在小腿外侧，膝下1寸，腓骨小头前下方的凹陷处。

●功 效●舒肝利胆，祛风理气，通络止痛。

●主治●肝炎，胆囊炎，胆结石，胁肋疼痛，黄疸，口苦，呕吐，呃逆等肝胆方面的疾病。

光 明

●位 置●在小腿外侧，外足踝尖直上五寸，腓骨前缘，趾长伸肌和腓骨短肌之间。

●功 效●清热明目，通络止痛。

●主治●目痛，夜盲，乳胀痛，颊肿痛，下肢痿痹，膝关节胀痛等疾病。

悬 钟

●位 置●在小腿外侧，外足踝尖上3寸，腓骨前缘的凹陷处。

功 效 舒肝利胆，舒筋健骨，清热祛风。

主 治 头晕目眩，目赤肿痛，颈项强痛，胸胁疼痛，脘腹胀满，膝腿酸痛，半身不遂，中风，落枕，高血压等疾病。

足临泣

位 置 在足背外侧，第四、第五跖骨结合部之前的凹陷处。

功 效 通经活络，祛风消肿。

主 治 目赤肿痛，胁肋疼痛，月经不调，遗溺，乳痈，瘰疬，疟疾，足跗疼痛。

足窍阴

位 置 在足第四趾末节趾骨外侧，甲角旁开约1寸处。

功 效 疏肝利胆，通经活络，祛风止痛，清热利咽。

主 治 偏头痛，耳聋耳鸣，头晕目眩，心烦，口干，失眠多梦，目赤肿痛，咽喉肿痛，胸胁疼痛，高血压等疾病。

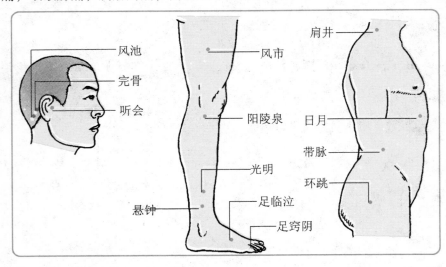

[45.] 足阙阴肝经的循行部位

《灵枢·经脉》云："肝足厥阴之脉，起于大趾丛毛之际，上循足跗上廉，去内踝一寸，上踝八寸，交出太阴之后，上腘内廉，循股阴，入毛中，过阴器，抵小腹，挟胃，属肝，络胆，上贯膈，布胁肋，循喉咙之后，上入颃颡，连目系，上出额，与督脉会于巅。"

其支者，从目系下颊里，环唇内。

其支者，复从肝，别贯膈，上注肺。

这段话的意思是：足厥阴肝经，从大趾背毫毛部开始（大敦），向上沿足跗（行间、太冲），距内踝前1寸（中封），上行小腿内侧（会三阴交，经蠡沟、中都、膝关），离内踝8寸处交出足太阴脾经之后，上行膝腘内侧（曲泉），沿股内侧（阴包、足五里、阴廉）进入阴毛中，环绕阴部至小腹（急脉，会冲门、府舍、曲骨、中极、关元），挟胃旁，属肝络胆（章门、期门），向上过横膈，分布于胁肋部，沿气管之后向上进入颃颡（鼻咽部），连接目系（眼与脑的联系），上行出于额部，与督脉交会于头顶。

目部支脉：从"目系"下行颊里，环绕唇内。

肝部支脉：从肝分出，过横膈，向上流注于肺（接手太阴肺经）。

[46.] 足阙阴肝经上有哪些穴位

足厥阴肝经的腧穴起于大敦，终于期门，计14穴，左右共28穴。包括大敦穴、行间穴、太冲穴、中封穴、蠡沟穴、中部穴、膝关穴、曲泉穴、阴包穴、足五里穴、阴廉穴、急脉穴、章门穴、期门穴。

[47.] 发生在足阙阴肝经的证候

《灵枢·经脉》云："是动则病，腰痛不可以俯仰，丈夫㿉疝，妇人少腹肿，甚则嗌干，面尘，脱色。

是主肝所生病者，胸满，呕逆，飨泄，狐疝，遗溺，闭癃。"

这段话的意思是：本经异常表现为腰痛不能前俯后仰，男人可出现小肠疝气，女人可出现小腹部肿胀，严重的见咽喉干，面部像有灰尘，脱了血色。

本经穴能主治肝所发生的病证，如胸闷、恶心呕吐、大便溏泄、疝气、遗尿或癃闭。

48. 足阙阴肝经的主要养生穴位

大 敦

● 位 置 ● 在足大趾末节外侧甲角旁约0.1寸。

● 功 效 ● 疏经泻热，调气理血。

● 主 治 ● 小肠疝气，遗尿，阴部肿痛，带下，经闭，崩漏，中气下陷，冲任不能固摄，阴部坠胀疼痛，癫痫。

行 间

● 位 置 ● 在足背侧第一、第二趾间的缝纹端。

● 功 效 ● 疏经调肝，泻热理血。

● 主 治 ● 胁肋疼痛，头痛，头晕目眩，目生云翳，视物模糊，双眼红肿，口眼歪斜，尿频、尿急、尿痛，月经不调，癫痫，失眠易怒。

太 冲

● 位 置 ● 在足背部第一、第二跖骨结合部之前凹陷中。

● 功 效 ● 疏经调肝，泻热明目。

●**主治**●头痛，两眼红肿，胁肋疼痛，小腹疼痛，小肠疝气，遗尿，崩漏，癫痫，高血压，肝炎。

中都

●**位置**●在小腿内侧，内踝上 7 寸，胫骨内侧面的中央。

●**功效**●疏经调肝，理血止痛。

●**主治**●小腹痛，痢疾泄泻，小肠疝气，崩漏，恶露不尽，脚软无力，身体枯瘦。

曲泉

●**位置**●在膝部内侧，屈膝，当膝内侧横纹头上方凹陷中。

●**功效**●疏经泻热，调理下焦。

●**主治**●小腹痛，中气下陷，冲任不能固摄，阴部坠胀疼痛，阴部瘙痒，外阴肿痛，尿频、尿急、尿痛，遗精，膝关节痛，疝气，子宫脱垂，膝胫冷痛。

足五里

●**位置**●在大腿内侧面的上部，曲骨穴旁开 2 寸，直下 3 寸。

●**功效**●疏经理气，通利水道。

●**主治**●小腹胀痛，阴部湿痒，尿频、尿急、尿痛，中气下陷，冲任不能固摄，阴部坠胀疼痛。

章门

●**位置**●在侧腹部，第十一肋端，侧卧屈肘合腋时肘尖所指之处。

●**功 效**●培元健脾，疏肝理气，活血化瘀。

●**主 治**●形体羸瘦，神疲肢倦，腹胀腹痛，胃脘疼痛，胃肠炎，消化不良，肠鸣泄泻，呕吐恶心等脾胃方面的疾病。

期 门

●**位 置**●在胸部乳头正下方，第六肋间隙处。

●**功 效**●舒肝健脾，理气活血，清热止痛。

●**主 治**●肝气郁结引起的胸胁疼痛、肝炎、肝肿大、黄疸、胆囊炎、胆结石、高血压等疾病以及脾失健运导致的胃肠炎、消化不良、厌食、腹胀腹痛、呕吐、呃逆、泄泻等疾病。

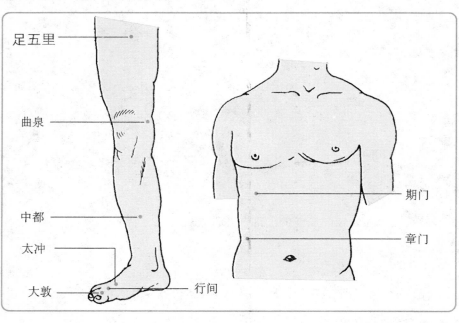

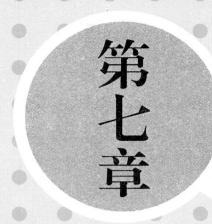

第七章

食养之道，
药食同源治百病

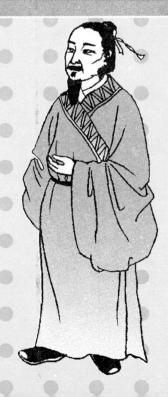

第一节
《黄帝内经》中的饮食养生

> 节首语
>
> 毒药攻邪，五谷为养，五果为助，五畜为益，五菜为充。气味合而服之，以补精益气。此五者，有辛、酸、甘、苦、咸，各有所利，或散，或收，或缓，或急，或坚，或软，四时五藏，病随五味所宜也。
>
> ——《素问·藏气法时论》

1. 《黄帝内经》中的合理膳食

世界上没有哪一种食品含有人体所需的全部营养。而谷肉果菜四个方面的食物搭配合理，营养就比较均衡了，关键是每类食品中的"五"字。"五谷"能够补养"五脏之真气"；"五果"能佐助五谷，使营养平衡，"以养民生"；"五畜"能弥补素食中蛋白质和脂肪的不足，"生鲜制美"；"五菜"能够补充人体所需的维生素，而丰富的膳食纤维能够"疏通壅滞"。

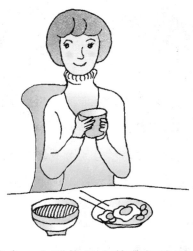

"五"告诉人们，要吃杂一点，即使吃粮食，也不能只吃某种细粮而不吃杂粮。有的孩子因常吃含热量高的精制食品而引起食欲减退，真是得不偿失；有的人偏吃素而营养不良；有的人怕患高血压、心脏病不敢吃

荤；也有不少人怕长胖不敢吃肉，结果适得其反，反而引起营养代谢障碍。长期偏食某一类食物还可能导致体内酸碱平衡失调，不利于身体健康。诚如古人说得好："烹龙炮凤何足贵，劝君杂食颐天年。"

【2.】 五谷为养

《黄帝内经》强调食五谷以养人，认为精是人体各种活动的基础。而人禀受的精气，就源自于五谷。五谷可以起到益五脏、厚肠胃、实肌体、强力气的作用。

"五谷为养"，是指以粳米、小豆、麦、大豆、黄黍等谷物作为养育人体的主食，维持生命机体的基本食物或基本营养，"五谷"现在泛指各种主食食粮，一般统称为粮食作物，或者称为"五谷杂粮"，包括谷类（如水稻、小麦、玉米等）、豆类（如大豆、蚕豆、豌豆、红豆等）、薯类（如红薯、土豆）以及其他杂粮。"五谷"含的营养成分主要是糖类，其次是植物蛋白质，脂肪含量不高。古人把豆类作为五谷是符合现代营养学观点的，因为谷类蛋白质缺乏赖氨酸，豆类蛋白质缺少蛋氨酸，谷类、豆类一起食用，能起到蛋白质相互补益的作用。

吃谷类食品要注意粗细搭配。吃些粗粮可以使人的肠胃更健康，食欲更强。另外，不同品种的粮食其营养价值也不尽相同，如燕麦富含蛋白质；小米富含色氨酸、胡萝卜素；豆类富含优质蛋白；高粱富含脂肪酸及丰富的铁；薯类含胡萝卜素和维生素 C。玉米的纤维素要比精米、精面粉高 4~10 倍。

【3.】 五果为助

《灵枢·五味》说："五果：枣甘、李酸、栗咸、杏苦、桃辛。"这里所说的"五果"即李、杏、枣、桃、栗。但实际上"五果"是水果和干果的统称，还包括某些能生食的瓜果如西瓜、哈密瓜等。水果滋养又治病是人们的共识。

"五果为助"助什么？水果类含糖、脂肪，蛋白质相对较少，吃水果的主要目的不在于补充这三大营养物质，而在于补充另外几种营养素，即水分、维生素和矿物质及微量元素。水果的最大优点就是含有丰富的维生素C，缺乏维生素C可导致许多疾病的发生，对于儿童和老年人来说，维生素C更是尤其不能缺乏的，因为维生素C是促进儿童发育不可缺少的物质，而老年人生理功能减退，如果再缺乏维生素C，抗病能力就会减弱，更容易生病。

[4.] 五畜为益

"五畜"指牛、羊、猪、犬、鸡以及乳汁、禽蛋等各种动物性食品。"益"是增补之意，可补充增进主食的不足。

有人认为五谷杂粮、水果蔬菜对人有益，就成了完完全全的"素食主义者"，这种做法其实也不可取。肉类也要适当吃一点，这才能保证各种营养素的齐全。

五谷杂粮和水果蔬菜能为我们提供丰富的维生素，而肉类则能够给人类提供丰富的蛋白质，猪肉、牛肉、鱼、虾、奶、蛋、禽类等，蛋白质含量都十分丰富。

同样是蛋白质，不同食物的蛋白质构成也是不同的。有的蛋白质氨基酸种类、数量、比例接近人体，这样的蛋白质价值就高，营养也特别丰富。有的食物虽然蛋白质含量也不少，但和人体不"匹配"，营养就差一些。一般而言，鱼、蛋、奶的蛋白质氨基酸品种较齐全，更适合人体。在日常饮食中，要注意粗细粮混食以及荤素搭配，这样可以有效提高蛋白质的利用价值。

5. 五菜为充

"五菜为充"，是指以葵、韭、薤、藿、葱等蔬菜为生命机体营养的补充。这里泛指植物蔬菜类，蔬菜类食物富含多种微量元素、维生素、纤维素等，也是一种不可缺少的辅助食品。

蔬菜的特点是水分多，维生素多（主要是维生素 C），特别是纤维素也特别多。蔬菜是供给人体纤维素最为重要的来源。高纤维饮食可加速胆固醇的排泄，使肠壁吸收进入血液的胆固醇也相对减少，因而有利于防治高胆固醇血症、动脉硬化症、高血压病、冠心病和肥胖症。食物纤维可促进肠蠕动，加速肠道内有毒物质的排泄，既可排毒养颜，又能防治便秘、肛裂和痔疮。

6. 养生需要"食之有道"

（1）不偏

人类的食物是多种多样的，各种食物所含的营养成分也不完全相同。除母乳外，任何一种天然食物都不能提供人体所需的全部营养素。所以平衡膳食必须由多种食物组成，才能满足人体对各种营养的需要，达到营养合理、促进健康的目的，因而人们要广泛食用多种食物。

应提倡在一定程度上以植物蛋白代替动物蛋白，多食豆类及豆制品，主食以米类为主，多食杂粮、粗粮，它们往往含有丰富的维生素和多种氨基酸等营养物质，最后还要提醒一下，"偏"在很多时候被我们仅仅理解为是吃喜欢吃的，是食物上的不杂，其实结合《饮食正要》等相关的养生理论来看，食物的"偏"还体现在"色"上面。这里的"色"一方面是指要尽可能在烹饪的过程中保持食物原本的颜色，另一方面则是指在食品的搭配上"不偏"，自然，我们很难从营养学的角度去进行营养素的研究和量上的标准化搭配，但有一点是很好掌握的，那就是尽可能地让每餐的颜色不少于三个。

（2）有节

《内经》说："饮食自倍，肠胃乃伤。"强调了饮食失节是致病的重要因素。人体对饮食消化、吸收、输布、储存主要靠脾胃功能。若饮食过量，或短时间内进食大量食物，势必增加胃肠负担。食物积滞于肠胃，不但影响消化和吸收，而且可因脾胃功能受损导致疾病的发生。倘食入过少，营养供应不足，亦于健康不利。饮食保健中还应按固定时间有规律地进食。如不分时间，随意进食，零食不离口，就会打乱胃肠消化的正常规律，从而造成食欲减退，消化功能下降，既对身体健康有损，也可导致疾病的发生。

饮食既要定时，又要适量。怎样才算适量？清代医家石成金指出，人们要想长寿，就必须"以食半饱法自辅"。"半饱"对绝大多数人来说未免太苛刻，我们认为，还是以"七八分饱"为宜。

（3）清肠

在中医看来，人体主要是由气道、血道、谷道等许多管子组成的。三条通道各行其道，呼吸走气道，血液循环靠血道，食物变成能源从谷道走。明白这些我们就知道了，人要健康长寿，就需要使以此三条管道为主的所有管道畅通，并保持五脏六腑平衡，这就是人们通常所说的三通一平。

我们知道，"肾是先天之根，脾为后天之本"。一般而言，肾的强弱大多决定于父母的遗传，脾胃的好坏则往往是后天形成的。按五行学说，脾为土，肺为金，土生金。脾胃正常，肺的功能才好；反之，肺气虚，人必乏力。脾统血，若脾虚，统血的功能发生障碍，会使"血不循经"，引起鼻血、血斑、吐血、崩漏、便血等。所以，调养好脾胃系统使谷道通畅，对气道和血道均有益处。谷道通，应保持肠要常清。肠要常清，主要指肠胃应保持相对的清淡、清新、清净。

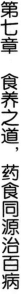

7. 小心病从口入

《灵枢·师传篇》中说："食饮者，热无灼灼，寒无沧沧，寒温中适，故气将持。乃不致邪僻也。"这句话的意思是说，在饮食方面，不要吃过热过凉的食物。只有寒温适中，真气才能内守，邪气也才无法进入人体而致病。《素问·阴阳应象大论》中也说："水谷之寒热，感则害于六腑。"即如果不注意饮食寒热，就容易损伤肠胃，有害于六腑。

（1）热食的危害

据研究显示，饮食过热和食道癌等多种消化道疾病息息相关。这是因为人的食道壁是由黏膜组成的，非常娇嫩，只能耐受 50~60℃ 的食物，超过这个温度，食道的黏膜就会被烫伤。过烫的食物温度往往在 70~80℃，像刚沏好的茶水，温度可达 80~90℃，很容易烫伤食道壁。如果经常吃烫的食物，黏膜损伤尚未修复又受到烫伤，可形成浅表溃疡。反复地烫伤、修复，就会引起黏膜质的变化，进一步发展变成肿瘤。

（2）凉食伤胃

在炎热的夏天，人们往往会通过吃冷饮的方式来为身体降温，缓解燥热。但总是吃冷饮会伤害"胃气"，降低身体的抵抗力。中医所说的胃气并不单纯指"胃"这个器官，而是包含脾胃的消化（消化食品）、吸收能力、后天的免疫力和肌肉的功能等。

8. 饮食宜清淡

从饮食习惯来看，味过于咸，摄盐过多不利于人体健康。我国古代医学家和养生学家强调饮食不宜过咸。《黄帝内经》云："味过于咸，咸入肾，肾主骨，肾气偏胜，就会大骨受伤，肌肉萎缩，心情闷郁。"

因此，人们应控制饮食中的食盐量。在烹调时，可少加盐或不加盐，

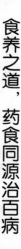

在餐桌上放上一袋盐，等菜肴烹调好端到餐桌时再放盐。就餐时放的盐主要附着于食物和菜品的表面，不渗入内部，人的口感主要来自菜肴表面，所以吃起来咸味已够。这样既控制了盐量，又可避免碘在高温烹饪中的损失。

养生学中强调，饮食宜以清淡为主，不宜过咸。《医论》中也说饮食应"去肥浓，节酸咸"。饮食过咸，摄入盐量过多，容易引发高血压，从而影响心肾功能。据调查，每天食盐量超过 15 克，高血压的发病率约为 10%。一般情况下，正常人每天摄盐量应控制在 10 克以下。高血压、冠心病或动脉硬化者，每天摄盐量则应控制在 5 克以下。

9. 吃"苦"有讲究

适当吃点苦味食物对身体有好处，但因其性味寒凉，所以不可多食，亦不可常食。"多食苦，则皮槁而毛拔"，苦味入心，过量食入就会伤到肺。

苦味食物吃得太多或者长期食用还会损伤脾胃（特别是脾胃虚寒者不宜生食苦味食物，否则容易引起腹痛），引起恶心、呕吐等不适。孙思邈在《备急千金要方》中说："苦走骨，多食苦令人变呕。"同时，中医讲，苦入心，化燥伤阴。而人体阴液，是老年人的至宝。"阴涸则死"，也是中医的古典名言。

需要注意的是，吃苦味食品也要因人而异。中医认为，苦味食物均属寒凉，具有清热泻火、燥湿通便等作用，故体质比较虚弱者不宜食用。一般说来，老人和小孩的脾胃多虚弱，故不适宜过多食用苦味食物。患有脾胃虚寒、脘腹疼痛、大便溏泄的病人也不宜食用苦寒食物，否则会加重病情。孕妇也不宜多食苦味食物，否则会刺激子宫收缩。

10. 食不宜速

急饮暴食，狼吞虎咽，风卷残云，不仅有碍观瞻，更有违养生之道。细嚼慢咽，才有利食物消化。华佗《食论》云："食物有三化，一火化，烂煮者也；一口化，细嚼也；一腹化，入胃自化也。"

将食物煮熟煮烂，吃的时候再细嚼慢咽，就可以帮肠胃分担一部分工作，给肠胃减轻负担，从而起到保护肠胃的作用。实际上，人的唾液本身就是很好的消化酶，道家养生术中有叩齿咽津之法，视口中津液为"金津玉液"。食物在口腔中进行细嚼慢咽，已经是在进行消化。

现代社会的生活方式，虽说都是快节奏，然而在吃饭上面，我们不妨放慢速度。

11. 饮食因人而异

人与人之间天生就存在着个体差异，因此食养也要因人而异。如老人脏腑虚弱，饮食宜以清淡为主，食宜暖、宜软、宜缓，禁油腻、黏硬、生冷之品，以牛奶及各类粥食为宜，亦可多食甘薯以通便。婴幼儿、学龄儿童应在原有的全面配伍基础上，相应地多吃含蛋白质较高的动物性食品及豆类，还应多吃富含维生素的水果、蔬菜，以助生长需要。一家人同吃一锅饭，到最后形成的体质却各不一样，就很好地说明了饮食要因人而异的问题。

《黄帝内经》中有"肝病禁辛，心病禁咸，脾病禁酸，肺病禁苦，肾病禁甘"等说法。所以，在实际生活中，有心力衰竭、高血压、水肿的病人就应该吃得清淡一些。再比如说，糖尿病病人常有多饮、多尿、消瘦等症状，与中医学的消渴症及肾阴亏损相似，应少吃糖，与"肾病忌甘"有类似之处。

某些疾病和症状也有对食物的特殊需要。例如，尿石症病人忌食菠菜，因为菠菜中草酸盐含量很高，草酸盐又从尿路中排出，在尿路中增加草酸钙结晶，容易形成结石；黄疸病人消瘦力弱，肝功能异常，应少吃油腻的食品；

痛风病人忌海鲜、瘦肉、蘑菇等含嘌呤碱丰富的食品；失眠者睡前应忌浓茶、咖啡等刺激性食物；便秘者应忌柿饼、黑枣等含鞣酸多的收敛性食物；胃酸过多者应忌鱼、肉等酸性强的食物。

[12.] 体质不同饮食亦有异

（1）血瘀体质的饮食

根据中医对体质的分类与判定的标准，血瘀体质的特征是：血行不畅，经常出现肤色晦暗、舌质紫黯等血瘀表现，色素容易沉着，容易出现瘀斑；容易出现黑眼圈，即我们平时说的"熊猫眼"；口唇颜色黯淡，舌颜色发黯或有瘀点，舌下络脉紫黯或增粗；女性容易出现痛经、闭经等情况，月经呈紫黑色，还有血块等。

血瘀体质者在精神调养上要培养乐观的情绪。精神愉快则气血和畅，营卫流通，有利血瘀体质的改善。反之，苦闷、忧郁则可加重血瘀倾向。多做有益于心脏、血脉的活动，如各种舞蹈、太极拳、八段锦、动桩功、长寿功、内养操、保健按摩术，均可实施，总之以全身各关节都能活动，以助气血运行为原则。饮食上可常食桃仁、油菜、慈姑、黑大豆等具有活血祛瘀作用的食物，可饮少量黄酒，山楂粥、花生粥亦颇相宜。可选用活血养血之品，如地黄、丹参、川芎、当归、五加皮、地榆、续断、茺蔚子等。

（2）气虚体质的饮食

气虚之人形体消瘦或偏胖，体倦乏力，面色苍白，语声低怯，常自汗出，心悸食少，舌淡苔白，脉虚弱。若病证加重，可出现气短懒言，咳喘无力；或食少腹胀，大便溏泄；或脱肛、子宫脱垂；或心悸怔忡，精神疲惫；或腰膝酸软，小便频多；男子滑精早泄，女子白带清稀。这样的人注意要补气养气，因肺主一身之气，肾藏元气，脾胃为"气生化之源"，故脾、胃、肺、肾皆当温补。

在饮食上可常食粳米、糯米、小米、黄米、大麦、山药、大枣、胡萝卜、香菇、鸡肉、鹅肉、兔肉、鹌鹑、牛肉、青鱼、鲢鱼。若气虚严重，当选用"人参莲肉汤"等药膳补养。取人参6克，莲子10枚，冰糖15克。将参（红参或生晒参）、莲子（去心）放入瓷碗中，加适量水浸泡，加上冰糖。再将盛药碗置蒸锅中，隔水蒸1小时即成。每日1次，喝汤吃莲肉。人参捞出可供下次使用，可连煮3次，最后嚼服。脾脏在人体至关重要，故有"后天之本"之称。脾脏具有输布水谷精微、升清降浊、益气生血等功能，五脏六腑、四肢百骸皆赖以荣养。若饮食自倍，劳倦过度，或病后失调，则可致脾气虚弱，出现短气神疲、食少便溏等症状。人参补气健脾，莲子健脾止泻，养心益肾，所以平素气虚之人宜常服金匮薯蓣丸。脾气虚，宜选四君子汤，或参苓白术散；肺气虚，宜选补肺汤；肾气虚，可服肾气丸。

（3）阴虚体质的饮食

阴虚之人形体消瘦，面色潮红，口燥咽干，心中时烦，手足心热，少眠，便干，尿黄，不能耐受春夏之热，多喜冷饮，脉细数，舌红少苔。严重时可出现潮热盗汗（肺阴虚）、视物昏花（肝阴虚），或心悸健忘、失眠多梦（心阴虚），或腰酸背痛、眩晕耳鸣、男子遗精、女子月经量少（肾阴虚）。因此要注意补阴清热，滋养肝肾。阴虚体质者关键在补阴，五脏之中，肝藏血，肾藏精，同居下焦，所以，以滋养肝肾二脏为重要。

此体质之人性情较急躁，常常心烦易怒，这是阴虚火旺、火扰神明之故，故应遵循《黄帝内经》中"恬淡虚无"、"精神内守"之养神大法。平时生活中，要少与人争执，减少怒火。这样的人畏热喜凉，冬寒易过，夏热难耐，故在炎热的夏季应注意避暑。阴虚者当护阴，而性生活太过可伤精，故应节制性生活。饮食上应保阴潜阳，宜清淡，远肥腻厚味、燥烈之品；可多吃些芝麻、糯米、蜂蜜、乳品、甘蔗、鱼类等清淡食物，对葱、姜、蒜、韭、薤、椒等辛味之品则应少吃。肺阴虚者，宜服百合固金汤；心阴虚者，宜服天王补心丸；肾阴虚者，宜服六味地黄丸；肝阴虚者，宜服一贯煎；其他滋阴生津中药如女贞子、山茱萸、旱莲草亦可选用。

（4）阳虚体质的饮食

阳虚之人的特点是，形体白胖或面色淡白无华，怕寒喜暖，四肢倦怠，小便清长，大便时稀，唇淡口和，常自汗出，脉沉乏力，舌淡胖。其人患病则易从寒化，可见畏寒蜷卧，四肢厥冷；或腹中绵绵作痛，喜温喜按；或身面浮肿，小便不利；或腰脊冷痛，下利清谷；或阳痿滑精，宫寒不孕；或胸背彻痛，咳喘心悸；或夜尿频多，小便失禁，对这类人来说，温补脾肾、补阳是关键。五脏之中，肾为一身的阳气之根，脾为阳气生化之源，故当着重补之。

在饮食上，多食有壮阳作用的食品，如羊肉、狗肉、鹿肉、鸡肉……根据"春夏养阳"的法则，夏日三伏，每伏可食羊肉附子汤一次。它的具体做法是：附片 20 克，杜仲 15 克，熟地 9 克，羊肉 250 克，葱、姜、胡椒粉各适量。将附片、杜仲、熟地用纱布包好扎紧，羊肉洗净切成小块，把羊肉块、药包及葱、姜、胡椒粉共放入砂锅中，加水适量，大火煮沸改小火慢炖，至羊肉酥烂时捞去药袋及葱、姜等，食羊肉喝汤。此汤可补肾、调经止血。

（5）痰湿体质的饮食

这种人形体肥胖，嗜食肥甘，神倦，懒动，嗜睡，身重如裹，口中黏腻或便溏，脉濡而滑，舌体胖，苔滑腻。若病则胸脘痞闷，咳喘痰多；或食少，恶心呕吐，大便溏泄；或四肢浮肿，按之凹陷，小便不利或浑浊；或头身重困，关节疼痛，肌肤麻木；或妇女白带过多。

饮食调理上，要注意以下几个原则：

1）多吃宣肺、健脾、益肾、化湿的食物，比如冬瓜、荷叶、山楂、红小豆、扁豆、白萝卜、荸荠、紫菜、海蜇、洋葱、枇杷、白果、薏苡仁、蚕豆、包菜等。

2）少吃肥肉和甜腻的食品，油炸的食品也要少吃，控制食用油和食用盐的摄入量。

3）限制喝酒，吃饭不能太饱，不可暴饮暴食，要细嚼慢咽，不要吃得太快；不要吃饴糖、大枣、柚子。

（6）气郁体质的饮食

这种类型的人形体消瘦或偏胖，面色苍暗或萎黄，平素性情急躁易怒，易于激动，或忧郁寡欢，胸闷不舒，舌淡红，苔白，脉弦。若病则胸胁胀痛或窜痛；或乳房、小腹胀痛，月经不调，痛经；或喉中梗阻，如有异物；或胃脘胀痛，泛吐酸水，呃逆嗳气；或腹痛肠鸣，大便泄利不爽；或气上冲逆，头痛眩晕。

饮食上，则要注意以下原则。

第一，要多吃有疏肝行气、顺气作用的食物，比如黄花菜、海带、山楂、玫瑰花等。另外，要多吃蔬菜以及营养丰富的鱼类、肉类、乳制品和豆制品，以及佛手、橙子、橘皮、荞麦、茴香菜、大蒜、高粱皮、刀豆等。柑橘有很强的理气解郁作用，可以适当多吃点。

第二，没有饮酒禁忌的人，可以少量饮酒，以促进血液循环，提高人的情绪。当然不能多饮。

第三，不要吃辛辣食品，不喝或者少喝咖啡、浓茶等有刺激性的饮品，少吃肥甘厚味。

（7）湿热体质的饮食

湿热体质有以下几个典型特征：

1）所谓湿热体质，一方面是体内有多余的湿气，另一方面是有过多的热。如果仅仅是内热，还容易祛除；如果热和湿混在一起，则很难祛除。这种湿热，会导致颈部、面部、鼻头等部位出现痤疮，甚至产生酒糟鼻。

2）容易急躁，经常心绪不宁，坐立不安，动不动就发火，人也容易困倦。

3）嘴里容易感觉发苦，别人和他说话的时候，能感觉到他嘴里的气味。

4）男性易患阴囊潮湿，女性易患带下增多，大便黏滞不畅或燥结，小便短黄。

5）舌质偏红，苔黄腻。

湿热体质的人，对夏末秋初的湿热气候、湿重或气温偏高的环境较难适应，容易出现疮疖、黄疸、带下色黄臭秽、小便淋漓不尽以及皮肤湿疹等病证。

在饮食调理方面，湿热体质的人要注意以下几个原则。

第一，戒烟限酒，少吃辛辣的食品，比如大葱、辣椒、胡椒、芥末等。如果湿气过重，在咨询医生的前提下，可以选择服用龙胆泻肝丸、甘露消毒丹、六一散等中成药。当然，如果不是很严重，还是尽量通过锻炼和食疗调理，不建议吃药。

第二，常吃利湿清热的食品，比如鲤鱼、冬瓜、茯苓、薏苡仁、白扁豆、红小豆等都有利湿的效果；而苦瓜、丝瓜、绿豆、芹菜、竹笋、鱼腥草等，则有清热的作用。这两类食品可以结合起来吃，既清热，又利湿。

（8）过敏体质的饮食

中医体质判定标准中的特禀体质，就是我们俗称的过敏体质。这种体质的特征也比较明显，就是过敏反应。常见症状有哮喘、咽痒、鼻塞、喷嚏等。

虽然表现比较单一，但过敏体质的情况却更加复杂，养生方案也更加多样，需要结合自己的实际情况确定。比如，单是过敏原，就有花粉过敏、海鲜过敏、尘螨过敏等。

过敏体质的人，首先要根据自身情况，适当加强锻炼。其次，要注意避开过敏原。过敏原有时候防不胜防，所以只能尽量避开。第三是通过饮食进行调理。

饮食上，要尽量避免吃各种"发物"，比如鱼、虾、海鲜等。如果皮肤过敏，多为血热，可以多吃点苦寒食品，比如鱼腥草，苦瓜、马齿苋、苦菜、白萝卜、红萝卜等；变应性鼻炎、过敏性哮喘、胃肠道过敏等，则应该经常吃点温热性食物，比如生姜、肉桂、陈皮、小茴香、牛肉、羊肉等。

此外，糯米、羊肚、燕麦、大枣、燕窝、泥鳅等，都是改善过敏体质的好东西，可以常吃。

[13.] 饮食养生之顺应四时

（1）春季饮食特色

第一，侧重养阳。《黄帝内经》强调"春夏养阳，秋冬养阴"，春天要把人的阳气养好，在吃饭的时候，多吃一些温热性的食物，比如葱、姜、牛肉、羊肉、鸡肉等。

第二，多吃青绿色食品。春季和人体的肝脏对应，是养肝的大好时节。而青色、绿色入通于肝，能滋养肝气，对肝脏很有好处。

第三，在饮食五味上，要增加一点辛味、甘味的食品，减少酸味食品。辛味符合春季的生发特征，而酸味则属于收敛之味，不利于肝的疏泄。吃甘味，则是为了补养脾气，正如孙思邈所说，"春日宜省酸增甘，以养脾气"。

大葱、生姜、大蒜、竹笋、豆芽、韭菜、香椿、荠菜等都属于辛散之物，是很适合春天吃的食品。甘甜食物也可以适当多吃一点，比如糯米、黑米、燕麦、大枣、南瓜、胡萝卜、菜花、莴笋、白菜等。

（2）夏季饮食特色

第一，要"减苦增辛"。孙思邈在《备急千金要方》中认为，苦味主沉降，不利于夏季阳气的生发，而辛味主散，有助生发，所以要"减苦增辛"。

第二，饮食要清淡。所谓清淡，即一方面要忌大寒，一方面要避免大热。夏天不要多吃温热性的食物，比如牛肉、羊肉、辣椒、荔枝、桂圆等。因为外界本已酷暑蒸熬，内部再加上这些温热食物，等于火上浇油。但有的人避免了大热，却倾向于大寒，冷饮、西瓜等食品吃起来没有限度，对身体也不好。过冷的冷饮、瓜果会损伤人体的阳气，与《黄帝内经》倡导的"春夏养阳"原则相违背。

第三，避免空腹饮茶和晚上吃生冷的东西。夏天天气热，人们在吃一些寒凉的东西方面，容易失去原则。空腹饮茶，极易导致茶水消耗人体阳气；夜间吃生冷的东西，也容易导致腹胀、吐泻等症状。

（3）秋季饮食特色

秋季是收获的季节，各种动物肉肥味美，蔬菜瓜果种类齐全，数量又多，是安排饮食的最好季节。不过，如果饮食不当的话，也极易由于营养过剩或是食性不当而伤身。

中医学食疗理论认为，浅秋属湿，深秋属燥，"宜食麻以润其燥"。在我国黄河流域，一到秋季，气候就会变得晴朗干燥，因此应主张润燥。应当多吃一些蔬菜、瓜果，如冬瓜、萝卜、西葫芦、茄子、绿叶菜、苹果、香蕉等。另外，中医学还认为秋季属金，万物收敛，因此又主张"应吃辛以发散"。总之就是要避免各种湿热之气积蓄。凡是带有辛香气味的食物，都有主散发的效果，因此建议多吃一些辛香气味的食物，如芹菜、辣椒等。

秋季比较干燥，人体津液容易损耗，干咳、便秘等症状经常出现，所以可以多吃一些凉润滋阴的食品，如莲藕、银耳、雪梨、蜂蜜、百合、山药、桔梗、甘蔗以及鸭肉、螃蟹、鳖、龟等。

（4）冬季饮食特色

根据冬季寒冷干燥的自然特点，为与冬季气候相适应，在饮食调理上应以"保阴潜阳"为基本原则。所谓"保阴潜阳"是指顺乎自然，饮食要有敛阳护阴的作用。中医学提出冬季饮食应保温、御寒、防燥，附加进补。保温就是通过饮食来保持体温，即增加热量的供给。御寒是通过饮食来抵御寒冷。

冬季饮食的第一个原则就是要多吃黑色食品。

黑色入肾，在五色中，与肾对应的正是黑色。很多黑色食品、药品，都有补养肾脏、抗衰老的作用，比如桑葚、黑芝麻、黑米、黑豆、何首乌、熟地黄等，在冬天都可以适当吃一点。

第二个原则是饮食要温热为主，少吃寒凉食物，以应对外界寒邪之气。辛温之品比如羊肉、牛肉、驴肉、鲜鱼，以及葱、姜、花椒、茴香、萝卜、韭菜、桂圆等，都可以结合自己的体质情况，多吃一点。

[14.] 一日三餐的合理膳食

早餐至少要摄入 500 毫升水，既可以帮助消化，又可以为身体补充水分，排除废物，降低血液黏稠度。食物应选择容易消化，营养丰富又不过于油腻的，特别要注意食物不宜太凉，因为凉食会降低肠胃的消化能力。另外，早餐与中餐以间隔 4~5 小时左右为好。

午餐是人一天中最主要的一顿饭，占热量摄入的 40% 以上，所以老人常说午餐要吃饱。午餐宜吃蛋白质和胆碱含量高的肉类、鱼类、禽蛋、大豆制品等食物，因为这类食物中的油脂高蛋白可使血液中酪氨酸增加，使头脑保持敏锐，对增强理解和记忆力有重要作用。

晚餐要少吃，晚餐如果吃得太饱，可引起血胆固醇增加，刺激制造低密度和极低密度脂蛋白，而这两者都是诱发动脉硬化和冠心病的重要因素。晚餐应选择含纤维和碳水化合物多的食物。晚餐时应有 2 种以上的蔬菜，适当吃些粗粮，也可以少量吃一些鱼类。晚餐的时间最好安排在晚上 18 点左右，尽量不要超过晚上 8 点。8 点之后最好不要再吃任何东西，饮水除外。并且，晚餐后 4 个小时内不要就寝，这样可使晚上吃的食物充分消化。

第二节
五味养五脏，食疗中的五色饮食

节首语

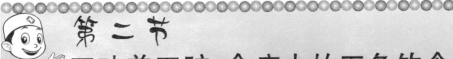

胃者，五脏六腑之海也，水谷皆入于胃，五脏六腑皆禀气于胃。五味各走其所喜：谷味酸，先走肝；谷味苦，先走心；谷味甘，先走脾；谷味辛，先走肺；谷味咸，先走肾。谷气津液已行，营卫大通，乃化糟粕，以次传下。

——《灵枢·五味》

【1.】 五味各有所入

上述《内经》原文论述了胃是五脏六腑精气的来源，食物首先进入胃中，五脏六腑都要接受胃所化生的水谷精气的滋养。饮食水谷中的五味，各自归属于其所滋养的五脏：味酸的，先入肝；味苦的，先入心；味甜的，先入脾；味辛的，先入肺；味咸的，先入肾。饮食水谷所化生的精微营养物质，充养布散于周身，使营卫之气运行畅通。其所化生的糟粕部分，按照六腑的传化次第下传于大肠、膀胱，变为粪便和尿液，排出体外。

饮食五味入于人体之后，各自内养于其所属的五脏，这说明了五味与五脏之间的密切关系。酸、苦、甘、辛、咸五味，分别能够与五脏产生特定的联系和亲和作用，它们进入哪一脏，就会对那一脏发挥有益的滋养作用。无论药物，还是食物，都可以用酸、苦、甘、辛、咸五味进行分类和概括。五味对于人体五脏，各有所喜，可起到滋补、治疗的作用。例如：肝虚血枯者，喜酸味，因酸能补肝；脾虚者，喜甘味，因甘能补脾；心火盛者，喜苦味，因苦能泻火；肺虚有寒者，喜辛味（如辣椒、生姜、大葱、花椒等），因辛能宣肺去寒；肾虚者，喜咸味，因咸能滋肾。这种药食气味与五脏之间存在着一定的特异性联系的观点，为中医药理学和食疗学奠定了深厚的理论基础。

【2.】 五味各有所利

（1）辛散

辛味食物入肺脏、肺经，有宣散之功，祛风散寒，通经活络，调理气血。辛味食物如生姜、葱、蒜、辣椒、韭菜等，对脾胃虚寒、外感风邪、气血瘀滞等疾病有很好的疗效。

（2）酸收

酸味食物入肝脏、肝经，有收敛固涩之功，开脾健胃，帮助消化，增进食欲，生津止渴。酸味食物如米醋、乌梅、山楂、木瓜、石榴等，都能起到生津止渴、增强消化功能的作用，对盗汗、自汗、尿频、遗尿、遗精、滑精等能起到固涩的作用。

（3）甘缓

甘味食物入脾脏、脾经，有调和百味的作用，补中益阴，补气养血，缓解疲劳，润燥止咳。甘味食物如各种糖类、蜂蜜、甘蔗、桂圆、莲子、红枣、糯米、地瓜等，都有补脾和胃、活血养血的功效。脾为后天之本，阴阳气血、五脏六腑任何一方发生疾病，都可以用甘味来补脾胃，从而起到缓解病情的作用。中医对各种病情的善后建议，通常都是要求以莲子、桂圆、红枣等与糯米熬粥，来补益病体，这是培元固本的做法。

（4）苦坚

苦味食物入心脏、心经，有降气泄火、清热解毒、燥湿坚阴、强心清神、明目等功效。苦味食物如苦瓜、杏仁、茶叶、百合、橘皮等，都有除烦热、防中暑、提神醒心的作用，对治疗目赤、热毒疮疖也有良好的效果。

（5）咸软

咸味食物入肾脏、肾经，有软坚散结、利水泄热、补益阴血等作用。咸味食物如食盐、海带、紫菜、海参、海蜇皮等海产品，都有滋阴益精、清热凉血等功用。

【3.】 五味调和有利健康

酸味，能够入肝，适量地吃酸味食物能够增强食欲，有健脾开胃的功效，而且能够改善、加强肝脏功能，提高人体对钙、磷元素的吸收。此外，酸味食品还可以促进血液循环，调节新陈代谢，防止动脉硬化、高血压等疾病的发生，还能治疗食积、消化不良、腹泻等疾病。酸味在烹调中还能起到提味增鲜等作用，并有爽口、解腻、去腥、帮助消化以及消毒的作用。

甘味，是人类最容易接受的味道，多数情况下是指糖类的味道。糖类为人体提供热量，是人体热量的主要来源，可以为人体补充能量，防止低血糖的发生，缓解疲劳，维持人体生命活力。中医认为，甘味入脾，有补养气血、强健脾脏、补虚扶正的作用。在饮食中，甜味可以起到去苦、去腥、解腻的作用。

苦味，中医认为苦入心经。苦味食品有燥湿、清热解毒、泻火通便、利尿的作用。另外，苦味食品还有很强的抗癌作用。营养学家认为，苦味食品含有的某种氨基酸，可促进胃酸分泌，增加食欲。此外，苦味食品中含有的茶碱和咖啡因，人体摄入后能够醒脑，消除大脑疲劳，恢复精力。苦味食品中的生物碱还有药理作用，可以消炎退热、促进血液循环等。

辛味，入肺，在中医理论中，有发散、行气、活血的功能，还能刺激胃肠蠕动，有助于消化液的分泌。辛味食品中最关键的物质是辣椒素，它能够刺激体内生热系统，加快新陈代谢，因此对减肥有一定作用。另外，辣味食品能促进血液循环，增加血管弹性，降低血管硬化的概率，有助于预防心血管疾病。

咸味，入肾，能软坚润下，有调节人体细胞和血液渗透压平衡的作用。人体在呕吐、腹泻及出大汗后，应补充适量淡盐水，这样可以维持体内电解质的平衡。在饮食中，食盐、酱油是常用的咸味剂，它们主要是由硫化钠等成分组成，有杀菌、防腐、维持人体新陈代谢的作用。

【4.】五味失和有哪些危害

（1）味过于酸

酸味入肝，五行属木，木旺则克制脾土。食酸味能补益肝脏，但是如果食酸味过多，反而会损伤肝脏，导致肝气亢盛。肝木旺则脾气虚弱，脾主肉，所以肌肉也会因此变得粗厚皱缩，口唇外掀。所以脾胃虚弱体质的人应忌食酸味，如食酸味太多，则可以用甘味来补救其偏。

（2）味过于咸

咸味入肾，五行属水，水旺则克制心火。食咸味能补益肾脏，但是如果食咸过多，反而会损伤肾脏，肾主骨，将会消烁骨骼，使肌肉萎缩。心主血脉，其华在面，心火受制，将导致心气抑郁，气短，血脉凝滞，血流不畅，脸色也会发生改变。所以心脏血脉存在病象的人应忌食咸味，如食咸味太多，可以用苦味来养护心气。

（3）味过于甘

甘味入脾，五行属土，土旺则克制肾水。食甘味能补益脾脏，但是如果食甘味过多，反而会损伤脾脏，将导致心气盛满，心神不宁，胃胀不适，气逆发喘，肾气失衡。肾主骨，其华在发，齿为骨之余，肾水的五行色为黑色，因而肾水受制的结果是骨骼疼痛，牙齿脱落，须发掉落，面色黑暗。所以肾病、肾功能衰弱的人应忌食甘味，如食甘味太多，可以用咸味来保养肾气。

（4）味过于苦

苦味入心，五行属火，火旺则土脾焦躁，火旺也会克制肺金。食苦味能补益心脏，但是如果食苦味过多，反而会损伤心脏，还将导致脾气过燥而欠滋润，胃气凝滞胀满，运化无力。肺主皮毛，肺金受制，则必然导致皮肤枯槁，毛发掉落。所以肺病患者或肺气虚弱的人忌食苦味，如食苦味太多，可以用辛辣之味来救其偏颇。

（5）味过于辛

辛味入肺，五行属金，金旺则克制肝木。食辛辣之味能补益肺脏，但是如果食辛辣过多，反而会损伤肺脏，还将伤及肝脏。肝主筋脉，其华在爪，肝木受制，将导致筋脉阻滞、弛纵，爪甲枯槁。所以肝病患者或肝功能不足的人应忌食辛辣之物，如食辛味太多，可以用酸味来滋养肝脏。

【5.】 对不同食物的偏好说明了什么

不同饮食偏好是身体发出的信号。

（1）爱吃酸味

首先联想到的就是怀孕，这是由于体内荷尔蒙变化而改变口味。胆道功能和肝功能不佳，也会偏爱酸味。

（2）爱吃甜味

甜味与脾脏关系密切。甜食是脾脏的需要，突然爱上甜食，可能是脾脏机能退化的征兆，当你脾虚的情况改善了，你就不会那么爱吃甜食了。

（3）爱吃苦味

苦味入心脏，当心脏机能衰退的时候，会突然变得"能吃苦"或"爱吃苦"。

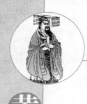

（4）爱吃辣味

阴阳五行说中有辣入肺的说法，即如果想吃辣的食物，则表示肺脏的气过虚。科学资料显示，口腔癌癌前病变的前兆——口腔白斑，正是因为人们喜吃烫、辣食物而致。

（5）爱吃咸味

口味重，爱吃咸味的人，可能是体内缺碘。口味过咸会有损肾脏，造成高血压。

（6）爱吃香蕉

香蕉中钾质含量丰富。当你特别想吃香蕉时，说明你的身体缺钾。当感到压力紧张时，人体内的新陈代谢就会加快，使钾的水平下降。钾含量高的香蕉，正好可作补充。

（7）爱吃冰淇淋

冰淇淋是乳制品，含有钙质，砂糖含量也高，低血糖患者和嗜吃甜食的人，很难抵挡它的诱惑。

（8）爱吃泡菜

泡菜又酸又咸，胆、肝和肾脏功能不佳的人，可能对泡菜特别喜欢。

【6.】常见五味对应食物

（1）酸

马齿苋、荔枝、橄榄、番茄、桃子、石榴、赤小豆、葡萄、橘子、枇杷、山楂、杏等。

（2）甘

胡萝卜、黑豆、赤小豆、绿豆、黄豆、蚕豆、茄子、萝卜、丝瓜、洋葱、土豆、菠菜、南瓜、芋头、扁豆、豌豆、白菜、芹菜、冬瓜、黄瓜。

（3）苦

茶叶、白果、苦瓜、百合、杏仁、桃仁。

（4）辛

芹菜、香菜、辣椒、洋葱、茴香、姜、葱、大蒜、花椒。

（5）咸

海参、苋菜、海带、紫菜、螃蟹。

【7.】食物中的"五色"

根据《内经》理论，五色与五脏相通。食品中，白色入肺，能清肺润肺；黄色入脾，可健脾养胃；青色入肝，能养肝柔肝；红色入心，可养心清心；黑色入肾，能滋肾育阴。故饮食养生应"五色"搭配，以滋养五脏。五脏安和，则身体健壮。

（1）青色

对应于肝脏，五行属木。青色食物通常具有益肝养肝的功效。如各类绿色菜蔬，青菜、菠菜、绿豆等。肝开窍于目，所以养护眼睛的一个诀窍就是多看看绿色的东西、吃绿色的食物。

（2）赤色

对应于心脏，五行属火。赤色食物通常具有养心安神、益血活血的功效。如西红柿、红萝卜、红枣、红豆、荔枝、桂圆、红米等，心主血脉，过去民间妇女分娩后坐月子，就以红糖水来补血。

（3）黄色

对应于脾脏，五行属土。黄色食物通常具有养脾健胃的功效。如土豆、南瓜、橙子、黄豆、栗子等。

（4）白色

对应于肺脏，五行属金。白色食物通常具有养肺润肺、止咳等功效。如百合、白梨、白萝卜、莲藕、白木耳、白果、杏仁、葱、蒜、大白菜等。

（5）黑色

对应于肾脏，五行属水。黑色食物通常具有健肾养肾、补益精血、抗衰老等功效。如黑木耳、黑芝麻、黑米、黑豆、黑枣、紫菜、海带、乌鸡等。

【8.】健康饮食中的"一二三四五"

（1）一袋牛奶

每天一袋牛奶，要坚持。酸奶当然更好。牛奶的好处大家都很熟悉，那就是补钙。现在，很多老年人骨质疏松，易骨折，多喝牛奶，就可以解决这个问题。

（2）每天 250～450 克碳水化合物

碳水化合物就是我们每天吃的主食，即五谷杂粮。

（3）三份高蛋白

也就是不能只吃素，也要吃点肉，但不能吃太多。具体来说，50 克瘦肉或者 1 个鸡蛋，或者 25 克黄豆，或者 100 克豆腐，或者 100 克鱼虾，或者100 克鸡鸭肉，都可以叫"一份"。打个比方，你可以早餐 1 个鸡蛋，午餐100 克鸡肉，晚餐 50 克瘦肉，这就满足一天的三份了，不要超量。

（4）四句话

有粗有细，不甜不咸，三四五顿，七八分饱。要有粗粮、细粮搭配；不能太甜太咸；一天按时吃三顿，也可以少食多餐，四顿到五顿；一定要吃七八分饱，千万不可过饱。

（5）500 克蔬菜水果

500 克也就是 1 斤，一天要吃 1 斤蔬菜水果，这是预防癌症的最好办法。另外，吃水果、做菜前，先把水果蔬菜放在清水里泡半小时。

【9.】 平衡健康的"红黄白绿黑"

（1）红：番茄、红葡萄酒和红辣椒

番茄最好炒熟吃。红葡萄可以软化血管，红辣椒能提神、改善情绪，但这两种食品都要适量。

（2）黄：胡萝卜、柑橘、玉米、南瓜等黄色蔬菜

中国人的体质特点，第一是缺钙，第二是缺乏维生素 A。很多小孩容易患感冒、扁桃腺炎，中年人易患癌症、动脉硬化，老年人容易眼花，都和这一缺陷有关系。"黄色食品"正好可以弥补这一不足。

（3）白：燕麦、大蒜、豆腐

大蒜能杀菌，防感冒。燕麦不但能降低胆固醇、甘油三酯，对糖尿病、减肥还有好处。

（4）绿：绿茶、绿色蔬菜

绿茶可抗氧化，延缓衰老，降低肿瘤和动脉硬化的发生概率。绿色蔬菜也很重要，我们每天吃的蔬菜不能缺少绿色。

（5）黑：黑木耳

每天吃 5~10 克黑木耳，能有效降低血黏度。还有一个化血栓的偏方：黑木耳 10 克，瘦肉 50 克，姜 3 片，大枣 5 枚，水 6 碗，文火煲成 2 碗水，放点盐，每天吃 1 次。一般 45 天之后会有效果。

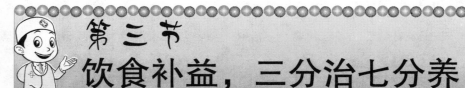

第三节
饮食补益，三分治七分养

节首语

天食人以五气，地食人以五味。五气入鼻，藏于心肺，上使五色修明，音色能彰。五味入口，藏于肠胃，味有所藏，以养五气。气和而生，津液相生，神乃自生。

——《素问·六节脏象论》

【1.】药补不如食补

《素问·五常政大论篇》中，帝曰：有毒无毒，服有约乎？

岐伯曰：病有久新，方有大小，有毒无毒，固宜常制矣。大毒治病，十去其六；常毒治病，十去其七；小毒治病，十去其八；无毒治病，十去其九。谷肉果菜，食养尽之，无使过之，伤其正也。

翻译过来就是：

黄帝问：有毒药物和无毒药物，服用时有什么原则吗？

岐伯说：病有新和久的不同，方剂有大与小的区别，有毒药物和无毒药物的运用，的确也有一定法度。凡毒性大的药物，病去十分之六即可停服；常毒药物，病去十分之七即可停服；毒性小的药物，病去十分之八即可停服；无毒药物，病去十分之九即可停服；然后再用谷、肉、果、菜等饮食进行调养，疾病就会痊愈，用药不能太过，以免损伤正气。

古人把药比做刑、罚、杀，叫做"霸道"；把食比做仁、义、德，叫做"王道"。在现实生活中，人们已愈来愈不看重食的"王道"，反而一味地去逢迎药的"霸道"。人们不知药的功效是有限的，而且还具有毒副作用，正所谓"是药三分毒"。俗话说得好："三分治疗，七分护理。"其实在家庭护理与调养中，食疗、食补往往能取得最为理想的"治疗"效果。

事实上，生活中常见的疾病和病态体质，都可以通过食物有效改善。比如一个人食欲不振、倦怠乏力、气短懒言，这是气虚的症状，可以食用羊肉、牛肉、蛋类、奶制品、花生、核桃、松子等具有补气效果的食物来"补气"。只要不是非常严重或者长期存在的气虚证，都可以通过食补很快得到缓解。此时如果盲目服用药物，则很可能导致副作用的发生，对人体有害。尤其是年老体弱者，如果不适当地进补药物，很可能因为"虚不受补"而产生不良反应。

综上所述，药补并不是理想的进补方式，相比而言，食补能更加安全有效地对人体进行补益。在选择食补或药补进行调理的时候，应该掌握正确辨证的方法。确定食补无效，再进行药补。对于不同的病证要遵循辨证施治的原则，以药、食相结合，对证施用，才更安全、有效。

【2.】 食疗养生的意义

"食物是最好的医药"，想必许多人都听到过这样一句话。有时候，我们生病了，医生会建议我们多吃一些水果或五谷杂粮，而不是吃药打针。那么，究竟什么是食疗呢？食疗，又称食治，即利用食物来影响机体各方面的功能，使其获得健康或愈疾防病的一种方法。在传统的中医领域，人们很早就认识到食物不仅有营养作用，而且能疗疾去病。如《黄帝内经》中就载有："凡欲诊病，必问饮食居处"、"药以去之，食以随之"。简而言之，就是说患者在治疗过程中不能单靠药物，必须密切配合饮食调理。名医扁鹊也认为，饮食调理是医疗中不可缺少的部分。

（1）同源

所谓的同源是指中药与食物是同时起源的。《黄帝内经太素》中写道：

"空腹食之为食物，患者食之为药物"，反映出唐朝就已经有明确的"药食同源"的思想。说到药和食，其实最初二者并没有区分，在古代原始社会中，人们在寻找食物的过程中就发现了各种食物和药物的性味和功效，认识到许多食物都可以用来解除痛苦和病患，同时，他们又发现，许多药物居然可以当饭吃，两者之间很难严格区分。这就是"药食同源"理论的基础，也是食物疗法的基础。

（2）同工

既然药食同源，那么，其加工的方式自然也是相同的了，它们最初都是作为食物被用来简单剥皮或者以其他方式进行食用，到后来更几乎是一碗水端平地采取了烹饪的方式进行加工。举例说吧，中药炮制古时称之为"炮炙"，所谓"炮"即指烧肉为食的方法；所谓的"炙"，也是用火烤的意思。可见，二者都是在有了火之后，对食物进行加工的一种方法。最初，人们仅仅是将食物（或药）放在火中去烤或放在火灰里烧，后来才发展成先将食物（多为动物之肉）拌以佐料再行烧烤的方法。这种炮炙方法随着中药治病的需要，应用到了中药处理上，用以改变药性或利于服用。

后来，随着炮制技术与烹饪技术的发展，中药炮制方法从炮增加到了炙、煨、煅、炒、炼、制、度、飞、伏、镑、曝、露等很多种，食物的烹调方法也出现了炸、爆、炒、溜、烧、烩、煎、焖、蒸、卤、拌等很多种，这些加工方法用于药物可以增强疗效、改变药性，同时便于更好地服务于人体所需；用于食物则可以保持其营养，使之形成色、香、味、形都俱备的美食，以滋养人体健康。二者异曲同工，因此，可以说是"药食同工"。

【3.】别走入"进补"的误区

（1）胡乱进补

并不是每个人都需要进补，所以在决定进补之前我们应该先了解一下自己属于何种体质，到底需不需要进补。需要进补的话，究竟是哪个脏腑有虚证。这样才能做到有的放矢，真正起到进补的作用，否则不仅浪费钱财，还会扰乱机体的平衡状态而导致疾病。

（2）补药越贵越好

中医认为，只要运用得当，大黄也可以当补药；服药失准，人参也可变为毒草，每种补药都有一定的对象和适应证，实用有效才是最好。

（3）进补多多益善

关于进补，"多吃补药，有病治病，无病强身"的观点近来很是流行，其实不管多好的补药，服用过量都会成为毒药，如过量服用参茸类补品，可能引起腹胀、不思饮食等症状。

（4）过食滋腻厚味

食用过多肉类，就会在体内堆积过多的脂肪、胆固醇等，可能诱发心脑血管疾病。因此，冬令进补不要过食滋腻厚味，应以易于消化为准则，在适当食用肉类进补的同时，也不要忽视蔬菜和水果。

（5）带病进补

有人认为在患病的时候要加大进补的力度，其实在患有感冒、发热、咳嗽等外感病证及急性病发作期时，要暂缓进补，否则，不光病情迟迟得不到改善，还会有恶化的危险。

（6）以药代食

对于营养不足而致虚损的人来说，不能完全以补药代替食物，应追根溯源，增加营养，将平衡膳食与进补适当结合在一起，才能达到恢复健康的目的。

（7）盲目忌口

冬季吃滋补药时，一般会有一些食物禁忌。但是，有的人在服用补药期间，为了怕犯忌，只吃白饭青菜，严格忌口，其实这是完全没必要的。盲目忌口会使人体摄入的营养失衡，导致其他疾病的发生，反而起不到进补的作用了。

【4.】 患病期间注意"忌口"

　　饮食不当易招致疾病。如果长期大量饮酒，易患肝硬化，也可导致胎心畸形或生下痴呆的低能儿；如果酒中甲醇含量过高，还会导致视力模糊，甚至失明症；经常食盐过量，会出现高血压；经常食盐不足，会出现低血压和无力症、肾病；饮食过饱、过饥或不定时，容易得胃病；大量吃油腻食物，容易患胆囊炎、胆石症、胰腺炎、动脉硬化和冠心病；长期偏食会缺乏某种营养素，导致营养不良水肿、肝硬化、缺铁性贫血、坏血病、脚气病、夜盲症等；常吃霉变食物或被黄曲霉毒素污染的粮食，易患肝癌。

　　人们从长期的实践中进一步总结出，高热病人应忌油腻；属于虚寒的病人吃生冷瓜果等物品应有节制和选择；有表证的病人，不宜吃油腻、酸涩的食物，以免影响解表；患疮、疥、肿毒以及皮肤瘙痒等疾病的人不宜吃鱼、虾、牛羊肉等有腥膻味的食品，以免刺激；浮肿病人尿少忌食过咸；冠心病人，忌食肥肉、动物内脏；感冒病人忌吃香蕉、橘子、羊肉、姜母鸭等；咳嗽病人忌吃冰淇淋、橘子、油炸食品、辛辣食品、花生、酒、甜食等；急性胃炎病人忌吃油炸食品、酒、辣椒、糯米等；慢性胃炎忌吃生冷食物、甜食等；心脏病人忌食高胆固醇或太咸的食物；肾脏病忌啤酒、汽水、咸鱼、笋干、咸菜等；糖尿病人忌甜、酒、油腻、炸烤、高热量食物；低血压病人忌食芹菜；高血压病人忌食太咸食物、蛋黄、动物内脏、乳酪、动物性油等；消化性溃疡病人忌食豆类、竹笋、咸菜、糯米类、酒、菠萝、辣椒；脑神经衰弱病人忌食辣椒、酒、咖啡、葱、蒜等。

　　总之，按照中医治病的要求，患病服药期间，注意"忌口"还是十分有必要的。

【5.】 注意食物与药物的禁忌

　　食物与药物的禁忌，是中医治疗学的一个重要方面。某些疾病的治疗和调养，必须要严格遵守这些禁忌。否则，不但会严重影响临床治疗效果，还有可能产生毒副作用，加重病情，甚至危害生命。

李时珍的《本草纲目·饮食禁忌》中就记载了大量有关饮食禁忌方面的内容，现节选一些日常易犯的食物禁忌，仅供大家参考。

猪肉	忌	生姜、荞麦、葵菜、胡荽、梅子、炒豆、牛肉、马肉、羊肝、麋鹿、龟鳖、鹌鹑、驴肉。
猪肝	忌	鱼鲙（脍）、鹌鹑、鲤鱼肠子。
羊肉	忌	梅子、小豆、豆酱、荞麦、鱼鲙、猪肉、醋、酪、鲊。
犬肉	忌	菱角、蒜、牛肠、鲤鱼、鳝鱼。
牛肉	忌	黍米、韭菜、生姜、猪肉、犬肉、栗子。
鸡肉	忌	蒜、芥末、生葱、糯米、李子、鱼汁、犬肉、鲤鱼、兔肉、獭肉、鳖肉、野鸡。
生葱	忌	蜜、鸡、枣、犬肉、杨梅。
桃子	忌	鳖肉。

【6.】服药期间的合理配餐

药理专家研究证明，药物疗效与服药期间的饮食有很大关系。配合得好，可促进药物的吸收，增强药效；反之，则会降低药效，甚至产生不良反应。

1）服用避孕药物期间，应多食些新鲜蔬菜、动物内脏和水果。特别是肝、肾、豆类、蛋黄等，以补充体内营养元素的不足。

2）服用排钾利尿药物（如速尿）时，要多食些含钾的食物，如西瓜、香蕉、杏脯、橘子、葡萄、冬瓜、马铃薯等，以补充体内丢失的钾盐。

3）服用铁剂（硫酸亚铁）时，应食富含维生素C的蔬菜及水果，如茄子、芹菜、大枣等以增加铁盐的溶解度，帮助铁的吸收。

4）服用脂溶性药物（如维生素 E）期间，应进食脂肪类食物，如肉、鱼等，以促进药物的吸收。

5）服用四环素类药物治疗泌尿道感染时，应多食偏酸性的食物，如肉、鱼、鸡、扁豆、玉米、咸肉等，以提高尿液内的药物浓度，增强药物效果。

【7.】抗癌食物有哪些

要防止癌症的发生，在饮食上应该注意平衡，不使五味偏颇，并注意忌食、少食容易引发癌症的食物，适量选择抗肿瘤食品。

（1）新鲜蔬果

新鲜的蔬菜、水果因富含维生素 A、维生素 C、维生素 E 等抗氧化剂，有清除氧自由基的作用，可以提高人体免疫力，预防癌症的发生。

（2）大豆类食品

大豆类异黄酮是一种与雌激素相似的物质，它有调节性激素的作用，亦有防癌作用，尤其对乳腺癌、前列腺癌、结肠癌有预防作用。

（3）含硒高的食物

灵芝的抗癌作用广为人知，其实灵芝能够抗癌的重要原因就在于其含有丰富的硒，硒能清除氧自由基，加强机体的免疫能力。除了灵芝，和灵芝类似的菌类食物如蘑菇、香菇、猴头菌、木耳、银耳等，也有一定抗癌作用。就动物性食物而言，其含硒量的排名大致为：鱼类多于肉类，肉类多于禽蛋类。植物中含硒较多的有海带、苜蓿、大蒜、芦笋、洋葱、番茄、豌豆、莴笋、南瓜、大豆、绿茶等。

[8.] 有助于记忆的食品

（1）香蕉

含有大量矿物质，特别是钾，有助于预防精神疲倦。

（2）杏

含有丰富的维生素 A 和维生素 C，可改善血液循环，有助于减轻抑郁和失眠。

（3）葡萄

含有丰富的维生素 A、维生素 C 和 B 族维生素，对记忆有帮助。

（4）.蛋黄

含有蛋黄素和胆碱，能给记忆带来新生命。

（5）甘笋

含有大量维生素 A，可预防动脉硬化，避免因动脉硬化导致记忆力衰退。

（6）卷心菜

帮助清除血液的不洁成分，促进脑部的血液循环。并含有丰富的 B 族维生素，可防止记忆疲劳。

（7）鲱鱼

含有大量的胆碱和维生素 C，有促进脑功能的作用。

（8）海藻

含有大量的维生素 C。

（9）橙

含有丰富的维生素 C。

（10）大豆

含有蛋黄素及大量蛋白质。

【9.】含"降糖药"的食物

（1）苦瓜

含有类似胰岛素的物质，有明显的降血糖作用。用于糖尿病的食疗，每次50～100克，每日2～5次；也可用苦瓜制成干粉剂，于饭前服10克，每日服3次，1年后可见良效。

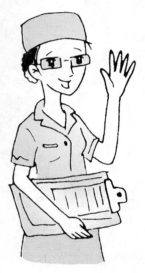

（2）南瓜

含有大量的果胶，有促进人体内胰岛素分泌的功能。常食南瓜不仅可降血糖，而且能减肥，这与其所含纤维素能改善糖代谢有关。目前国内已生产出可供药用的南瓜粉。南瓜亦可当饭食用，早、晚各吃250克，可有效稳定血糖。

（3）洋葱

洋葱有温中、下气、消谷等疗效，能提高血液中胰岛素浓度而降低血糖，还有改善微血管病变及降低血清脂质的作用。取洋葱50～100克，水煮1～2分钟后服食，有降血糖作用；也可每日取250克烹炒后随饭食用，对糖尿病并发动脉硬化尤为适宜。

（4）山药

有健脾养胃、固精补肺之功效，可用于治疗咳嗽、泄泻、虚劳、滑精、糖尿病等病证。以黄芪30克，煎汤300毫升，去除药渣，加入山药粉60克，拌煮成粥状，每日服2次，对轻证糖尿病患者有疗效。

（5）麦芽

麦芽降低血糖的作用比较持久。可制成粉剂，每次10克，每日3次；或每日30克，煎服。

[10.] 防治动脉硬化的 6 种食品

（1）山楂汤

山楂具有活血化瘀，舒张冠状动脉，降血压、血脂，防止动脉粥样硬化等作用。每天取 5～10 克，煎汤分次服或代茶饮。1 日 1 剂，20 天为 1 个疗程。

（2）醋花生

花生米生吃具有降血压、止血、降低胆固醇、防治动脉硬化的功效，取 10～20 粒带红皮的花生米蘸醋吃或泡醋吃，1 日吃完，30 天为 1 个疗程。

（3）大蒜

大蒜有抗菌作用，还对高血压、动脉粥样硬化有疗效，1 日 1 瓣生吃。

（4）茄子

紫茄子具有防治血管出血、保护血管等作用，常吃茄子可防治高血压、动脉硬化。

（5）芹菜汤

芹菜含有丰富的维生素 D。取 25 克煎汤当菜吃，1 日 1 剂，可防治动脉硬化。

（6）海菜

取海藻、海带和紫菜各适量煮汤，1 日 3 次，每日 5 汤匙，喝汤吃菜，或 3 种交替食用，可治高血压和动脉粥样硬化。

[11.] 可降低血脂的 8 种食物

（1）茶

可降低血脂和胆固醇水平，增强微血管壁的韧性，抑制动脉粥样硬化。

云南生产的沱茶，每天饮 3 杯，即可使血液中的脂肪大大降低。

（2）葱蒜

洋葱含前列腺素，有舒张血管、降低血压的功效，还可预防动脉粥样硬化。大蒜所含大蒜油具有降脂效能。大蒜所含硫化合物的混合物可减少血中胆固醇，并且阻止血栓形成，有助于增加高密度脂蛋白，保护心脏动脉。

（3）苹果

含有丰富的钾，可排除体内多余的钠盐，每天吃 3 个以上苹果，对维持血压血脂均有好处。

（4）牛奶

含较多的钙质，能抑制人体内胆固醇合成酶的活性，也可减少人体对胆固醇的吸收。

（5）燕麦

含极丰富的亚油酸和丰富的皂甙素，可降低血清总胆固醇、甘油三酯和 β - 脂蛋白，防止动脉粥样硬化。

（6）玉米

含丰富的钙、磷、硒和卵磷脂、维生素 E 等，具有降低血清胆固醇的作用。印第安人几乎不患高血压、冠心病，主要得益于他们的主食——玉米。

（7）鱼

是一种高蛋白低脂肪的健康食品，含有人体必需的多种不饱和脂肪酸，具有抑制血小板凝集和降低胆固醇的作用，并可健脑益智。

（8）菊花

有降低血脂的功效和较平稳的降血压的作用。在绿茶中掺杂一点菊花对心血管有很好的保健作用。

【12. 脾胃不好多吃点山药】

山药历来被奉为治疗虚损劳伤的佳品，长于滋补肺、脾、肾三脏。因其作用和缓，可长期大量服用。

生山药补阴作用较强，多用于治疗阴虚有热的消渴病及阴虚火旺的咳嗽、出汗、发热等；土炒山药则擅于补脾止泻，多用于脾虚生湿的泄泻；米炒、麸炒山药健脾益气作用强，多用于治疗中焦气虚倦怠乏力、食少、气短之证；而盐炒山药，可作为药引，引药入肾，多用于肾虚不固之遗精、尿频、腰酸之证。具体使用时应根据不同情况，分别选用。

中国民间还常以山药烹煮菜肴，或煮粥做羹作为小吃，既美味可口，又有健脾补肾养虚的作用。

【13. 贫血宜喝红豆汤】

红豆有补血作用，也具有良好的利尿作用，是极适合贫血的理想食物。不敢吃猪肝的贫血患者，该不会连红豆汤也讨厌吧。

古代女性在生产前，会喝清血的绿豆汤或绿豆做的粉丝、粉皮，生产过后，则一定以红豆补血。

红豆汤普遍为女性所爱，实为可喜现象，然而生产期间却以不吃为宜。绿豆和红豆同样是有益于身体的食物，可是对女性来说，配合生理期的吃法，才能万无一失。

不贫血的母亲，才能生出健康的婴儿，多吃红豆是不错的选择，只是时机务必要正确。

红豆能促进心脏活化，并有利尿消肿的功能。但是，红豆制品只能做甜食，如为了口欲加入盐，利尿的功能就会减半。而且甜咸参半的食物，吃后会使人神经不安。

〔14.〕身体不适宜喝粥

　　身体不适可以用相宜的饮食加以调理。其中，食用"药粥"是既简单又实用的防病方法。

　　从古至今，药粥有几百种。现选择几种取材容易、煮制方便、效果较好的介绍如下。

　　（1）红枣粥

　　可治疗体质盛弱、气血两亏、营养不良、脾胃虚弱、贫血、血小板减少、过敏性紫癜等证。红枣有保护肝脏的作用，非常适合慢性肝炎患者，痰湿较重的肥胖中老年忌食。

　　（2）芝麻粥

　　芝麻粥可补五脏，抗老防衰。适用于身体虚弱、头发早白、大便干燥、慢性便秘、头晕目眩和贫血。大便溏薄者不宜食用。

　　（3）首乌粥

　　何首乌为补肝肾精血之妙品，常用于阴虚血枯、须发早白、筋骨不健及失眠之证。但脾虚泄泻的患者则不宜食用。

　　（4）萝卜粥

　　可治咳嗽痰多、胸闷气促及消渴等证，并有降低胆固醇的作用。

　　（5）荠菜粥

　　有养肝明目、正血和利水等功能。适用于水肿病、乳糜尿、便血、尿血、视网膜出血等证。

　　（6）菊花粥

　　菊花具有散风热、清肝火、降血压的功能。夏季常吃菊花粥，能防治风热头痛、肝炎、目赤、眩晕耳鸣，久服会使人肢体轻松、耳目聪明、提神醒脑。

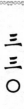

15. 感冒的科学食疗

感冒是由于人体自身免疫力弱，病毒入侵体内所致。只要注意建立科学合理的饮食结构，养成良好的饮食习惯，就能筑起坚固的人体免疫系统"长城"，御感冒于体外。

感冒了一定要补充充足的水分，可多喝酸性果汁如山楂汁、猕猴桃汁、红枣汁、鲜橙汁、西瓜汁等，以促进胃液分泌，增进食欲。

饮食宜清淡、稀软、少油腻，如白米粥、牛奶、玉米面粥、米汤、软面、蛋汤、藕粉糊、杏仁粉糊等。高热、食欲不好者，适宜流食、半流食，如米汤、蛋花汤、豆腐脑、豆浆等。流感高热、口渴咽干者，可进食清凉多汁食物，如莲藕、百合、荸荠等。

多食蔬菜、水果等富含维生素的食物。这样可补充由于发热造成的营养素损失，增强抗病能力。蔬菜、水果能促进食欲，帮助消化，同时可补充大量人体需要的维生素和各种微量元素，补充因感冒食欲不振所致的能量供给不足。风寒感冒，可多食生姜、葱白、冬瓜、丝瓜、黄瓜等；邪热稍平时，则宜多食西红柿、藕、柑橘、苹果、杏、鸡蛋、枇杷、甘蔗等。

风寒感冒忌食生冷瓜果及冷饮；风热感冒发热期，应忌用油腻荤腥及甘甜食品；风热感冒恢复期，也不宜食辣椒、狗肉、羊肉等辛辣的食物；暑湿感冒，除忌肥腻外，还忌过咸食物如咸菜、咸带鱼等。

16. 手脚冰凉多吃羊肉

渐入深秋，隆冬将至。随着气温迅速下降，不少人都有手足发凉的现象。中医讲，冬季是阳气内伏的季节，谓之"阳伏于下，于时为冬"。手足，相对躯干而言是人体的末端，中医称其为"四末"。冬季"阳气内守，不达四末"，所以容易手足冰凉。

在寒冬里，吃一煲热乎乎羊肉，浑身都暖和，因为羊肉具有"补血强壮，驱寒暖身"的功效，可驱寒保暖，有助于治疗妇女产后出血以及月经过多等问题。至于一般人，若常感到血虚头晕、疲倦乏力，或是身体消瘦，吃羊肉也有助于增补身体虚损。

[17.] 带下病的中医食疗

带下是指妇女阴道分泌物明显增多，色、质、气味异常的症状。寒湿或湿热下注，或热毒浸淫，或脾肾阳气亏虚等常可见带下异常。在中医看来，白带异常是"带下病"。除了某些炎症引起白带异常，工作压力太大、休息不够也会引发白带增多和颜色变异。

中医认为"带下"是由内生之湿和外来之湿邪侵入胞宫，损伤带脉引起的，用食疗予以调理可达到除湿止带的目的。带下病患者可以经常食用下面几种食疗药膳。

白果薏米猪肚汤

原料 白果50克，薏米30克，猪小肚2个，食盐适量。

做法 白果去外壳，洗净，薏米及猪小肚均洗净。然后放入砂锅内加清水5小碗，武火煮沸后，文火熬至2小碗，食盐调味，饮汤食渣，每日分3次服完，连服3天。

功效 适用于带下病。

山药芡实粥

原料 山药30克，芡实20克，粳米50克。

做法 前2药水煎取汁1000毫升，与粳米同熬成稀粥，每日1剂，分2次服用，连用7天。

功效 适用于带下病。

绿豆薏米白果粥

原料 绿豆 50 克，薏米 30 克，白果 10 个，糯米 200 克。

做法 前 3 药（白果去外壳）水煎取汁 1000 毫升，与糯米同熬成稀粥，每日 1 剂，分 2 次服用，连用 7 天。

功效 适用于带下病。

[18.] 便秘患者的饮食原则

凡是粪便干燥坚硬、排便不畅，或数日才排便一次，严重丧失正常频率者，称为便秘。

食物在胃肠道经消化吸收后，其残渣形成粪便，规则地定期由结肠顺利排出，是机体的基本生理过程。粪便在体内潴留过久，就会产生各种中毒症状，严重者可导致电解质和酸碱平衡紊乱，引起各种疾病。

一般临床上常见的习惯性便秘，多因饮食、排便习惯不良，肠道蠕动减退、应激性减退而逐渐形成。因此，便秘患者在日常生活中应注意遵循以下饮食原则：

1）平时应多喝开水，有助于大便的软化。

2）宜多吃含纤维素丰富的食品，如各种新鲜蔬菜、水果、笋类等，以增加食物残渣。

3）适当吃一些有润肠通便作用的食物，如蜂蜜、芝麻、核桃、牛奶、奶油等。

4）适当进食一些含 B 族维生素的食物，如豆类、甘薯、马铃薯等，以促进肠道的蠕动。

5）在烹调菜肴时可适当多放一些食用油，如豆油、菜油、麻油、花生油等。

6）忌食烈酒、浓茶、咖啡、韭菜、蒜、辣椒等刺激性食物，少吃荤腥厚味的食物。

[19.] 流产后要做好食补

如果流产处理不当或处理不及时，就可能遗留生殖器官炎症，或因大出血而危害孕妇健康，甚至威胁生命。此外，流产还易与某些妇科疾病混淆。妊娠于 20 周前终止，胎儿体重少于 500 克，称为流产。流产发生于孕 12 周前者，称为早期流产；发生于 12 周后者，称为晚期流产。

流产后应重视饮食的补养，这对女性身体健康有很大的影响。因为流产对身体有一定的损伤，会丢失一定量的血，加上流产过程中心理上承受的压力和肉体上的痛苦，使女性流产后的身体通常比较虚弱，有的人还会有贫血倾向。因此，适当进行补养是完全有必要的。补养的时间以半月为宜，平时身体虚弱、体质差、失血多者，可酌情适当延长补养时间。

下面推荐几款食疗菜谱：

糖饯红枣

原料 干红枣 50 克，花生米 100 克，红糖 50 克。

做法 将干红枣洗净后用温水浸泡，花生米略煮，去皮备用。干红枣与花生米同入锅内，加水适量，以文火煮 30 分钟，捞出花生米，加红糖，待红糖溶化收汁即成。

功效 具有养血、理虚的作用。适用于流产后贫血或血象偏低者。

鸡蛋枣汤

原料 鸡蛋2个，红枣10个，红糖适量。

做法 锅内放水煮沸后打入鸡蛋，水再沸下红枣及红糖，文火煮20分钟即可。

功效 具有补中益气和养血的作用。适用于妇女贫血及病后、产后气血不足的调养。

荔枝大枣汤

原料 干荔枝、干大枣各7颗。

做法 干荔枝和干大枣加水煎服，每日1剂。

功效 适用于妇女贫血及流产后体虚的调养。

---

20. 女性更年期的食养

更年期是人生的一个重要阶段，人在这个阶段，生理上变化较大，抵抗疾病的免疫功能降低，神经内分泌系统的功能逐渐衰退，激素水平降低，常常带来一系列躯体疾病和情绪上的变化，如头晕、乏力、水肿、心慌、失眠等。

更年期女性一定要注意食养，应该多吃富含铁质的食物，如瘦牛肉、猪肉、羊肉、海鲜等；多吃富含钙质的食物，如牛奶、大豆等；多吃富含维生素的食物，如全麦面包、玉米饼、苹果、草莓、西兰花等；多吃疏肝理气的食物，如莲藕、萝卜、山楂、茴香等。

下面推荐两款更年期调养身体的食谱。

红枣白果炖乌骨鸡

原料 乌骨鸡1只，红枣50克，白果50克，姜、葱、盐、味精、料酒各少许。

做法 将乌骨鸡去内脏洗净，放入大锅中，放水、红枣、去壳白果、生姜块、葱结、料酒等，用旺火烧沸后撇去浮沫，改用小火长时间炖烧（约1小时），至鸡肉骨能脱开，加入盐、味精，拣去葱、姜即成。

功效 乌骨鸡具有补肾强肝、补气益血等功效。它对人体血细胞和血红蛋白有一定增强作用，能治疗妇女绝经期体弱及月经不调等症。红枣有补脾和胃、益气生津、养血安神的功效，特别适合调节绝经期妇女的心悸、失眠、多梦等症状。

小麦黄芪大枣粥

原料 小麦100克，黄芪、首乌藤各20克，刺五加、桑叶、当归各10克，三七5克，大枣10粒，冰糖适量。

做法 将6味药放在砂锅内，加水煎成药汁，煎好后倒出约一碗。然后，锅内加水，放入洗净的小麦和大枣，大火烧开，改小火煮成粥。粥将熟时，倒入煎好的药汁，再煮一会儿，放冰糖即可，每天早晨当粥服。

功效 可有效缓解女人更年期失眠多梦、情绪低落及神经官能证等症状。

21. 白内障患者日常调养

白内障是眼球内的晶状体由于受到某种原因的影响而发生混浊，透明度降低，或者变得完全不透明的一种眼病。45 岁以上的中老年人是白内障的高发人群。白内障有很多种，最多见的是老年性白内障，此外还有先天性、外伤性、并发性、中毒性、电光性白内障等。患了白内障的老人，倘若能科学安排饮食，可有效减缓或阻止白内障的发展。

高维生素 C 的食物是白内障患者的首选，维生素 C 有利于减弱光线和氧对晶状体的损害，从而可以防止白内障的发生和发展。白内障患者应适当多进食一些高维生素 C 的食物，如番茄、大枣、刺梨，以及新鲜的绿色蔬菜等。人体内含锌量不足，就容易导致白内障的形成，因而白内障患者要多摄取锌，多吃青鱼、沙丁鱼、瘦肉、花生、核桃、牡蛎等含锌丰富的食物。同时，体内硒含量不足也是导致白内障高发的因素，预防白内障应适当多吃一些富含硒的食物，如芦笋、蘑菇、谷物、鱼、虾等。茶叶中含有的一种鞣酸物质具有抗氧化反应作用，所以经常饮茶也可预防白内障的发生。

白内障患者大多晶状体含胆固醇量较高，所以应尽量避免进食高胆固醇的食物，对蛋黄、鳝鱼、动物内脏等应适当控制食用。

此外，患者也可于每日起床前用弯曲的食指从睛明穴以中度力向瞳子穴处横揉，如此反复揉 100 次，然后再用两食指尖重按两侧太阳穴 36 次，做完后再起床，晚间临睡前依上法再做一次。

22. 老年痴呆者的饮食宜忌

老年痴呆症与脑萎缩密切相关。针对老年痴呆症患者，要让他们多进食富含维生素 C、维生素 E、胡萝卜素和微量元素硒的抗氧化食品。忌吃过多甜食，因为过量的甜食会降低食欲，损害胃口，从而减少对蛋白质和多种维生素的摄入，影响大脑细胞的营养与生存；忌食含铝食品，比如油条等；忌嗜酒，少量的酒利于老年痴呆症的防治，但嗜酒就会极大损害身体，加快脑萎缩。

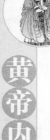

推荐食物：

核桃：含丰富的不饱和脂肪酸——亚油酸，吸收后会成为脑细胞组成物质。

芝麻：补肾益脑、养阴润燥，对肝肾精气不足、肠燥便秘者最宜。

莲子：养心安神，益智健脑，补脾健胃，益肾固精。

花生：常食可延缓脑功能衰退，抑制血小板凝聚，防止血栓形成，降低胆固醇，预防动脉硬化。

大枣：养血安神，补养心脾，对气血两虚的痴呆病人较为适宜。

桑葚：补肾益肝，养心健脾，对肝肾亏损、心脾两虚的痴呆病人尤为适宜。

松子：补肾益肝，滋阴润肺，对肠燥便秘、干咳少痰的早老性痴呆病人尤为适宜。

山楂：活血化瘀，富含维生素 C，适于早老性痴呆并高脂血症、糖尿病、痰浊充塞、气滞血瘀患者。

鱼：痴呆病人脑部的 DHA 不饱和脂肪酸水平偏低，而鱼肉中这种脂肪酸含量较高。

此外，桂圆、荔枝、葡萄、木耳、山药、蘑菇、海参等，对痴呆症患者均有益。

23. 性冷淡让饮食来帮忙

性冷淡学名阴冷，系指缺乏性欲，对性生活没兴趣，甚至漠然、厌恶的一种症状，多因情绪抑郁、恐惧、性生活不协调或卵巢机能不足，肾上腺皮质和脑垂体等内分泌腺功能失调所致，中医认为此病多因胞络劳损、子宫虚损、冷邪沉于阴部而引起。

那么，如何增强性欲呢？中医认为，提高性欲以指压仙骨穴最为有效。

仙骨穴位于尾骨上方 3 厘米处，它能促进性激素分泌，增强性欲。指压仙骨穴时，一面缓缓吐气，一面强压 3 秒钟，如此重复 10 次，每日不间断，则必能使你精力复生。

除此之外，大家如果想获得更好的性体验，还可以寻找一些"助性"的饮食来帮忙。下面就为大家推荐几种：

苁蓉胡桃猪腰

原料 肉苁蓉 15 克，胡桃仁 15 克，猪腰 2 个。

做法 肉苁蓉洗净切片，猪腰去掉白色筋膜，洗净装药，扎紧，煮熟食用。每日 1 次，连服半月。

功效 适用于性冷淡。

米酒蒸仔鸡

原料 未啼公鸡 1 只，糯米酒 500 克，葱 2 段，姜 2 片，花椒 5 粒。

做法 将鸡去毛及内脏，洗净切成块，加葱、姜、花椒及糯米酒，蒸熟食用。

功效 适用于性欲低下。

黑豆炖狗肉

原料 黑豆 50 克，狗肉 300 克，葱、姜、蒜、胡椒、盐各适量。

做法 将黑豆与狗肉洗净后同放锅内，加清水、葱、姜、蒜、胡椒各适量，烧开后改为文火煮烂，加盐少许，即可食用。

功效 适用于性冷淡。

韭菜拌虾肉

原料 生大虾肉 250 克，韭菜 250 克，盐适量。

做法 先将虾肉用油炸熟，再炒韭菜，加盐适量。同虾肉拌吃。

功效 适用于性冷淡。

三子酒

原料 菟丝子、覆盆子、韭菜子各 100 克，黄酒 3000 克。

做法 三子炒熟，研细，混匀，用黄酒浸泡 20 天后饮用，每次 50 克，每日 2 次。

功效 适用于性欲低下。

24. 不育症的食疗方

　　夫妇同居 2 年左右，因男方的原因不能使女方受孕，为男性不育症。男性不育的原因有很多，中医认为男性不育多为肾虚、血瘀、温热、肝郁、血虚所致。所以，男性应多吃温补肾阳的食物，以温暖命门之火。以牛鞭为例，可准备牛鞭 25 克，阳起石 25 克，板栗 35 克，粳米 100 克。先将阳起石用水煎煮，去药留汤，再将牛鞭切碎，板栗剥壳、研粉，与粳米一起放入阳起石汤中煮成粥食用，此粥可滋阴养肝。

　　从营养学角度讲，男性不育还应多食动物内脏。适量食用肝、肾、肠、肚、心等动物内脏，有利于提高体内雄激素的分泌，增加精子数并促进生殖功能。还应多食富含精氨酸的食物。精氨酸是精子组成的必要成分，富含精氨酸的食物有鳝鱼、泥鳅、海参、墨鱼、鸡肉、豌豆等。宜食用含锌食品。锌对男性生殖系统的正常结构和功能的维持有重要作用。富含锌的食物有牡蛎、牛肉、鸡肉、肝、猪肉等。此外，还要多食含钙食品。钙离子能刺激精子成熟，改善男性生殖能力。虾皮、乳类、蛋黄、大豆、海带等食物含钙均较多。

最后，再为大家推荐两道不育症的美味食疗验方：

枸杞炖牛肉

原料 牛肉500克，枸杞子30克，姜片、调料各适量。

做法 先将牛肉煮至八分熟，切成方块，下姜片煸炒。然后放入枸杞子，加入清汤与调料烧开，小火炖至肉烂。

功效 补肾阳。适于肾阳虚衰、精少精冷的不育症者。

炖羊肉

原料 羊肉500克，茴香、桂皮、花椒、生姜、胡椒各5克，盐适量，酒20毫升。

做法 将羊肉及所有调料入锅，加水煮熟可食。

功效 主治男性不育症。

补肾药酒

原料 熟地、何首乌、黄精、苁蓉各50克，巴戟天、杜仲、续断、鹿角胶、菟丝子、枸杞子各30克，熟附子、仙灵脾、肉桂各15克，蛤蚧1对，狗鞭2条，麻雀（剥净）4只，米酒7市斤。

做法 将药浸泡入酒，50天后服，早、晚各服15毫升，1剂可以连浸2次左右。服完1剂为1个疗程，可以连服2~3个疗程。

功效 主治男性不育症。

25. 亚健康的对症饮食

当你出现负担过重、大脑疲劳、筋疲力尽，甚至脾气暴躁等亚健康症状时，马上采用对症饮食调理，或许能收到意想不到的效果。

（1）失眠、烦躁、健忘时

多吃富含钙、磷的食物。含钙多的食物有大豆、牛奶、鲜橙等，含磷多的食物有菠菜、葡萄、鸡、土豆、蛋类等。

（2）筋疲力尽时

可在口中嚼些花生、杏仁、腰果、胡桃等干果，对恢复体能有神奇的功效。

（3）眼睛疲劳时

在办公室里整天对着电脑，眼睛总是感到很疲劳，可在午餐时点一份鳗鱼，因为鳗鱼含有丰富的人体所必需的维生素 A。另外，韭菜炒猪肝也有此功效。

（4）大脑疲劳时

坚果，如花生、瓜子、核桃、松子、榛子等，对健脑、增强记忆力有很好的效果。

（5）压力过大时

维生素 C 具有平衡心理压力的作用。当承受较大的心理压力时，身体会消耗比平时多 8 倍的维生素 C，所以要尽可能地多摄取富含维生素 C 的食物，如菜花、甘蓝、菠菜、芝麻、水果等。

26. 高血压患者的对症食疗

高血压病人首先要强调低盐饮食，每天的食盐量宜控制在 2～5 克。其次，要食饮有节，定时定量，少食多餐，尤其要注意控制体重。应采用低热量、低脂、低胆固醇饮食，适当控制蛋白质的供给量。多吃富含食物纤维的食物，如粗粮、蔬菜、水果等，尽量少吃精制糖、蜂蜜、水果糖、糕点等。还可吃些乳类、蛋类、瘦肉、鸡、鱼及豆类。平时烹调多用植物油，最好是富含维生素 E 的植物油如花生油、葵花籽油等。经研究，具有降压作用的食物主要有大蒜、芹菜、荠菜、马兰头、茼蒿、茭白、地瓜、绿豆、玉米、菊花脑、西瓜、海带、海参、海蜇等，可经常搭配食用。常服胡萝卜汁、醋花生、山楂蜜水等都有助于降血压及降血脂。

菊花脑粥

原料 菊花脑 50 克，粳米 100 克，冰糖 5 克。

做法 先以粳米常法煮粥，半熟时加入菊花脑，再适当加水。粥沸后加入冰糖，稍凉后服食。每日早、晚各吃 1 次，一般不少于 3 个月。

功效 清肝明目，降压消暑。适用于高血压病人肝火目赤、头晕目眩、烦躁失眠、口苦耳鸣、风火目翳等证，久服还可预防高血压引起的脑出血。

芹菜粥

原料 粳米 100 克，新鲜芹菜（连根须）100 克。

做法 粳米加水常法煮粥。芹菜切碎，于粥半熟时加入。煮熟后，每日早、晚温服，一般不少于 3 个月。

功效 适用于高血压且有面目红赤、头昏耳鸣、头重脚轻、行步飘摇等症状者。

荷叶冬瓜汤

原料 荷叶50克（干荷叶可用20克），冬瓜500克，食盐3克。

做法 荷叶剪成小片，冬瓜切成小块，同煮，沸后加盐调味。服时滤去荷叶渣，饮汤吃冬瓜。

功效 血压偏高者食用可减轻头痛、头昏、眩晕、耳鸣、头重脚轻及水肿症状，1周后即有明显降压效果。

27. 肥胖症患者的对症食疗

肥胖主要是指人体因各种因素引起的脂肪成分过多。当体内脂肪储量超过正常人平均值时即可称之为肥胖；体重超过标准体重的20%时则称为肥胖病。肥胖早在《内经》中即有记载，并已指明肥胖的危害。如《素问·通评虚实论》中指出："凡消瘅（消渴），仆击，偏枯，痿厥"、"气满发逆，甘肥贵人则高粱之疾也。"说明肥胖是引起糖尿病、中风、半身不遂、肢体痿废的危险因素。

肥胖及因此导致机体发生一系列病理生理变化的肥胖症，正随着社会文明和人们生活方式的改变而日益增多。发胖产生的原因虽然多而复杂，但95%都是由营养过剩、热量"入超"所引起，故饮食疗法是治疗肥胖的主要措施。平时要少吃动物脂肪类食物；限量主食，不求过饱；少吃甜腻食物，多吃蔬菜水果；少吃盐，不饮酒，常饮清茶。中度肥胖者，可以选择具有减肥功效的铁观音、普洱茶或茉莉花茶等；肥胖控制不理想时，可用五花茶、天雁减肥茶。重度肥胖者，可选用宁红减肥茶、轻身降脂茶、春风减肥茶等。

山楂茶

原料 鲜山楂70个（或山楂花3~10克），糖30克。

做法 捣碎加糖，水煎当茶饮。

功效 适用于肥胖症。

山楂薏仁荷叶茶

原料 生山楂10克，生薏苡仁10克，干荷叶6克，橘皮5克。

做法 以上4味共研成粗末，每日1剂，用沸水冲泡当茶喝。

功效 活血化瘀，散肿降脂，清热平肝。主治肥胖、高血脂、高血压。

荷叶茶

原料 干荷叶1张，菊花10克。

做法 共研碎末，每日10克，用沸水冲泡，当茶饮。

功效 适用于肥胖症。

28. 糖尿病的饮食宜忌

糖尿病属中医"消渴"之范畴，突出表现为"三多一少"，即多饮、多食、多尿及消瘦。根据《内经》对糖尿病的认识和有关食疗原则的记载，饮食疗法的运用主要有两种：一是"以苦制甘"说。糖尿病病人血糖高、口甘、尿甜是特点之一，而甘为阳，苦为阴，口甘阳胜，阳胜则阴病，治则宜滋阴抑阳，故应重用苦味而制阳，最常用的是苦荞麦、苦瓜、槐米等。二是"以酸

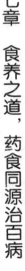

克甘"说，因为酸味食品可以克制和消除体内的甘浊之邪，具有酸性的食物如番茄、柠檬、枇杷、橙子、山楂、乌梅、石榴、芒果、木瓜、马齿苋、醋等，都可选择为食疗之品。当然，有降糖及治疗糖尿病作用的食物并不仅仅限于酸、苦之品，其品类还是比较多的。

患者要注意食物的选择，不多吃含糖和纯淀粉食品，包括各种糖果、果酱、蜜饯、甜点心、藕粉等；限制含淀粉高和胆固醇高的食物，如谷类、甜薯、马铃薯、蛋黄、动物内脏等；多食用蔬菜和含糖少的瓜果，适当进食瘦肉、鱼类、鸡肉、肉汤、植物油等。此外，微量元素锌和铬有刺激胰岛素分泌的作用，糖尿病患者多吃一点鲜酵母、蘑菇和糙米等富含锌和铬的食物是有益的。

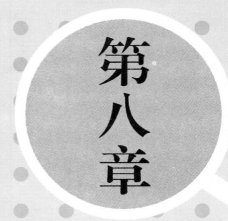

第八章

起居有常，
方能形与神俱

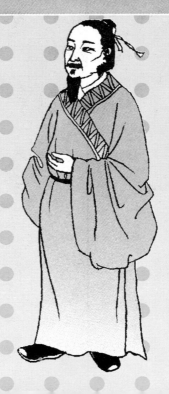

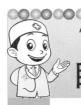

第一节
睡眠是个宝，睡好身体棒

节首语

夫卫气者，昼日常行于阳，夜行于阴，故阳气尽则卧，阴气尽则寤。

——《灵枢·大惑论》

[1.] 营卫运行与睡眠密切相关

营卫二气是人体中重要的精微营养物质，通过经脉运行于全身各部组织器官，可以起到滋润营养全身，调节睡眠的作用。

《灵枢·营卫生会》中说："营在脉中，卫在脉外，营周不休，五十度而复大会。阴阳相贯，如环无端。卫气行于阴二十五度，行于阳二十五度，分为昼夜。故气至阳而起，至阴而止。"

营气运行在经脉之中，卫气运行在经脉之外。卫气按照昼行于阳二十五周，夜行于阴二十五周的规律运行，当卫气在早晨运行到阳的时候，便会从两眼内侧的睛明穴（属足太阳膀胱经）循手足三阳经脉运行；当卫气在傍晚运行到阴经时，便从两足心的涌泉穴（属足少阴肾经）入循手足三阴经，这样把一天分为昼夜，各循行二十五周次。所以，当人在清晨睡醒时，首先是睁开双眼，这是由于卫气已经通过睛明穴入循到足太阳膀胱经，此时人会感觉到身体温暖，充满活力，起床活动，开始一天的生活；当人在傍晚之时，卫气随着日落通过涌泉穴进入足少阴肾经，此时人会感觉到畏寒怕冷，身体疲倦，进入室内休息。

当营气与卫气在体内运行五十周次之后，二者在夜半（子时）要会合于手太阴肺经，此时，"万民皆卧，命曰合阴。"因为子时是一昼夜中阴气最盛的时候，营气在运行到阴经的时候，会与同样运行于阴经的卫气相遇，所以叫做"合阴"，此时，人们都应该处于睡眠状态。

【2.】睡眠对健康的益处

《内经》认为：睡眠在养生中的作用在于"调神"。为什么睡眠能调神益寿呢？《内经》是这样解释的："神有事，亦则有休。"人能安寐，"静则神藏"，则可致寿，反之，失之安寐，"躁则消亡"，就有损生命。据有关文献报道，人可以在 1 个月或更长时间不吃饭而不死，但 10 ~ 14 天不睡眠就要死亡，可见睡眠在生命活动中是何等重要。无怪乎我国古代养生家曾将睡眠养生法喻为益寿延年之"仙方"——"华山处士如容见，不觅仙方觅睡方"，正道出了此间真谛。

现代科学提示，睡眠是大脑皮质发生广泛抑制的一种复杂的生理现象。睡眠时伴有呼吸、心跳、血压、肌张力、基础代谢率、内分泌激素和多种神经肽与介质的改变，使身体各组织、器官处于休息恢复状态，以消除疲劳。若夜寐不宁、梦魂萦绕、整夜难能合眼；常"夜半三更盼天明"，天长日久，则有损健康，导致病魔缠身、寿命减短。据中国睡眠研究会推出的《睡出健康来》一书介绍：不良睡眠除了诱发精神错乱之外，还与感冒、抑郁症、糖尿病、肥胖、中风、心脏病和癌症的发生有关。因此，明代养生家高濂在《遵生八笺》中就强调："夜卧早起，以合养生之道。"

【3.】 睡眠多长时间为宜

就睡眠的时间来说，首先要保证充足的睡眠时间，即睡眠要有一定的时长。通常人睡眠时长约 8 小时左右，就足够用以恢复体能。但也不能一概而论。《灵枢·营卫生会》中就说："壮者之气血盛，其肌肉滑，气道通，营卫之行不失其常，故昼精而夜瞑。老者之气血衰，其肌肉枯，气道涩，五脏之气相搏，其营气衰少而卫气内伐，故昼不精，夜不瞑。"

意思是说，青少年白天精力充沛，好像有用不完的气力，而一旦睡着了，又好像永远睡不够；而老年人则睡得少，睡眠也浅，容易醒过来。许多人把这一点看做是自然规律，而《老老恒言》中说"少寐乃老年人大患"，主张老年人应该多睡，甚至要比年轻人睡得多才是。

8 小时的睡眠时间是通常的要求，如果不能保证 8 小时睡眠，就难以保证第二天的体力和精力；长期睡眠不足 8 小时，如长期加班加点，或通宵熬夜，或思虑失眠，则机体得不到充分的休养，生命机能将逐渐衰竭，这都将给身体造成危害。尤其是经常熬夜，夜半不眠，无疑是一种自我戕害的行为。

人体的阴阳二气顺应自然，与自然同步，昼兴以应阳，夜伏以应阴，从而形成了"日出而作，日入而息"的作息规律。所谓"日入而息"，是指日落西山时分就应该停止劳作而休息。古人有"人定"这一时间概念，"人定"指亥时，也就是晚上 9～11 点，这是人类开始睡眠的时间。过了这个时间还没有进入睡眠状态，那就是"起居无节"了。

《素问·四气调神论》中从四季的角度对睡眠起居做出了合理的安排：春夏两季，要夜卧早起，晚些睡早些起床；秋三月，要早卧早起，早些睡也要早些起床；冬三月，要早卧晚起，早些上床睡觉，晚些起床。这是顺应自然界的阴阳消长变化规律的睡眠方法，春夏养阳，秋冬养阴。

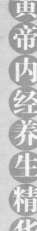
【4.】睡眠姿势有讲究

"立如松，坐如钟，卧如弓。"这是前人对人们在立、坐、卧时形体姿势的科学要求。古人对睡卧的姿势尤其有考究。

《千金要方》记载，孔子非常注重睡眠养生，说"孔子不尸卧（睡眠时不像僵尸那样挺得笔直）……睡不厌踡，觉不厌舒"。

《寿世仙丹》则更进一步地说明："踡者，曲膝踡腹，以左右肋侧卧，修养家所谓狮子眠是也。"并强调要"睡则必侧"。

宋代陈希夷在《安睡诀》中还介绍了一则"五龙盘珠法"的科学睡眠姿势。这种睡眠姿势的具体要求是：东首而寝（现代研究认为睡眠时头向北最好），侧身而卧，如龙之蟠，如犬之曲，一手曲肱枕头，一手直摩腹脐（或伸入两股间），上面腿伸，下面腿缩（一般屈至120°）。其要领在于踡曲、放松、侧身而卧。认为只有如此，才能舒展脾胃，开润心肺，使形体安泰，心安气和，气息调匀，呼吸归根，从而达到迅速入眠之目的。现代医学认为，符合生理要求的睡眠姿势是以右侧卧为佳。因为心脏位于左侧，右侧卧可避免压迫心脏，又利于胃肠蠕动排空，有助消化，因而能睡得安稳、舒适、自然。而仰卧、俯卧、左侧卧，皆不足取。

【5.】不同疾病患者的不同睡姿

肺气肿患者宜仰卧，并抬高头部，同时双手向上微伸，以保持呼吸通畅。

高血压患者宜采用仰卧位的睡眠姿势，枕头一般高15厘米，过低会使人产生不适感。

脑血栓患者宜采取仰睡姿势。因为侧睡会在动脉硬化的基础上加重血流障碍，尤其会使颈部血流速度减慢，容易在动脉内膜损伤处逐渐聚集形成血栓。

患有胸膜炎、肺结核并咯血的病人比较适合采取患病一侧的侧卧睡姿。

对于干性胸膜炎患者可限制病侧胸部的活动度，减轻炎症的胸膜脏层与壁层之间的摩擦，缓解胸痛。

肺脓肿病人可根据脓肿部位的高低、脓液的稀稠，采取健侧的侧卧睡姿，同时进行拍打以便引流。

湿性（渗出性）胸膜炎患者宜取侧卧睡姿，除可限制病侧的胸廓扩张外，还可防止带菌痰液流向健侧而导致病灶扩散，也有利于咯血者的止血。

【6.】腰背疼痛的人应采取何种睡姿

人体的正常脊椎结构中，颈椎、腰椎部位应向前弯曲，而胸椎的部分则是向后突起。因此长骨刺、有椎间盘突出或产生退化性关节炎时，骨骼、肌肉的改变，加上可能对神经造成的压迫，很易引发腰背痛病。

因此，患有腰背疼的人应采取侧卧睡姿为宜。因为经常腰背痛的人采取侧卧睡姿可使肌肉完全松弛。如果已经习惯于仰卧睡姿，可将膝盖弯曲或在膝盖下放置枕头以减缓肌肉的拉力。如果患有强直性脊椎炎，为避免久病后产生驼背现象，也比较适宜平躺。

【7.】睡觉不宜枕着胳膊

将头枕着胳膊睡觉，在不少人看来是小事一桩，其实危害可不小。

在胳膊上有条桡神经，是臂丛神经的分支，它的体表位置在臂中段靠内侧。如果你将胳膊当枕头，枕着睡觉时，便会将桡神经紧紧地压在坚硬的肱骨上面，上下夹击，时间长了，岂会不受损伤？还有的人爱用头枕胳膊趴在桌子上睡觉，这种不好的习惯也易使桡神经受压而被伤害，极易引起胳膊发麻、酸困不适、手腕下垂、手背屈困难等症状。

在睡觉时将枕头垫在头颈部下面，能够使颈椎在人睡觉时也维持正常的生理弧度，并使颈部皮肤、肌肉、韧带、椎间盘、椎间关节以及穿过颈部的气管、食管、神经等组织器官在睡觉时与整个人体一起放松与休息。枕头不仅能很好地承托颈部的前凸，同时还能够很好地容纳头颅枕部的后凸。所以不用枕头而是枕着胳膊睡的话，上述效果都达不到，睡眠质量也会很差。

【8.】 注意睡眠环境

健康的睡眠一定要有良好的环境，噪音、缺氧、阴暗、过分强烈的光照及环境污染等，都对睡眠不利，所以要尽量使我们所处的环境优美、安静、空气流通、光照适宜，有合适的湿度和温度，清洁卫生等。以下环境因素，对我们睡眠质量的提高有一定益处。

（1）环境绿化好

一个良好的环境应该是树木成荫、绿草如茵，身处其中能够使人心旷神怡、精神振奋，有利于提高睡眠质量。绿色植物通过光合作用吸收空气中的二氧化碳，放出氧气，而人的脑组织对氧的需求量约占全身的20%。空气中有充足的氧气，可以使人头脑清醒，心情舒畅，睡眠质量好，工作效率高，对身体健康有利。

（2）环境安静

安静的环境是睡眠的基本条件之一，嘈杂的环境会使人心情无法平静而难以入眠，故卧室窗口应避免朝向街道闹市或加上隔音设施。

（3）温度、湿度适宜

温度在18～22℃时，最有利于人们的工作、生活，如果室内的温度过高，就会影响人们的大脑活动，增加机体的耗氧量。如果居室的湿度太大，可以通过通风、光照或安装去湿设施来调节。如果过于干燥，则可以直接在地板上洒一些水，或在睡觉前取一盆凉水放在床头，这样都可以保证我们在一个温度、湿度都适中的环境中生活起居。

【9.】 面对面睡觉对健康的危害

生活中，家人之间采取面对面的睡觉姿势很常见，比如新婚的夫妻因为恩爱，母亲为了体现对孩子的关心等等。不过这种睡姿是不卫生的，对双方的身体健康都不利。

为了维持生命器官的代谢需求，人在睡眠时也需要不间断地进行气体交换，以便摄入氧气并排出二氧化碳，保持体内环境的稳定。在人体中，脑组织的耗氧量最大。一般情况下，成人的脑组织耗氧量占全身耗氧量的 1/6 左右。两个人面对面地睡觉时，双方长时间吸收的气体大部分是对方呼出来的"废气"。由此造成的氧气吸入不足，易使睡眠中枢的兴奋性受到抑制，出现疲劳，因而容易产生睡不深或多梦等现象。同时，因睡眠中枢兴奋性受到抑制而出现的疲劳，其恢复过程比较缓慢，会使人醒后仍感到昏沉、萎靡不振。

两人经常面对面睡觉，还有可能引起大脑中睡眠中枢的兴奋和抑制功能发生障碍，导致记忆力减退，思维分析能力下降，以致影响工作和学习。另外，夫妻也不宜睡一个被窝。同睡一个被窝，两个人挨得近，也容易面对面睡觉，对健康不利。

【10.】 睡觉时请关灯

适当的暗度是愉快的睡眠不可缺少的条件。

人在睡眠的时候，都会很自然地闭眼睛，避免所有的光线刺激。起床的时候，强烈的亮光会通过眼而刺激视觉神经。当睡眠者的脸被明亮的灯光照射到时，通常会立刻睁开眼睛。在这种状况下，一个人即使能够睡觉，也无法进入深睡眠。

因此，睡觉时最好熄灭枕边和室内的灯光，为自己创造更好的睡眠环境。

[11.] 采取裸睡对健康有益

日本妇科医师对裸体睡眠进行了大量研究，已证实裸睡是一种科学的睡眠方式。研究发现，有60%的妇女病是因穿着不合适的紧身衣造成的。这些妇女一旦改为裸睡，不但立即会感到被窝的温和舒适，而且会很快进入梦乡。这是因为裸睡有种无拘无束的自由快感，对失眠的人也会有一定的安抚作用。裸睡还有利于增强皮腺和汗腺的分泌，促进皮肤的排泄和再生。

同时，裸睡有利于神经的调节，对治疗紧张性疾病的疗效极高，还能促进血液循环，使慢性便秘、慢性腹泻以及腰痛、头痛等得到较大程度的改善。

[12.] 硬床睡觉对身体好

人走路时，脊椎需要保持一定的弯曲，但睡觉时就不需要了。睡觉时脊椎应该呈直线状，所以睡在硬平板床上最为合适。

在平板床上睡觉时，人体的重力是在最安定的平面上，所以全身能真正得以安静的休息。在平板床上睡，有益于脊椎健康。

因腰痛不能弯曲、伸展脊椎的人，通过睡平板床，腰也能伸直。

腰弯曲的老人在平板床上睡觉后，腰也会伸直，有益健康。妇女睡平板床，能使步态优美。婴幼儿睡平板床，效果同样好。总之，在平板床上睡觉，对脊椎的健康十分有益。

[13.] 睡觉勿穿睡衣

有些人喜欢睡觉时穿着睡衣，特别是在寒冷的冬天，睡觉时更爱穿上厚一些的睡衣。其实这个习惯并不健康。

研究发现，睡觉时不穿衣服，可使睡眠质量更好，而且睡醒后能消除疲劳，使身体的各个器官都得到很好的休息。这是因为，人体的皮肤具有分泌和排泄作用，如果穿着衣服睡觉，无疑会妨碍皮肤的正常"呼吸"和汗液的蒸发；而且衣服对肌肉的压迫和摩擦还会影响血液循环，造成体表热量减少，即使盖上较厚的被子，也会感到冷。因此，睡觉时最好不要穿睡衣。

[14.] 睡觉注意"四不戴"

（1）不要戴胸罩

戴胸罩睡觉容易致乳腺癌。其原因是长时间戴胸罩会影响乳房的血液循环和淋巴液的正常流通，不能及时排除体内有害物质，久而久之就会使正常的乳腺细胞癌变。

（2）不宜戴义齿睡觉

戴着义齿睡觉是非常危险的，极有可能在睡梦中将义齿吞入食道，使义齿的铁钩刺破食道旁的主动脉，引起大出血。因此，睡前取下义齿清洗干净，既安全又有利于口腔卫生。

（3）不宜戴隐形眼镜睡觉

人的角膜所需的氧气主要来源于空气，而空气中的氧气只有溶解在泪液中才能被角膜吸收利用。白天睁着眼，氧气供应充足，并且眨眼动作对隐形眼镜与角膜之间的泪液有一种排吸作用，能促使泪液循环，缺氧问题不明显。但到了夜间，因睡眠时闭眼隔绝了空气，眨眼的作用也停止，泪液的分泌和循环机能相应减低了，结膜囊内的有形物质就很容易沉积在隐形眼镜上。

（4）不要戴手表

睡眠时戴着手表不利于健康。因为入睡后血流速度减慢，戴表睡觉会使腕部的血液循环不畅。如果戴的是夜光表，还有辐射的作用，辐射量虽微，但长时间的积累也可导致不良后果。

15. 睡眠应注意的五大误区

（1）晚上不睡觉，白天睡个够

长期失眠、熬夜或过着日夜颠倒生活的人，体力和精力得不到"补充"，不但很容易衰老，而且抵抗力下降，很容易感染疾病。

（2）早早上床等"睡虫"

这种方法也是不可取的，因为越等人就会越焦急，反而会造成失眠。

（3）睡足8小时，睡眠才算好

其实，只要睡醒以后觉得精神饱满，即使一天只睡4小时都没有关系，但要注意不能长期睡眠不足。

（4）睡时多梦没睡好，做梦大脑没休息

这种观点是不正确的，事实上，人只有在"深睡眠"阶段才会做梦，而身体恰恰是在此阶段才会产生"生长激素"。所以说有梦才好，有梦才会让你第二天醒来时精神焕发。

（5）睡的时间越长，越能解除疲倦，体力恢复得越好

人体的作息习惯是跟着太阳运转的，当太阳升起的时候，身体的所有细胞已经醒来，这时如果你还在睡觉，大脑和身体出现不协调，醒来后必定觉得疲惫不堪，所以应尽量早睡早起。

16. 睡前做些有助睡眠的事情

对睡眠最有帮助的就是放松精神。如果实在难以入睡，那就不如干脆起床做一些能放松自己的事情。

（1）沐浴

睡前沐浴会使体温自然升高，血液循环更加顺畅，加快全身的新陈代谢，使肌肤得到完全的放松，有助睡眠。

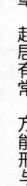

（2）照镜

睡前可多照镜子，对着镜子放松地微笑，然后在欢乐的心境中入睡。美的表情将在你的大脑中留下印象，让你成为真正的"睡美人"。

（3）避开脑子里不断联想的问题

当心境平静下来后，再进入睡眠就可能容易一些。

（4）音乐是睡眠的好伴侣

利用睡前的时间聆听音乐，可使自己沉浸于音乐所营造的宁静、柔美的意境中，让精神及肌肤都得到音乐的抚慰，还可增加肌肤对保养品的吸收能力。

17. 睡个好觉应知的好习惯

1）不要养成时常打瞌睡的习惯。

2）下午以后不要再喝含咖啡因的饮品。要把一天喝的茶、咖啡或可乐限制在2杯以内，而且至少要在睡前6小时喝完。

3）在睡前1~2小时不要吃东西、喝酒或吸烟。

4）养成睡前放松自己的习惯，如洗个温水澡、阅读数分钟书刊等。

5）如果你常常在上床前觉得"焦虑"，那么建议你晚餐后用约30分钟时间写下那些引起焦虑的问题和可能的解决方法。

6）入睡前20分钟可以用温水泡脚或做足穴按摩，促进睡眠。

7）据说苹果的香气有安神、催眠的作用，当然也不乏心理暗示功效。所以，睡觉前可以在床头放个苹果。

8）不管你觉得想睡与否，养成定时睡觉的习惯。

9）把电视开着，音量调小，呈现若有若无的状态，然后选择睡眠定时，"此时有声胜无声"，约半小时即可见效。

18. 有助于入眠的几种家常食物

如果能在入睡前适当吃一些能帮助入睡的食物，相信你一定可以拥有一个好的睡眠。

（1）牛奶

牛奶中含有两种催眠物质。一种是能够促进睡眠血清素合成的原料——L色氨酸，由于L色氨酸的作用，往往只需要一杯牛奶就可以使具有调节作用的肽类发挥作用。牛奶中还含有数种"类鸦片肽"，它们和中枢神经或末梢神经的鸦片肽受体结合，会发挥出类似鸦片的麻醉作用，使人全身产生舒适感，有利于入睡。因此，睡眠不佳者睡前可喝一杯温牛奶。

（2）小米

小米中含有丰富的色氨酸，其含量在所有谷物中独占鳌头。色氨酸能促进大脑神经细胞分泌出一种使人欲睡的神经递质——五羟色胺，使大脑思维活动受到暂时抑制，使人产生困倦感。另外，小米含丰富的淀粉，食后使人产生温饱感，可以促进胰岛素的分泌，提高进入脑内色氨酸的量。将小米熬成粥，临睡前食用，可使人安然入睡。

（3）葵花子

葵花子含有亚油酸、多种氨基酸和维生素等营养物质，能调节人脑细胞的正常代谢，提高神经中枢的功能。每晚吃一把葵花子可起到安眠的作用。

（4）蜂蜜

蜂蜜具有补中益气、安五脏、和百药之功效，对纠正失眠作用明显。可用蜂蜜3茶匙，加适量温开水，每晚喝一次。

（5）核桃

核桃可用于治疗神经衰弱、健忘、失眠、多梦等症状。用核桃仁、黑芝麻、桑叶各50克，捣成泥状，每晚服15克，可改善睡眠。

(6) 大枣

大枣含有蛋白质、糖、维生素 C、钙、磷、铁等营养物质，具有补脾安神等作用。晚饭后用大枣加水煎汁服用，能加快入睡时间。

(7) 水果

水果中含有果糖、苹果酸以及浓郁的芳香味，可诱发人的机体产生一系列反应，生成血清素，从而有助于进入梦乡。

[19.] 饮酒助眠有害健康

许多人认为，睡前饮酒有助于更好入睡。但专家指出，饮酒助眠是不可取的。酒精对中枢神经系统的抑制作用可能会缩短入睡时间，但酒精的作用会扰乱整个睡眠状态，导致早醒、睡眠质量较低、熟睡时间缩短等问题。

尽管酒精可以帮助人们快一些入睡，但在入睡后的时间里，酒精的作用却是非常"消极"的。酒精引起的睡眠与正常生理性入睡完全不同，酒后入睡，其大脑活动尚未休息，甚至比不睡时还要活跃得多。因而，睡前饮酒多的人在睡眠过程中会频繁醒来，也就是常说的"睡得不踏实"，且深度睡眠的时间大大减少，第二天早上醒得也会格外早。

经常饮酒还会影响身体的消化排毒功能，导致各种病证。所以，失眠者切莫饮酒助眠，应积极寻找病因，以求正确的治疗。健康人在夜间入睡前也切莫贪杯好饮。

[20.] 旅行中如何预防失眠

外出旅行，由于生活不规律和不习惯等问题，常常使人难以入睡。躺在宾馆还算舒适的床上，任凭倦意阵阵袭来，却辗转反侧难以入眠。怎么才能解决失眠以便精力充沛地投入第二天的旅行呢？不妨试试以下办法。

第一，睡前不要饮浓茶或咖啡，但进食下列食物有助于睡眠。

1）水果：临睡前吃点苹果、香蕉，可抗肌肉疲劳，改善睡眠质量。

2）食醋：长途旅行后，用一汤匙食醋兑入温开水中服下，不久便可入睡。

3）红糖：入睡前 15 分钟，取红糖 25 克，用 300 毫升沸水化开，放温后一次服下，便可很快入睡。

第二，不论旅行至何方，随身携带一套在家中常穿的睡衣，穿上它，既舒适又有居家的感觉，绝对会起到如躺在家中床上的效果。

21. 失眠的中医按摩治疗

失眠一般表现为难以入睡、容易惊醒，醒后再不能入睡，严重时彻夜不眠，这是中老年人的常见病。如果依赖口服安眠药，久而久之，容易形成药物依赖。专家建议，最好采用中医按摩治疗法缓解失眠。

（1）拍打涌泉穴

每晚睡前洗脚后，端坐床上，先用右手掌拍打左脚涌泉穴 120 次，再用左手掌拍打右脚涌泉穴 120 次，每次力度均以感到微微胀痛为宜，即可驱除失眠，安然入睡。

（2）仰卧揉腹

每晚入睡前，仰卧床上，意守丹田（肚脐），先用右手按顺时针方向绕脐稍加用力揉腹，一边揉一边默念计数，揉 120 次；再换用左手按逆时针方向同样绕脐揉 120 次。长期坚持，对上半夜进入深睡眠有良好作用。如下半夜仍不能入睡，可按上述方法各揉腹 60 次，对睡眠也有一定作用。

（3）卧位调息

取右侧卧位，枕头适中，全身轻松自然，双目闭合，舌尖顶上腭，意守丹田。由鼻孔慢慢吸气，使整个腹部膨胀，再从鼻孔徐徐呼出，至全腹收缩。连续坚持 2 周，一般失眠即愈。

22. 失眠的自我疗法

失眠者应从饮食、环境、生活、运动、睡眠、精神状态等多方面科学地进行治疗。

（1）合理饮食

晚餐最好吃六七成饱，不宜多喝酒及咖啡、浓茶，更不宜吃油腻或者煎炸等不易消化及辛辣刺激的食物。如有条件的话，晚餐或睡前可选择一些助眠食品，如牛奶、食醋、莴笋、桂圆、核桃、红枣、莲子、苹果、橘子、香蕉、橙子、梨等。

（2）舒适的环境

整洁美观、空气新鲜流通、环境安静、无喧闹杂音的卧室对良好的睡眠分外重要。要努力营造一个安静、舒适、和谐的睡眠环境。

（3）生活有规律

工作、学习、生活要有规律，人体就像钟表那样，应有一定的规律，不要随意打乱。在日常生活中应做到按时作息、按时就寝。

（4）运动锻炼

经常参加运动锻炼，适当参加一些如慢跑、散步、游泳、登山、骑自行车等活动，均能促进血液循环和新陈代谢。

（5）按摩睡眠

用自我按摩的方法，可起到调整全身器官的作用，有助于缓解、消除失眠症状，达到助眠目的。

按摩入眠的方法：

1）用拇指按揉前额眉头中间的印堂穴，轻揉 1～2 分钟。

2）用拇指点、按、揉两侧太阳穴 1～2 分钟。

3）用双手拇指紧按后脑颈部两侧凹陷处的风池穴，以轻微酸胀感为宜。

4）用两手五指掌面交替反复拍打前额及脸部，轻微迅速拍打 1～2 分钟。

5）两手掌搓热，立即用掌心摩擦前额及面部反复至少40次。

（6）精神愉快

精神支配一切，保持愉快乐观的情绪，就能保持神经系统的稳定，避免过多的忧愁、焦虑，尽量减轻思想负担，使心情舒畅，全身松弛，有利于入睡。

23. 药物助眠有害无益

常用药物助眠是有害无益的。因为大多数安眠药物在长期应用后，便会出现很多不良反应，如头晕、嗜睡、乏力、食欲减退、白细胞减少、精神异常等，男性患者还会引发性功能障碍。

另外，常服用催眠药还会使催眠作用逐渐减弱。患者需要不断增加药量才能获得原有的疗效，久而久之，易导致催眠药成瘾。一旦停药，就会出现戒断症状，如兴奋、惊厥等。因此，服用催眠药是一种治标不治本的权宜之计，只能帮助恢复正常睡眠，而不能用来长期维持睡眠。

如果确有必要服用安眠药，也应在医生的指导下服用，千万不要随意加大剂量；催眠药的用药时间也宜短不宜长；最好是相互交替使用或间断使用几种催眠药；睡眠情况好转时，要逐渐减量，但不要突然停药，以免出现戒断反应。

总之，如无必要，不要随便服用催眠药。

24. 有助于入睡的锻炼

对于失眠的人来说，科学地安排锻炼可有效地帮助入睡。

研究睡眠的专家认为，睡前锻炼是不是有利于入睡，一要看运动量的大小，二要看锻炼时间的早晚。如果睡前进行剧烈运动或运动虽然不太激烈但时间较长，都会使大脑皮质神经细胞强烈兴奋，体内各器官功能相应变化很大，短时间内人体不能转入抑制状态，就会影响入睡。反之，如果能在睡前做些较为缓慢轻松、运动量较小的运动，不仅不会影响睡眠，还有利于进入睡眠状态。当然，锻炼时还要注意时间不能过长，一定要在睡前 20 分钟锻炼完。

25. 睡眠过多易导致身体疲劳

太多睡眠也许会使那些失眠者羡慕不已，但其实，睡得太多，也不是一种福气。

因为睡眠太多，会让人得不到充分的活动，导致蓄积过多脂肪，以至诱发动脉硬化等多种疾病。因此，不要睡得太多。

当我们的身体非常需要睡眠的时候，多睡一会儿并没有关系。比如，由于工作的缘由连续几天睡眠不足，那么实行睡眠 10 小时法，就能使身心恢复精力。但是每天都睡 10 小时以上，也许会因此而患上身心疾病。

第二节
劳逸结合，远离亚健康

久视伤血，久卧伤气，久坐伤肉，久立伤骨，久行伤筋。是谓五劳所伤。

——《素问·宣明五气篇》

【1.】生活，要注意劳逸结合

目前，大多数人都处于忙碌的工作状态中，而且经常加班，这样不规律的作息对健康是非常不利的。现代研究认为，随着年龄的增长，人体的结构、心态和功能都会发生一系列的变化。不过生理性的衰老是可以通过养生来延缓的；病理性的衰老是可以结合保健防病加以控制的。如果一个人长期地处于不规律的生活状态，则会精神紊乱，损坏脏腑功能，导致人体各组织器官产生疾病。尤其是年老体弱者，不规律的生活状态会严重损害健康。有的人夜卧晨起没有一定的规律，恣意妄行，沉溺于酒色之中，其结果必然会加速衰老，进而导致早亡。

【2.】养成习惯，不"以妄为常"

今天，社会发展了，时代前进了，人们的生活也丰富多彩了，酒吧、KTV、游乐园、夜总会等等，都成了我们生活娱乐的重要组成部分。然而，这些"娱乐"带给我们欢声笑语、兴奋的同时，也给我们带来了很多健康的危机。

实践证明，现代人生病的一个重要原因就是生活没有规律，该做什么的时候不做什么，生活随心所欲，昼夜颠倒。这完全违背了"法于阴阳，和于术数，食饮有节，起居有常"的养生原则，自然使得疾患有机可乘。

所以，我们一定要谨记《黄帝内经》中的养生劝诫，不要"以妄为常"，一定要掌控自己的生活，而不是让生活掌控自己。人作为高等动物，是要有理性的，平时就要注意培养良好的生活习惯。否则，便会出现"醉以入房，以欲竭其精""以耗散其身"等悲剧。

那么，什么是健康的生活习惯呢？其实很简单，就是在日常生活中处处按照"法于阴阳，和于术数"的养生原则来做。具体表现在饮食、运动、睡眠、劳作、心态五个方面，这也是我们每一个人天天都在经历的。

（1）饮食方面

饮食要有规律，有节制，一日三餐合理分配，切忌饥一顿饱一顿、暴饮暴食，饮食要合理，保证营养的全面和均衡，以多吃果蔬、少吃肉类为主，切忌挑食、偏食；注意烹调合理，多以蒸、煮、炒等烹调方式为主，避免煎、炸、烤、涮等烹调方式。

（2）运动方面

要根据自己的身体情况选择适合的运动，并长期坚持下来，不要三天打鱼两天晒网，那样是起不到健身效果的。运动还要适度，过量运动对健康无益。运动的时间也要把握好，最好的锻炼时间应该是在傍晚时分。

（3）睡眠方面

根据人体生物钟的规律，该睡觉的时候一定要睡觉，切忌熬夜。睡觉前最好用热水泡脚，心情放松下来也比较容易入睡。睡时关灯、避风，不要蒙头睡觉，姿势以右侧卧为佳。

（4）劳作方面

劳作包括体力和脑力两种，合理的劳作对健康也是有一定好处的，但一定要适度，过度劳累会对机体造成损伤。

（5）心态方面

大多数长寿的人都把心态平和视为养生的秘诀。因此，在日常生活中我们一定要知足常乐、淡泊明志，始终保持平和、快乐的心态。这才是最利于养生的。

【3.】 小心久视伤血

一个人长时间用眼，容易导致双眼疲劳，视力下降，这是一般人很容易感受到的。但大家都不容易感受到的损害是，长时间用眼将损伤人体的血液功能。

一个人只要不是处于睡眠状态，通常都睁着眼睛。岂不是都处在用眼状态中？殊不知读书看报、看电视、上网冲浪的用眼与漫不经心地睁开眼瞧东西是大不相同的，因为读书看报的用眼，其实是费心劳神的。用眼过度，往往就意味着用心过度，必然要伤及血脉。

《黄帝内经》认为"心主血"，"肝藏血"，"肝开窍于目"，即心脏主造血，而肝脏具有储藏血液和调节血量的功能。人体通过肝脏调节人体各部位的血量需求，让血液濡养人体。因此，思虑过度则伤心，用眼过度，则伤肝，久视会使心、肝两脏受到损伤，从而损害血液濡养全身的功能。

读书、看报、看电视、上网冲浪，持续时间均不宜过长，一两个小时就应该休息三五分钟，可以"闭目养神"。所谓闭目养神，关键不在于闭目，而在于养神。停止专注的心思，既是养心、养神，也是在养血。

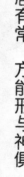

【4.】常用眼者的保肝之道

目为肝窍，经常使用电脑、看电视的人最容易伤肝，因此要学会合理养肝。

（1）早睡觉

"人卧血归于肝"，晚上 23 点至早晨 3 点是人体胆和肝最旺盛的阶段，此时是肝发挥其藏血、解毒作用的最佳阶段。肝胆在睡眠状态下将血液进行解毒后输送到人体。如果睡觉过晚，血液不能归于肝胆，经过解毒而重新输送到全身，使毒素回流，就会导致脸色不好、头昏脑胀、双眼干涩的现象。

（2）多吃绿色的食物

青色入肝经，可以起到养眼护肝的作用。

（3）保持良好的情绪

"肝在志为怒"，也就是说，肝在情志上表现为怒。肝失衡会影响情绪，使人烦躁；反之，情绪烦躁也会影响到肝。

（4）劳逸适度

不要长时间看电视，也不要长时间在电脑前工作。要经常按摩眼睛，以缓解眼睛疲劳。

【5.】做做眼保健操

说到眼保健操，相信大家都不陌生，它主要是通过对眼部周围穴位的按摩，使眼内气血通畅，改善神经营养，以达到消除睫状肌紧张痉挛、保护视力的目的。做操时精神要集中，要对准穴位，不要过分用力，手法要轻缓，以感觉酸胀为适。全操共分 6 节，均为四八拍，用 4 分钟左右的时间做完。

黄帝内经养生精华

第八章 起居有常，方能形与神俱

三六九

第一步，闭目入静

双脚分开与肩同宽，双臂自然下垂，身体保持正直，全身放松，两眼轻闭。

第二步，按压睛明穴

双手食指分别按压双侧睛明穴，其余手指呈握拳状，每拍按压 1 次。

第三步，按揉太阳穴、攒竹穴、抹刮眉弓

太阳穴位置：眉梢和外眼角之间，向后 1 寸凹陷处。

攒竹穴位置：位于眉毛内端。

动作要求：第一、第二个八拍，双手拇指按揉太阳穴，食指按揉攒竹穴，每拍按揉 1 次。第三、第四个八拍，双手食指弯曲，余指握拳，由眉毛内端向外抹刮，每两拍抹刮 1 次。

动作重点：对太阳穴和攒竹穴采取按揉手法，而不是挤压。抹刮眉弓时，采取由内向外的方式进行。

第四步，按压四白穴

四白穴位置：先把左、右食指和中指并拢对齐，分别按压在鼻翼上缘的两侧，然后食指不动，中指和其他手指缩回呈握拳状，食指所在的位置便是四白穴。

动作要求：每拍按压四白穴 1 次。

动作重点：取准穴位，采取按压手法，而不是按揉手法，因为按揉穴位不易对准穴位。

第五步，捻压耳垂，转动眼球

动作要求：双手拇指和食指，分别夹住耳垂，每拍捻压 1 次。

转动眼球，第一、第二个八拍眼球沿逆时针方向转动，其转动顺序为上、左、下、右。第三、第四个八拍眼球沿顺时针方向转动，其转动顺序为上、右、下、左。每拍转动一个方向。

动作重点：对耳垂采取捻压手法，而不是挤压和按压手法。转动眼球时，头部不动。

第六步，揉捻合谷穴，远眺景物

合谷穴位置：位于拇、食指掌骨间，微偏食指侧凹陷处。

动作要求：第一、第二个八拍，右手拇指压于左手合谷穴，食指垫于掌面，与拇指呈对应位置，每拍揉捻 1 次。第三、第四个八拍，双手轮换，每拍揉捻 1 次。与此同时，双眼远眺景物。

动作重点：合谷穴采用揉捻手法。远眺景物与揉捻合谷穴同时进行，但必须注意，远眺时应背向阳光，尽量望远处的目标。

【6.】久卧伤气

一个人长时间卧床，容易精神萎靡，昏沉无力，反应迟钝。这是表征，而其深层的原因，是由于久卧容易造成气不凝聚，气散则神散，这就是久卧容易精神涣散、萎靡不振的原因。"肺主气"，因此，伤气也就是伤肺。

通常，一个人卧床睡眠的时间以七八个小时为宜，超过七八个小时的卧床时间是不利于健康的。当然，睡眠时间不足或长期失眠也是不利于健康的。

因此，即使生病卧床，也应该尽量不时起床活动活动身子。

【7.】长期卧床伤气伤身

"流水不腐，户枢不蠹"是人们熟悉的常识，它告诉我们，经常运动的东西是不会受侵蚀的。

自古以来，养生家就非常注重运动，气行血行，气滞血瘀；通则不痛，痛则不通。反之，如果人们长期卧床，缺少运动，就会使气血运行不畅，导致久卧伤气。

比如说，患有呼吸道疾病者就不宜久卧。因为卧位时，肺通气和血液灌流的比例容易失调，其结果就是肺泡气体与血液之间的交换受限。同时，卧位时横膈的活动也会受到限制。因此，呼吸系统疾病患者最好采用半卧位或坐位，而不是久卧不起。

另外，患有骨质疏松症者也不宜长期久卧。因为局部皮肤受压，血液循环不畅，很容易使人产生褥疮，而褥疮一旦形成，就不容易治愈。

总之，我们主张病人在体力和病情许可的情况下，应尽量下床活动。运动能使经脉通畅，气血运行，有利于病证的康复和消除。

【8.】 注意久坐伤肉

一个人长时间坐着不动，会导致筋脉迟滞，气血运行不畅，脾气郁滞。脾主运化，一旦运化功能衰弱，就会出现脾胃虚弱的症状：脾胃虚弱，消化不良，所带来的后果是肌肉瘦削。"脾主肉"，因而久坐伤脾也就是伤肉。

因此，伏案久坐一两个小时，就应该起身活动身体，尤其应做一些腰背的活动。

【9.】 长期久坐对健康的危害

生命在于运动，坐着工作虽然感觉舒服，对健康却未必是好事。久坐不动对人的健康的危害表现如下。

（1）影响心脏功能

久坐不动，血液循环减缓，胸腔血液不足，会导致人的心肺功能进一步降低，加重心脏病和肺系统疾病，如肺气肿感染迁延不愈等。

（2）肌肉萎缩

久坐不动，气血不畅，缺少运动会使肌肉松弛，弹性降低，出现下肢浮肿，倦怠乏力，重则会使肌肉僵硬，疼痛麻木，引发肌肉萎缩。

（3）颈椎问题

久坐不动会引起颈椎僵硬，影响颈椎动脉对头部的供血量和推动，使人体的正常生理弯曲被破坏，失去体态美感，而出现弓背或骨质增生。

（4）消化系统功能紊乱

久坐不动者每日正常摄入的食物聚积于胃肠，会使胃肠负荷加重，长时间紧张蠕动也得不到缓和，长此以往可致胃及十二指肠球部溃疡穿孔及出血等慢性难愈顽症。而食物中的脂类、淀粉等也会由于久坐少动而过多地转变为脂肪，导致肥胖。

（5）痔疮便秘

久坐使直肠肛管静脉回流受阻，易使血液瘀积、静脉扩张而发生痔疮。久坐不动还会使胃肠蠕动缓慢，消化功能降低，尤其是天气干燥时，久坐更容易诱发消化不良或便秘。

【10.】 长期伏案，做做颈部松弛保健操

长期伏案的人经常有颈部酸胀、疼痛、僵硬、活动受限等不适症状，究其原因，这些症状主要是由于颈部长期处于一种姿势或姿势不当，造成颈部某些肌肉过度紧张，从而引起的。因此，经常伏案的人，应该坚持做以下松弛颈部肌肉的运动。

（1）坐位颈部松弛锻炼体操

1）两手叉腰，一二拍颈项向左侧屈，三四拍颈项向右侧屈。

2）两手叉腰，一二拍颈项向左旋转，三四拍颈项向右旋转。

3）两手叉腰，一二拍头顶用力向上顶，下颌内收，三四拍放松还原。

4）两手叉腰，一二三四拍颈项向左、前、右绕环至还原，避免后仰。

5）第一拍，头向左旋转，左手经体前伸向右肩上方。第二拍还原。三四拍同一二拍，方向相反。

6）第一拍，颈项向左侧弯，左手经头顶上方触右耳。第二拍还原。三四拍同一二拍，方向相反。

7）第一拍，低头含胸，两臂在胸前交叉，尽量伸向对侧，左臂在上。第二拍，挺胸，两臂尽量外展，肘弯曲与肩平，手心向前，头左旋，眼看左手。三四拍同一二拍，方向相反。

8）两手抱头后，手指交叉，第一拍，稍低头，两肘向两侧张开。第二拍，用力抬头，两手向前用力，与头对抗，不使后仰。三四拍同一二拍。

（2）站位颈部放松锻炼体操

1）自然站立，肩膀放松。两肩慢慢紧缩（夹肩），坚持 5 秒钟，然后双肩向上耸起，坚持 5 秒钟，还原，重复 5 次。

2）自然站立，肩膀放松。颈部慢慢地向前屈，尽量让下巴碰到胸前，停留片刻，将头轻轻抬起来，还原，然后颈部慢慢向后伸，停留片刻，还原成预备姿势，重复 5 次。

3）自然站立，肩膀放松。颈部慢慢地向左侧屈，让左耳尽量靠近左肩，停留片刻，还原。如上动作，再向右侧屈。左右交替，重复做 5 次。

4）自然站立，肩膀放松。颈部慢慢地向左转动，眼睛向左肩膀后方看，停留片刻，还原，如上动作再向右侧转动。左右交替，重复 5 次。注意转动时头部不要过分向后倾。

[11.] 久立伤骨

一个人长时间站立，需要骨骼的支撑。长久站立，腰酸背疼是最明显的反应，而"腰为肾之府"，腰酸痛伤害的是肾脏。同时也因为"肾主骨"，伤及肾脏，也就是伤及骨骼。

因此，如果因工作需要必须长时间站立，也应该适当活动活动身体，或者左右脚轮换受力，避免静立。

[12.] 久立工作者的自我保健

长期从事站立工作的教师、售货员、发型师、餐饮从事者、运输业的服务人员等，每天都要站立数小时，这对身体的伤害程度不比久坐给人造成的伤害低。长期久站，会使人筋疲力尽、腰酸腿痛，容易诱发驼背、腰肌劳损、下肢静脉曲张等疾病。为了预防这些疾病的发生，久立工作者应注意工作中的自我保健。

（1）经常变换姿势

在允许的条件下，应该适当地增加立位时的活动量，比如站立 2 小时后休息几分钟。不能离开站立工作岗位时，可用左右两只脚轮换承受身体重心的办法，进行休息；或者每隔半小时至 1 小时，活动一下颈、背、腰等部位；至少也要让这些部位的肌肉做绷紧—放松—绷紧的动作，每次几分钟。

（2）选择一双适宜的鞋

鞋宜稍肥一些，鞋底不宜过硬。长期站立工作的女性朋友不要单纯为了追求好看而穿太高的高跟鞋，最好选择高低合适的鞋子，这样可以减轻脚部的疲劳。

（3）长期站立工作时应做工间操

方法：原地踏步 3 分钟，之后左右足跟轮流提起，放下，每次 3 分钟；提起脚尖，让脚跟着地，双脚轮流进行，每次 3 分钟；轮流屈伸膝关节，也可同时屈膝下蹲，双上臂向前抬平，然后复原，每次 3 分钟左右。没有时间做工间操的，应利用一切可以利用的时机，如去厕所、倒水等，增加下肢的活动量，多活动活动下肢。

（4）加强身体锻炼

只要我们平时加强身体锻炼，增强体质，就会有效防止各种疾病，包括上述病证的发生，包括慢跑、竞走、跳远、跳高、跨栏、骑自行车、爬山、游泳、上下楼等，这些运动项目都可以锻炼下肢肌肉。另外，久立工作者，如家距离工作单位不远，应不乘汽车，最好步行或骑自行车，以助脚力。

〔13.〕 久行伤筋

长久地行走会伤害筋。

肝主筋，足受血而能行走，但是久行却会伤筋。因为长时间远距离地奔走或负重而行超过了能力所受范围，就会耗伤人体当中的气血，终至肝血不足。肝血不足，其所主的筋脉就会失于濡养，时间一长就会发生筋病、足痛。

人如果长时间行走，就会使筋肉受到伤害。因为人的行走主要有赖于筋肉对骨骼的拉动，如长时间行走，必然会使下肢关节周围的韧带、肌腱、筋膜等软组织因疲劳而受伤或劳损，这也就是为什么人走路多了会酸痛、疲乏的原因。

日常生活或锻炼中，应该根据自己的耐受力选择运动项目，进行长跑、竞走时要根据体力，不可过于勉强。

〔14.〕 步行运动的四个注意

行走，也就是步行，是最简便易行的有氧运动。步行时有四点需要注意：

一忌强度过大

步行作为一种运动，不同于散步，所以要求有一定的运动量，但是要适度，以速度不超过每分钟 40 米、心率每分钟 100~120 次为宜。

二忌环境喧闹

幽静、偏僻的地方如公园、森林、郊外等处，不仅环境优美，而且空气中氧气充足、负离子多，既可以消除大脑疲劳，也可以促进心肺器官的功能改善，长期坚持，可以延缓衰老。

三忌视野暗淡

在宽敞而明亮的地方步行，可以消除视神经的疲劳，使人心情舒畅。相反如果在光线暗淡、拥挤狭窄的地方锻炼，则对人的身体损害较大。

四忌空气污浊

在空气清新、无异味的场所步行，可使人心旷神怡。现代城市污染严重，步行时要尽量远离污染源，选择在上风向或侧风向的比较开阔的地方。

[15.] 静养需要知道的要领

什么是静养？有些人可能会认为，"静"嘛，当然是安安静静，啥也不做了。要是这样想的话就大错特错了。静养不是静止，它是有很多的方法和要求的，目的在于通过精神、身体的休息，实现调节情绪、减低消耗、消除疲劳、恢复体能、排除有害因子，达到一种自我控制的目的，使精神充足，增进健康。

静养的基本要领：

（1）松静自然

松是全身放松，无拘紧之感；静是情绪安定，无心理紧张。

（2）精神内守

避免各种干扰，消除私心杂念，达到宁静淡泊，高度入静。

（3）内外相合

内指精神意念，外指形体，内外应协调一致，浑然无间。

（4）坚持锻炼，持之以恒

静养的功效不是一朝一夕就能看到的，只有长期坚持才会有最好的养生效果。

[16.] 动养、静养并非多多益善

"养身要动，养心要静"，这是自古流传下来的健康之道、养生之道。要活就要动，我们的身体是一部机器，机器要运作、要运转，一定要动，不动就会发生故障，就会发生毛病，所以一定要活动。但"动"也不能过了头。

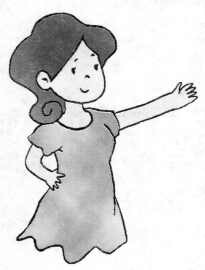

超过自身承受能力的激烈运动，往往会造成身体某些重要器官的"磨损"和"耗伤"，引发一些运动性疾病，甚至出现早衰和夭折，可谓过犹不及。

为什么有些职业运动员不能长寿呢？就是因为他们长期进行剧烈的、高强度的大运动量运动，导致了组织器官的损伤，加速了衰老。当年，医生在对世界闻名的德国网球明星贝克尔进行全面体检及科学测定后发现，他虽年仅 23 岁，但是生理状态已超过40 岁。其原因在于超量训练、马不停蹄地参加惊心动魄的大赛，导致了他的身体器官早早"老化"，心肺功能都下降得很快。所以，过度运动不但达不到

运动效果，还会损伤身体。

同样的道理，适当的宁静对我们的身体有好处，但是"静"也不能过了度。静过则废，如果休息太多了，组织器官的机能同样会衰退，同样不利于养生。比如长期缺乏运动可引起基础肌肉失用性萎缩，也会使相关肌肉变得脆弱，肌力下降，很容易造成运动性损伤。有时仅是一个十分简单的动作，如俯身去捡一支铅笔或是去换天花板上的一个灯泡，也会令缺乏运动的人闪了腰，拧了脖子。运动减少还会导致肥胖，造成人体免疫系统功能的降低等。

既然运动、静养都不能过度，那我们要如何判断什么情况下是过动或过静呢？这里教给大家一个简单易行的方法来确定自己的动静度。主要是凭自己的感觉，动后或静后身心舒畅、愉快就是最直观的标准。如动后几分钟，呼吸便恢复正常，脉搏、心跳也恢复正常，就说明运动量是比较合适的。如果很长时间都不能恢复正常，自我感觉也很不好，就说明运动过度了。

当然，一个人的动静度也不是固定不变的，要随着人的体质、年龄情况有所变化。因此，我们要随时掌握自己的身心变化，并适当调整自己的动静度，以达到最好的养生效果。

[17.] 健身要持之以恒

有些锻炼者总是三天打鱼、两天晒网，还有少数人喜欢利用双休日进行集中式的健身以弥补平日锻炼的不足。健身专家指出，懒得运动会伤身害体，而偶尔运动更会害体伤身，无异于饥饿后的"暴饮暴食"。

现代医学研究发现，喜欢参加体育运动的人的死亡率为偶尔参加体育运动的人的一半。对于那些不能长期坚持运动的人来说，偶尔运动一下的周末健身，将会加重生命器官的磨损，使组织功能丧失，最终导致寿命缩短。因为周末突然拿出许多时间集中锻炼，会打破已经形成的生理和机体平衡，其后果比不运动更严重。

专家认为，健身效果主要是锻炼痕迹不断积累的结果。所谓锻炼痕迹，即运动后留在健身者机体上的良性刺激。若健身时间间隔过长，在锻炼痕迹消失后才又进行锻炼，每一次锻炼都等于从头开始。科学有效的做法是每周锻炼 3~5 次。或者说，最适合的锻炼时间应该是在前一次的锻炼痕迹未消失之前，就进行第二次锻炼。

偶尔运动者由于时间限制，平时虽不能像周末有充裕的时间，但完全可以选择适宜的项目，茶余饭后就地、就近进行适度的锻炼，同样能使锻炼痕迹像链条一样连接起来。这样锻炼才能真正获得提高体能、增进健康的效果。

18. 交替运动有益健康

交替运动，可以使身体锻炼更加全面。

（1）左右交替运动

可以使两侧大脑都得到开发：有意识地让双手平均活动，可以保持大脑功能的平衡，防止脑卒中的发生。

（2）上下交替运动

由于人的手足分工不同，手的活动更多，动作也更敏捷灵活。受现代文明方式的影响，双足的活动减少了，支配双足的大脑皮质功能也相应退化。由于直立的结果，人极易发生脑血管病变。平时多做低头位运动，是最有效的交替运动方式。

（3）动静交替运动

劳逸结合有益于身体健康。整天坐在办公室里的人，如果善于用脑，无疑会使大脑得到一定程度的锻炼。但是长期不到室外参加体育运动，同样对身体不利。

（4）体脑交替运动

这是交替运动中最重要的部分。从事体力劳动的人要进行脑力锻炼，因为人的大脑如果训练得少，就会衰老得快，所以要多动脑；从事脑力劳动的人，也必须参加体育运动，这样才能使全身代谢旺盛。

（5）前后交替运动

这样运动不仅可以使下肢关节灵活，思维敏捷，还可预防和治疗某些腰腿疼痛。

第三节
房事养生，注意七损八益

节首语

嗜欲不能劳其目，淫邪不能惑其心，愚智贤不肖，不惧于物，故合于道。所以能年皆度百岁而动作不衰者，以其德全不危也。

——《素问·上古天真论篇》

【1.】 房事养生的重要性

我国古代养生家历来十分重视房事养生问题，在《黄帝内经》中也有许多关于房事养生的论述，如"若入房过度则伤肾"，若不对性欲加以节制，则会伤精折寿。《素问·上古天真论》也指出："以欲节其精，以耗散其真……故半百而衰也"，并形成了一套以节欲保精为主要内容的房事养生理论和养生方法。当然，节欲保精并不是要求禁欲，而是指不要恣意行房而致耗损肾精。

房事，又称性生活，是人类的本能。房事养生，就是根据人体生理特点和生命规律，采取健康的性行为促进身体健康，增强体质，防病保健，提高生活质量，从而达到延年益寿的目的。

男女从青春发育期开始就会自然地产生进行性行为的欲望，这是肾中精气充盈的表现。如果成年之后，没有适当的性生活，不但生理上得不到满足，日久易酿成疾病，而且在心理上由于所欲不遂，隐曲难伸，也容易形成气机郁滞之证。但由于性生活要消耗肾精，因此也必须节制。肾中精气是人生命活动的原动力，全身阴阳之根本，过于消耗，必致亏虚，往往导致性功能减退，全身虚弱，甚至早衰，故肾精不可不惜。

【2.】注意房事有节

《黄帝内经》认为，房事有节有利于身体健康长寿，尤其要知其可为和不可为，做到房事有节有度。古人认为房事的频率应保持在："人年二十者，四日一泄；年三十者，八日一泄；年四十者，十六日一泄；年五十者，二十一日一泄；年六十者，即毕，闭精勿复泄也。"当然，这并不是每月行房次数的绝对标准，应根据个人的年龄、体质、生活条件以及劳逸情况和精神状态等来选择适合自己的房事频率。

古代养生家认为，男女房事，实际是在交换阴阳之气，固守本原，只要行之有节有度，可利双方；如果反为之，则会导致身体疲劳，发生早衰生病的现象，如头晕耳鸣、面色晦暗、小便频繁、腰膝酸软，男性主要表现为阳痿、遗精、滑精等，女性则表现为月经不调、宫冷带下等。此外，还可能导致久病复发，或是加重病情，临床上的常见病也会反复发作，并使病情加重，如冠心病、慢性肝炎、慢性肾炎等。

现代医学研究证明，男性精液中含有大量的前列腺素、蛋白质、锌等微量元素，若是房事不节制，致使精液失去过多，不仅会丢失以上物质，还会使身体多种器官系统发生病理性变化，从而加速人体衰老。人体睾丸可产生精子和性激素，失精过多会使脑垂体前叶功能降低，使睾丸负担加重，严重时可抑制脑垂体前叶的分泌，而使睾丸萎缩。

【3.】"节欲"并非要"绝欲"

人类需要正常的性生活，强调"节欲"不是说要"绝欲"，关键是"得节宣之和"。晋·葛洪《抱朴子》认为，人的性生活不正常或绝欲、纵欲，都可以致病甚至损寿，"惟有得节宣之和，可以不损"。这里的"节"就是指性生活要有节律、有节制，泄精要适度，"宣"即指宣泄。

《千金方》认为，"男不可以无女……无女则意动，意动则神劳，神劳则损寿。"这一观点也被现代医学所证实。美国医学家发现，40%的鳏夫比有妻室的男人死得早些。德国对圣职人员寿命做过统计，福音教会的圣职人员通常都结婚，并过正常的性生活，他们比立誓独身的天主教的同行平均多活5年。

同样，女不可以无男，女子无男亦会产生一系列生理、心理变异。宋代齐仲甫的《女科百问》中云："女人天癸既至，逾十年无男子合，则不调。"现代医学研究证实，健康的女子，如果每周与丈夫有2次性生活，可以防止月经不调、阴道炎、宫颈炎等妇科病的发生，延缓女性生殖器的萎缩过程，延缓身体衰老。同时，美满的性生活对防治乳腺疾病也极为有益。

【4.】 什么是"七损""八益"

"七损""八益"是我国古代房事养生术中的具体内容，用现代的语言来解释，就是指房事中对人体有害的七种做法和有益的八种做法。

"七损"是指应避免七种情况，这七种情况是不合乎养生之道的，对身体有害的，其具体内容为"一曰闭，二曰泄，三曰竭，四曰勿，五曰烦，六曰绝，七曰费"。性交时出现阴部疼痛，或是精道闭塞，导致无精施泄，称之为"内闭"；性交时，浑身大汗淋漓，称之为"外泄"；房事无节制，性交时施泄无度，称之为"竭"；性交过程中，或发生阳痿，或是举而不坚，称之为"勿"；交合过程中，感到心烦意乱，烦躁不安，且气急虚喘，称之为"烦"；男性不顾对方意愿，强行交合，称之为"绝"；性交时，急于施泄，导致虚耗精液，称之为"费"。

"八益"是指对身体有益的八种行为和补养精气的方法，这八种行为有利于男女双方身心健康的房中和合之道，其具体内容为"一曰治气，二曰致沫，三曰知时，四曰畜气，五曰和沫，六曰积气，七曰待赢，八曰定倾"。"八益"主要强调的是注重导引精气，以使阴液分泌，掌握适当时机，阴阳协调，蓄积精气，保持精气充满，防止阳痿，以达到补益身体，使性生活和谐的目的。在日常生活中，起床之后坐于床上，保持上半身挺直，脊背伸直，臀部放松，提肛抵腭，然后均匀吐纳，以使全身气血和顺通畅舒坦，此谓"治气"；之后，做叩齿搅舌动作，以使两颊生津，再慢慢鼓漱吐津，同时继续提肛导气，以意念使气行走于前阴等部位，此谓"致沫"。"治气"和"致沫"可以用作平时的修行方法，也可作为性交前行气、安神、定志之法。男女性交之前，双方应先调情嬉戏，当感到身体和精神都已达到激情时，方可性交，此谓"知时"；性交时双方要注意放松脊背，并提肛导气，以意识引导气的运行，此谓"畜气"；性交时动作要徐徐进行，并互相引津液，此谓"和沫"；交合适度时，在预泄精之前，应将阴茎抽出，以防情急难已，此谓"积气"；在即将结束性交前，身体应保持不动，同时配合吐纳、运气于脊背等意念控制，以使精气充盈而不轻泄，此谓"待赢"；结束房事时，以免双方情切倾倒，阴茎尚未痿软之前即应停止交合，此谓"定倾"。

【5.】 房事养生饮食要注意什么

中医养生学认为，饮食的当与不当对人体的性功能有重要影响。所以，为了保护性功能的正常，一定要注意饮食的禁忌。

一忌肥甘厚味

肥腻之物，易伤脾胃；而脾胃运化失常，即可造成精气不足，精亏血少，体虚气弱，可致性欲减退。此外，过食油腻，脾胃运化艰难，酿生湿热，能流注下焦，扰动精室，可引起遗精、早泄；若流注宗筋则生阳痿。

二忌食太咸

咸味先入肾，适度的咸味养肾，但食咸太多则伤肾，不利助阳，因此饮食上宜清淡。

三忌食寒凉

寒凉食品，可令肾阳不足，肾阳虚衰，命门火衰，致精少阴冷，性功能衰退。祖国医学认为："性凉，多食损元阳、损房事。"现在已发现，菱角、茭白、兔肉、猫肉、猪脑、羊脑、水獭肉、粗棉籽油等，均对性功能不利，常吃会导致性功能减退或精子减少、阳痿等。

四忌偏食

偏食可导致某些营养物质的缺乏，使肾精不足，男子精子缺乏而导致不育。现代研究发现，精子的含锌量高，若平时摄入含锌丰富的食物不足，机体含锌量不足，可导致性功能下降，甚至不育。

【6.】 有"助性"作用的 7 种食物

医学专家们认为，常食某些食物，可有助于增强性功能。欧洲的性学研究专家艾罗拉博士研究后发现，现在至少有以下几种食物可以"助性"。

（1）麦芽油

麦芽油能预防性功能衰退，防止流产和早产；防止男女两性的不育不孕症；增强心脏功能和男性的性能力等。所以，我们在日常生活中应该常食一些含麦芽油丰富的食物，如小麦、玉米、小米等。

（2）种仁

激起性欲、引发性冲动，是种仁的功效之一。那么，哪些种仁对性最有益呢？答案是：全小麦、玉米、芝麻、葵花子、南瓜子、核桃仁、花生、杏仁等。

（3）海藻类

甲状腺活力过低会减少性生活的活力、降低性欲，而海藻中含有丰富的碘、钾、钠等矿物元素，它们都是保障甲状腺活力的重要物质。海藻类的食物包括海带、紫菜、裙带菜等。

（4）大葱

研究表明，葱中的酶及各种维生素可以保证人体激素分泌正常，从而壮阳补阴。

（5）鸡蛋

鸡蛋是性爱后恢复元气最好的"还原剂"。鸡蛋富含优质蛋白，是性爱必不可少的一种营养物质。它可以强元气，消除性交后的疲劳感，并能提高男性精子质量，增强精子活力。

（6）香蕉

香蕉中含有丰富的蟾蜍色胺——一种能作用于大脑，使其产生快感、自信和增强性欲的化学物质。

（7）蜂蜜

蜂蜜中含有生殖腺内分泌素，具有明显的活跃性腺的生物活性。因体弱、年事高而性功能有所减退者，可坚持服用蜂蜜制品。

【7.】 男性长期忍精伤身体

不管出于何种目的，长期人为控制射精的方法均不可取。忍精不射将会对机体造成严重的损害，主要表现如下：

（1）使双方都得不到性满足

正常射精，可产生性快感，得到性满足，使男女双方性生活和谐，使家庭生活美满，充满乐趣。强忍不射精必将失去这种生活乐趣，使双方都得不到满足。

（2）极易发生性功能紊乱

不应人为地干扰性反应，否则会发生性功能紊乱。忍精是通过大脑克制的，这种克制可产生抑制作用，容易导致性功能障碍。有些人患有"不射精症"，就是因为强忍引起的。

（3）会导致不育

射精是一种正常的生理反应。如果强行用手捏住阴茎使精液不能排出，精液往往会被迫向后方冲破膀胱内口进入膀胱，形成逆行射精。长期如此可形成条件反射，使逆行射精经常发生，造成不育。

（4）造成多种性功能障碍或神经衰弱

有些人怕丢失精液强忍不射，认为精液是人体的精华。实际上，精液不过是一种分泌物，不通过射精排出，必然也会遗精或随着排尿而流失。这种做法往往是多种性功能障碍或神经衰弱的根源。

[8.] 体外射精有害无益

在夫妻的性生活中，最好不要忍精，如果是为了避孕，应采取其他合理的避孕措施。

体外射精对男女双方均有害无益。其表现为以下几点：

（1）避孕失败

性交过程中，人们判断射精的时间并不准确，有的男性射精时本人毫无知觉，而有的没有射精却总觉得自己已经射了。在这种情况下，往往在阴茎抽出阴道之前，已经有精液进入阴道，即使排射在体外，精液沾留在阴道口，凭着精子的活力也可以沿着阴道，长驱直入进到子宫腔内，从而使女性怀孕。

（2）性功能障碍

性交是一个机制十分复杂的生理、心理过程，其中枢神经系统高级中枢的兴奋与抑制过程的协调状态是十分重要的，性交欲达高潮时，如突然强行中断，体外射精，则不能充分兴奋，性中枢的兴奋与抑制的自然协调关系也就会遭到破坏，时间久了，会导致中枢神经和腰骶部射精中枢的功能发生障碍，引发早泄、阳痿、功能性不射精症以及性欲减退等性功能障碍的情况。

（3）女子性冷淡

由于男女性生理的不同，当男方达到性高潮时，女性并不一定已经获得满足，男子如果此时强行中断性交，体外射精，女方的性兴奋就会一落千丈，性心理也会受到不良压抑，如此下去，女性就会对性交产生反感，导致性冷淡。

【9.】 重复性生活危害大

所谓重复性生活，医学上所下的定义是指在一天内或一个晚上有两次或两次以上性生活。现代医学认为，不管什么情况，重复性生活均对健康不利，具体危害如下。

1）对男女双方而言，都会造成体力上的较大消耗，久之，必然造成体质状况的低下，随即也会影响精神状态，思维能力、记忆力、分析能力等都会每况愈下。

2）由于性冲动的连续与重复发生，无论男女都会加重性控制神经中枢与性器官的负担，物极必反，经常性的劳累，必然会引起性功能衰退，造成性功能的"未老先衰"。

3）男子经常重复性生活，会延长射精时间，因为第二次性生活的射精出现时间肯定比第一次晚，这就埋下了今后诱发阳痿、不射精、射精时间迟缓、性生活无快感等性功能障碍的隐患。

4）男子性生活后有一个不反应期，也即房事结束后有一段时间对性刺激不再发生反应。经常反复地重复性生活就会延长不反应期，也就容易引起性

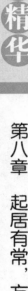

功能衰退。

5）男子经常重复性生活，性器官反复与持久性地充血，会诱发前列腺炎、精囊炎等疾患，不但造成会阴部不适，腰酸背痛，还会出现血精。女子经常重复性生活，性器官始终处于充血状态，会诱发盆腔充血，即所谓盆腔瘀血综合征，产生腰酸、下身沉重等不适感觉。

6）不管男女，重复性生活时，第二次或第三、第四次的性生活，性满足程度比前一次都要差，因此容易造成心理上的阴影，认为自己性能力有问题，最终导致由心理与精神因素诱发的性功能障碍。

在生活中，许多男人认为做爱次数越多越能显示自己的雄风和尊严。他们一方面想尽量满足妻子的要求，另一方面也隐藏着一种自我满足的动机。男人过性生活固然是为了生理满足，但对他们性生活次数起决定作用的还是心理上的满足。有些人吹嘘说自己一夜能做爱多次，其中不免有夸张的成分，果真有如此高的频率，很难说他们能有几多快感。一般生理的规律是，两次做爱的时间间隔越短，射出的精液越少，敏感与快感也逐步降低，这对男人并无好处，甚至有损生殖功能。夫妻性生活的次数，科学的标准应该是做爱双方都不感到疲劳乏力即可。

10. 以酒助性危害健康

有的人在进行性生活前，总喜欢喝点小酒，以便使自己"性致"高昂。不过，专家认为，以酒助性对人身体不利。因为饮酒过量后，神经系统兴奋性增强，性欲往往借着酒性达到极点，以致欲竭其精而后快，会使人体内分泌失调。莎士比亚曾在一本名著中对酒与性的关系做出这样的评价："酒激起了情欲，却使行动成为泡影。"如果性生活前长期饮酒助"性"，有可能会导致男性完全性阳痿、睾丸萎缩。女性饮酒，可引起月经不调、停止排卵、性欲冷淡和男性化。因此，性生活中切忌以酒助"性"。

另外，平时饮酒最好不要过量并且不能长期酗酒，因为酒精可抑制中枢神经系统，干扰性冲动刺激，抑制阴茎勃起，从而影响性功能的正常发挥，甚至降低年轻男子的睾酮和垂体激素水平。当然，急性醉酒之后就更谈不上性行为了。

[11.] 和谐性爱的一些诀窍

所谓性和谐，就是指夫妻双方都能在性生活过程中得到满足。和谐的性生活是每对已婚夫妻的共同愿望，也是家庭生活美满的重要组成部分，性和谐的夫妻一般都比较健康。

许多夫妇因为性生活的不协调而苦恼，但却羞于见医生，因而影响了夫妻关系及婚姻的幸福，有的甚至因此而分手。事实上，绝大多数夫妇的性生活不协调皆起因于心理上的不协调，为此，特给这些夫妇提供一些"诀窍"。

（1）只有伴随爱的展示才能完成

性行为之所以如此震撼人心，是因为它使我们最亲密地与配偶结合在一起，如果肉体的结合没有情感的相通来平衡，那么本来可以充满快乐的行为就会变成遗憾。

（2）应轻松自如

性生活是夫妇间的一种享受，是获得快感的一种方式。因此，夫妇在做爱时不要装成一本正经的样子，不要有一种目的感，同时也不要期望太高，否则，就不能享受性生活的甜美。

（3）让想象力帮助你得到新的乐趣

想象力是帮助你提高性欲的最好办法，会使性生活充满刺激和无穷的变化，也会使普通的性生活升华为一首优美的情诗。但千万要记住：不要把想象中的秘密告诉配偶，否则会适得其反。

（4）自我表露

自我表露就是将与个人秘密有关的信息吐露给对方。比如对躯体状况的表露，交流对性的反应，向对方透露自己喜欢什么样的体位等。

（5）不要把性生活当做一种"附加任务"

很多夫妇之所以对自己的性生活不满意，多数是因为他们并不重视性生活。美国性学专家约翰逊博士就指出："许多夫妇把性生活看成是结束一生的'附加任务'。他们希望床上交欢能像电源开关一样产生激情，在这样的情况之下，曾经一度是两性结合的巨大动力之一的性生活现在被视为一种义务，这一点不足为奇了。"

（6）要注意做爱时的氛围

做爱时的氛围对做爱有很大的影响，许多夫妇或许有过这样的体验：家中发生了什么高兴的事，或是由于某种原因感到配偶特别可爱，往往易于产生性要求。

最后，再介绍一些夫妻间谈论性时的小技巧：

1）将讨论游戏化。夫妇可通过游戏方式讨论房事，而不必像谈判一样当做一件严肃的事。

2）计划好如何去沟通。告诉丈夫令你开心的最佳方法，莫过于在纸上写下你的欲望或要求，交给他过目。沟通的方法是先从小事入手，尽可能表达得清楚扼要。

3）在措辞上下工夫。如果你列举丈夫在床上种种做得不好的事情，他肯定会立即跑到外面借酒消愁。这并不是叫你为避免触怒他而默不作声，只是提醒你要小心措辞。在指出他有什么地方做错之前，先指出他做得出色之处，这样才不会伤害他的自尊。

4）不必为性行为的改变担心。相处时间长后，你不可能再感受到和丈夫最初几夜的强烈性快感，因为你对他的身体已经了解，这是正常现象，不必担心。

〔12.〕 阳痿的帽子不要轻易戴

　　阳痿一词令众多男性十分畏惧，各种传闻以及部分医务人员的误导，也使得人们对阳痿的概念比较混乱，甚至可谓是非不明、真假难辨。人类的性能力、性功能是极易多变的，个体之间的差别相当大。对一个人来说，年龄、身体状况、情绪、环境等不同状况均能影响性功能，因此那种偶然出现的勃起困难，不能算是有病，如新婚夫妻第一次性生活，由于交感神经高度兴奋，男方可能在刚刚接触女方性器官或阴茎刚刚放入阴道时就发生射精，对于这种过早的射精现象，不能称为早泄。随着婚后性生活的不断调整，性生活有了经验，这种现象自然就会消除。除非一再发生，才能诊断为阳痿。

　　针对一些男性性功能减退的情况，可以在日常生活和心理上进行合理调适，保持健康的性生活，延缓性衰老。

　　对勃起反应慢、强度差者，应加强性刺激；性活动中应保持连续活动，避免"熄火"。

　　性生活不能过频，戒除烟酒，不要乱用壮阳药。壮阳药要根据病情辨证选择，最好请医生诊治后再服用。

〔13.〕 别把正常早泄当成不正常

　　早泄是一种性功能障碍，常见于中青年男性，是指射精发生在阴茎进入阴道之前、正当进入阴道时或进入阴道后不久。大多数已婚男性都有过不同程度的早泄，偶尔的、暂时的都不算什么毛病。

　　不能把无法引起女方性交快感视作早泄。男女性功能发挥，有一个"男快女慢"的特点，男性表现为勃起迅速，很快进入性高潮而射精，女性则相反，性兴奋出现较慢，一般要经过十几分钟，甚至更长一些时间才会姗姗来迟。是天生的差别，所以男性射精发生而女方根本未达到性高潮，是司空见惯的事。对于此种情况，至多是一个性生活配合上不和谐的问题。

久未性交后一旦性交发生早泄，也不必担心自己的性功能有了问题。其实，射精时间出现得快与慢，与性交间隔时间的长短之间存在着一个反比关系。也就是说，性生活频繁，每次性生活之间的间隔时间短，性交时射精就会较慢。相反，性生活不多，在长久无性生活的"性饥饿"状况下，性兴奋骤增，一旦性交就会较快出现射精。所以对于这种偶尔因久未性生活，一旦性交出现的早泄，不能视作性功能有障碍。

[14.] 精神性阳痿的自我调理

阳痿有器质性阳痿与精神性阳痿之分。临床观察到，精神性阳痿占大多数，如有的夫妻感情淡漠、性生活环境不好，配偶怕怀孕配合不好；有的因害怕性生活会损害健康，对性生活存在恐惧和忧虑的心理等，这些都是造成阳痿的精神因素。

老年人深受过去文化思想的束缚和影响，多把性行为看做是年轻人的事，与他们无缘，性器官生病也不愿去就医。特别是在儿女长大成人后，便觉得夫妻间的性生活已变得无所谓，有些人更认为应该中断，认为老年人再过性生活即会对身体健康造成不利。这些想法是不正确的，也没有科学依据。其实，适度的性生活对老年人的健康是非常有益的。适度的性生活可以使人精力充沛，精神愉快，可使新陈代谢能力增强，激素分泌水平提高，延缓衰老。

如果阳痿的病人在睡眠或膀胱充盈等非性交情况下阴茎能勃起，可基本确定属于精神性阳痿。精神性阳痿通过药物、心理和行为疗法，绝大多数是能够获得理想疗效的。同时，要积极消除易患因素、诱发因素，多接受性知识方面的教育，遇到困惑不解的问题要向医生咨询。

[15.] 通过穴位按摩治疗早泄

早泄即射精过快，也叫早发性射精，一般指男子在阴茎勃起之后，未进入阴道之前，或正当纳入、刚刚进入而尚未抽动时便已射精，阴茎也自然随之疲软并进入不应期的现象。对于男人来说，早泄是非常可怕的，不仅无法让自己享受"性"福，更会在女性面前丢失尊严。

家庭穴位按摩法

1）自我保健疗法：点按两侧三阴交，轮流进行，点按时做收腹提肛动作。每日 1 ~ 2 次，每次 30 ~ 40 分钟。

2）坐式疗法：患者取坐式，闭目放松，取穴上星、百会、通天、肩井、中府、神门、劳宫等，采用点、按、揉、拿、震颤等手法，每次 30 ~ 40 分钟。

3）俯卧式疗法：患者取俯卧式，腰带松开，闭目，全身放松，取穴心俞、肝俞、肾俞、命门、阳关、环跳、昆仑、委中，用点、按、揉搓、拍打、震颤等手法，每日治疗 30 ~ 40 分钟，每周 5 次，坚持治疗 1 个月。

4）仰卧式疗法：患者取仰卧式，闭目，全身放松，取穴中脘、气海、关元、中极、天枢、足三里、三阴交、涌泉，采取点按、点揉、搓拿、点切等手法，每次 30 ~ 40 分钟，每周 5 次，1 个月为 1 疗程。